The Messenger
Moderna, the Vaccine, and the Business Gamble
That Changed the World

モデルナ

moderna

Peter Loftus
ピーター・ロフタス
訳＝柴田さとみ

万年赤字
企業が、
世界を変
えるまで

草思社

The Messenger
Moderna, the Vaccine, and the Business Gamble That Changed the World by Peter Loftus

Published by arrangement with Harvard Business Review Press,
through Tuttle-Mori Agency, Inc., Tokyo

目次

■モデルナ関係者

デリック・ロッシ……創業者
ロバート・ランガー……創業者
ケネス・チエン……創業者
ヌーバー・アフェヤン……創業者
ステファン・バンセル……最高経営責任者（CEO）
スティーヴン・ホーグ……社長
トニー・ド・フジェロル……初代最高科学責任者（CSO）
ローレンス・キム……最高財務責任者（CFO）
タル・ザクス……最高医学責任者（CMO）
ヘンリ・タミアー……取締役
モンセフ・スラウイ……取締役

■その他の重要人物

ライアン・ディーツ……免疫疾患研究所（IDI）の「技術移転」オフィス所属の弁護士
ティモシー・スプリンガー……創業時の出資者
アンソニー・ファウチ……アメリカ国立アレルギー・感染症研究所（NIAID）所長
カタリン・カリコ……ビオンテックでmRNAワクチンの開発を成功させた科学者

記者注記

本書は一五〇人を超える人々との三〇〇回近いインタビュー取材に基づいている。取材に応じてくれた方々には、モデルナの従業員、共同創業者、同社の取締役会および科学諮問委員会のメンバー、そして過去および現在の投資者が含まれる。また、同社の成長や新型コロナワクチン開発プロジェクト、あるいはより広くワクチン関連の取り組みに何らかの形で携わったモデルナ社外の人々にも取材を行った。アメリカ政府の保健当局者、政府関係の科学者、政府のワクチン諮問委員会メンバー、他の製薬会社の幹部および研究者、学術界の科学者、感染症専門の医師、ワクチン専門家、治験責任医師および治験参加者、特許法専門家といった方々である。

本書に書かれている情報は、巻末注やその他の出典表記に特に記載のないかぎり、私自身の記事に基づくものである。また、本文中の引用の多くはインタビューや資料からの逐語的な引用、あるいはインタビュー対象者の回想をもとに再現された対話である。一部の引用や情報については、別の記者によるニュース記事など他の情報源から採用のうえ、その旨言及している。

プロローグ
疾病X

二〇二〇年一月初旬、ステファン・バンセルは妻と十代の娘二人とともに、からりと穏やかな冬のフランス・カンヌ近郊で休暇中だった。バイオテクノロジー企業モデルナ社を率いる四七歳のCEOにとって、それは困難続きだった二〇一九年という年を締めくくり、明るい二〇二〇年のきっかけにと願う出張に旅立つまでの、待望の休息だった。この出張では、まずサンフランシスコに飛び、医療カンファレンスで投資家たちに自社を売り込む予定だ。続いて海を越えてスイスのアルプスに向かい、ビジネス界のエリートが集うダボス会議に出席する。

バンセルは投資家たちに向けて、自社のめざましい規模拡大についてアピールするべく準備を進めていた。彼が率いるモデルナは、マサチューセッツ州ケンブリッジを拠点とする企業だ。遺伝情報の力を活用したまったく新しい創薬方法を実現するという約束を掲げて、もう一〇年になる。投資家たちには、モデルナがボストン近郊に建造した新たな製造プラントについて、新薬候補となる二〇の実験薬について、そして一三億ドルにのぼる同社のキャッシュと投資額について説明するつもりだ。この一三億ドルという額は他のバイオテクノロジー企業の大半を上回るが、一方で平均的な大手製薬会社には遠く及ばない。そうした大企業はマーケティング部門だけでも、その何倍という額を投じているのだ。[1]

バンセルの二〇二〇年に向けた計画は明確だった。メッセンジャーRNAと呼ばれる遺伝物質を用いてワクチンを生み出し、モデルナを実製品を有する企業へと一歩前進させることだ。すべての医薬品がたどる複雑な開発プロセスにおいて、いくつかの新たなマイルストーンに到達することが彼の目指すところだった。

ただし、このアプローチを歓迎する投資家がそう多くないであろうことはバンセルも承知していた。彼がどれだけ情熱的な売り文句で資金を調達しようと、モデルナの遺伝子技術を用いた医薬品やワクチンはこれまでに一つも販売承認に至っていない。その事実はモデルナに常につきまとう悩みの種だった。最も見込みのあるプロジェクトは、ヘルペスウイルスの一種であるサイトメガロウイルスのワクチン開発プロジェクトだが、これも実現はまだ数年先の話だ。製品化にかかる時間が大半の他業界よりも長いとされるバイオテクノロジー業界においてさえ、投資家の忍耐はいつ切れてもおかしくなかった。それが創業一〇年のスタートアップ企業となれば、なおさらである。そんな投資家の忍耐のほどはモデルナの株価にも表れていた。同社の株価は二〇一八年下旬の新規上場時を下回る、二〇ドル以下という期待外れの価格帯をうろうろしていた。

バンセルは休暇中もいつもの習慣を崩さない。朝早くに起き、まだ家族が眠っているうちに、お茶を飲みながら各種ニュースに目を通す。[2] そんなある朝、《ウォール・ストリート・ジャーナル》紙の一本の記事が彼の目に留まった。「中国で感染広がる謎のウイルス、保健当局が原因を調査へ」[3] と題された記事である。

記事によれば、中国の保健当局は中国中部の都市、武漢で五〇人近くが発症したウイルス性肺炎について、原因究明を急いでいるという。しかし初期段階の臨床検査からわかったのは、この病気の原因ではないものばかりだった。すなわち、このウイルスはこれまでに知られているインフルエンザ株でもなければ、過去に散発的流行を引き起こした既知のコロナウイルスでもない。二〇〇三年に中国での感染拡大をきっかけに他国にも流行が広がり、渡航制限によって封じ込めに成功するまでに数百人の死者を出したＳＡＲＳ（重症急性呼吸器症候群）ウイルスでもない、ということだ。

モデルナは常に自社技術の力を証明するチャンスをうかがってきた。そしてこのとき、バンセルはこの謎のウイルスを、モデルナが今後開発に挑むワクチンの対象候補にどうかと考える。その日の朝のうちに、彼は休暇先のフランスからバーニー・グレアムにメールを打った。グレアムはアンソニー・ファウチ博士率いるメリーランド州ベセスダの連邦政府機関、アメリカ国立アレルギー・感染症研究所（ＮＩＡＩＤ）でワクチン研究センターの副所長を務める人物だ。

当時六七歳のグレアムは、感染症とそれと闘うワクチン研究開発の分野において中心的存在だった。微生物学と免疫学の両分野で医学士号と博士号を有し、ヴァンダービルト大学でＨＩＶワクチンの臨床試験の実施支援などに携わったのち、二〇〇〇年から現職に就いている。ワクチン研究センターは当初はエイズワクチン開発を目的に設立されたが、のちにエボラ出血熱とインフルエンザにも取り組み範囲を広げていた。バンセルがグレアムと知り合ったのは、さらに別のウイルスに対するワクチン開発でＮＩＡＩＤとモデルナが共同プロジェクトを進めていたためだ。

過去にやはり感染拡大を引き起こした、ジカウイルスのワクチン開発プロジェクトである。その後ジカウイルスの流行は落ち着き、ワクチン開発の緊急度は低くなったものの、両者の協力は続いていた。NIAID所長のファウチが、モデルナのmRNA技術に有望性を見いだしていたためである。

グレアムと彼の上司であるワクチン研究センター所長のジョン・マスコラは数週間前にモデルナの新たな製造工場を視察に訪れており、バンセルはこのときグレアムと顔を合わせていた。この新施設はポラロイドカメラのフィルム工場跡地を利用した、最新鋭の製造プラントである。モデルナ経営陣はこのプラントを誇らしく紹介し、医薬品設計から六〇日以内に小ロットの新薬を製造できると胸を張っていたと、マスコラは回想する。

バンセルが休暇に入る前、NIAIDの当局者たちとモデルナ経営陣はある決定を下していた。彼らの掲げるmRNAの有望性を検証するため、いわゆる「ストップウォッチ演習」を行おうというものだ。この「演習」はターゲットとなるウイルスを選定した時点からスタートとなる。NIAIDとモデルナは協力してワクチンを設計し、モデルナがワクチンを製造してNIAIDに送る。それをNIAIDが臨床試験にかける。この一連のプロセスをどれだけ早く実行できるかを試すのだ。「私たちは実際に、新型コロナ以前からパンデミックへの備えについて考えていました」とマスコラはのちに語っている。「そのため、ワクチン開発に利用できる迅速なプラットフォームを求めていたのです。この演習は、いわばモデルナのコンセプトが実現可能かを試す試験でした」

小ロットの新薬を六〇日以内に製造できるというモデルナの豪語は、連邦政府の当局者たちにとって検討の価値ありと思わせるに十分な魅力があった。感染拡大をワクチン開発によって追いかけ食い止めようという試みは、困難で、ときに実りのない作業だ。その原因はしばしば、次のようなギャップにある。すなわち、科学的な治療法の開発には多くの時間がかかる一方で、過去の感染拡大では開発が実を結ぶよりも先に、流行が一気に広まり収束してしまうケースが多いのだ。たとえ迅速にワクチンを設計できても、それを試験するには最短でも何か月もの月日がかかる。まずは動物実験で、続いて人間を対象に、プラセボ（偽薬）を使った対照試験などさまざまな試験を重ねて、ワクチンが有効かどうか、そしてどの程度有効かを調べなければならない。そのうえ十分な量のワクチンを製造するには、そこからさらに数か月がかかる。

もしこのストップウォッチ演習がうまくいけば、モデルナは自社技術の画期性を世界に示すことになるだろう。この技術がかつてないスピードと、他の疾病にも応用できる高い柔軟性をもって新薬を生み出せることを実証できるだろう。一方で、もしうまくいかなければ、モデルナは失敗から学び、軌道を修正して、引き続き自社製品を市場に送り込むために歩みを進めることになる。

ストップウォッチ演習のターゲットとなる感染症は候補に事欠かなかった。そもそも、ファウチとＮＩＡＩＤがこのプロジェクトを行おうと考えた理由の一つもそこにある。グローバルな人の移動が増えるにつれて、感染症の大規模な流行はますます頻発するようになっていた。二〇〇三年に流行したＳＡＲＳに加えて、二〇〇九年には新型インフルエンザ、二〇一三年にはＭＥＲ

S、二〇一四年にはエボラ出血熱、二〇一六年にはジカ熱が大流行を起こしている。原因となったウイルスはSARSのように新型ウイルスの場合もあれば、エボラ出血熱のように既知のウイルスが未曽有の深刻な感染拡大を引き起こしたケースもあった。

これらのうちエボラ出血熱やジカ熱は、有効な医薬品やワクチン、診断検査の研究開発を急ぐべき優先度の高い感染症として世界保健機関（WHO）が挙げた七つの疾病のリストに含まれている。

二〇一八年、このリストに新たな感染症が加わった。「疾病X」である。世界的流行を引き起こす恐れがある未知の病原体を示すコードネームだ。[4]

バンセルが家族とともにカンヌに休暇に出かける前の段階で、モデルナとNIAIDはストップウォッチ演習をいつでも開始できるよう準備を整えていた。NIAIDが目下のターゲットとして最適と判断したのはニパウイルスだった。発熱や呼吸困難を引き起こす、致死性の高いウイルスである。現在でこそ大きな脅威にはなっていないが、チームが最も懸念するタイプの病原体だ。このニパウイルスに対して有効なmRNAワクチンを短期間で開発できることが実証されれば、モデルナの技術は他の感染症にも有効といえるのではないかとNIAIDは考えたのである。

モデルナの取締役会が唯一難色を示しそうなのはコスト面だが、それもおそらくは一〇〇万ドル以内に収まる、モデルナはこの挑戦に挑むことになるだろう、とバンセルはNIAID側に伝えていた。製造コストを賄うために外部からの資金調達の道を探ってみるとも告げた。

しかし、中国で発生した謎のウイルスの一報を受けて、バンセルとグレアムはこの謎のウイルスこそ恐れていた疾病Xであり、ニパウイルスに替わるストップウォッチ演習のターゲットとなり得るのではないかと考えた。それは今まさに現存する脅威であって、ワクチン開発に成功すれば、すぐさま恩恵が得られるからである。こうして、一つの計画が形をとりはじめた。

＊

その間に何百人という感染者と数十人の死者を出していた新型ウイルスは、一月下旬にアメリカにも飛び火する。中国に渡航歴のあるシアトル在住の男性が、帰国後に感染していることが確認されたのだ。[5] とはいえ、それはまだ多くのアメリカ人にとって一番の関心事ではなかった。世間はむしろ、上院で開かれるトランプ大統領の弾劾裁判に注目していた。アメリカ大統領選挙時に外国の介入を促し職権を乱用したとして訴えられた、一回目の弾劾裁判である。当のトランプ大統領も、アメリカ初の感染確認をそう深刻にとらえている様子はなかった。「事態は完全にコントロール下にある」、大統領はCNBCのインタビューでこう語っている。「感染者は中国から入ってきた人物一人だ、事態はコントロール下にある。大丈夫だろう」[6]

だが、バンセルはそうは思わなかった。このウイルスは確実に感染拡大を引き起こす。モデルナは全力でストップウォッチ演習に臨み、ワクチン開発を目指すべきだ、彼はそう確信するようになっていた。プロジェクトを円滑に立ち上げるべく、バンセルは一月の大半をかけて外部からの支援取りつけに動いた。科学面と金銭面、どちらにおいても支援が必要だ。カンヌからボストンに戻った彼は、サンフランシスコの医療カンファレンスに向かった。続いてスイスに飛び、さらにワシントンDCに立ち寄って、それからようやく自宅に戻ることになる。

金銭面のリスクに関してバンセルが協力を仰いだのが、リチャード・ハチェットだった。ハチェットはイギリス在住のアメリカ人で、二〇一七年に設立されたノルウェーを拠点とする非営利団体、感染症流行対策イノベーション連合（CEPI）のトップを務めている。CEPIはワクチン研究開発に初期段階からいち早く資金援助を行うことで感染症流行と闘うことを目指す団体だ。その資金の多くは、ビル＆メリンダ・ゲイツ財団などの財団や、ノルウェー、インドをはじめとする政府からの拠出で成り立っている。

医師としての訓練経験もあるハチェットは、起きている時間の大半を費やして最悪のシナリオに備えようとしていた。彼はCEPIのトップとして、資金援助すべき有望なワクチン開発プロジェクトをすでに探しはじめていたのである。二〇二〇年一月二〇日、そんな彼のもとにバンセルから一通のメールが届く。「NCoV」と題されたそのメールには、こう書かれていた。「ハロー、リチャード。バーニー［グレアム］がモデルナのmRNAを用いたワクチン開発に取り組むことは知っていると思う。そこでCEPIの協力のもと、第一相・第二相試験用【訳注：三段階にわたる治験プロセスのうち、最初の二段階の試験】の原材料調達のため超特急の資金援助プロジェクトを行ってもらえないだろうか？　もちろん、助成金は数日で交付されるタイプのものでないとだめだ。でないと迅速に動けない」

ストップウォッチ演習を念頭に置いていたバンセルは、CEPIが即座に小切手を切れなければ意味がないことを伝えようとしたのである。

　七分後、ハチェットから返信が来た。「端的に言えば、できると思う。今日こちらのチームがバーニーと話をした。バーニーからは、ＣＥＰＩに第一相試験用の製造をサポートしてほしいと申し入れがあった」。ハチェットはＣＥＰＩの取締役たちにも事情を伝えて協議する必要があると述べたうえで、こう書いてきた。「こちらの法務チームによれば、特例の緊急協定を四八時間以内に用意できるとのことだ」

　それから数日後、二人はスイスのダボスで直接顔を合わせることになる。アルプスの美しいスキーリゾート地で、世界中の財界・政界のリーダーたちが一堂に会する世界経済フォーラムの年次総会、ダボス会議でのことだ。

　二〇二〇年一月のダボス会議には、大物ゲストの一人としてトランプ大統領も招かれていた。トランプは、アメリカが一兆本の新たな木を植樹する国際的取り組みに参加すると表明した一方で、環境活動家を「悲観的なことを言う予言者」と切り捨てている。もう一人の目玉ゲストはグレタ・トゥーンベリだった。スウェーデンから来た十代の少女は、環境危機をもっと真剣に受け止めるようにと世界のリーダーたちに迫った。[7] だが会議場の廊下やダボスの街中のカフェでは、今まさに起こりつつある別の危機について、参加者たちがひそひそと噂を交わしていたのである。疾病Ｘについてだ。

　この頃には感染者数はすでに五〇〇人を超え、二〇人近い死者が出る事態となっていた。これだけ速く広がる病源体において、四パーセントという致死率は衝撃的である。ハチェットは他の世界保健分野の専門家と顔を合わせるたびに、こんな言葉を交わし合っていた。「聞いたか？なんてことだ、また感染者数が倍増したぞ」

「我々は今にも制御不可能となりかねない何かを目の当たりにしているのではないか、そんな不安を現実に感じていました」とハチェットは語る。

ハチェットとバンセルはその二日間、ダボスのカフェバーやさまざまな場所で数回にわたって話し合った。そして、ワクチンの試験用バッチ製造のためＣＥＰＩがモデルナに一〇〇万ドルの資金援助を行う計画で合意する。

モデルナがワクチン開発に乗り出すという情報は、じきに広まりはじめた。ＮＩＡＩＤ所長のアンソニー・ファウチはある金融通信社の取材に対し、ＮＩＡＩＤとモデルナが共同でワクチン開発に臨んでいると述べたうえで、三か月以内という異例の早さでの臨床試験開始を目指していると発言する。ストップウォッチ演習は、もはや単なる科学上の演習を超えた何かへと形を変えていた。[8]

モデルナは公式に声明を出し、ファウチのコメントを事実と認めた。これにより翌日のモデルナの株価は五パーセント増の二一・九七ドルと急上昇し、新規株式公開（ＩＰＯ）時の株価二三ドルにじわじわと肉薄することになる。一方で、この発表はモデルナの一部従業員に一段とプレッシャーをかけた。バンセルの右腕でもあるスティーヴン・ホーグは当初、この改訂版のストップウォッチ演習をひっそり進められるものと考えていた。ところがファウチが共同プロジェクトについて公表したことで、こう思ったという。「さあ、これでもう本番突入だぞ」

バンセルとハチェットは、ダボスから独自に公式発表を行う予定だった。だが発表を翌日に控えた夜、バンセルは最後にあと一本、確認の電話をかける必要があった。

ダボスにいるバンセルから電話を受けたとき、モデルナの取締役会長ヌーバー・アフェヤンは娘の誕生日を祝うために家族で外食中だった。ベンチャー投資家でモデルナの共同創業者でもあるアフェヤンは、落胆する娘に断りを入れて席を立ち、店外の凍えるような夜空の下で電話をとった。

バンセルはCEPIからの資金援助と引き換えに臨床試験用のワクチンを製造することについて、アフェヤンに賛同を求めた。「今こちらにいる間に、プロジェクトへの参加を確約するよう求められている」、電話の向こうでバンセルがそう言ったのを、アフェヤンは覚えている。「我が社にとっては計画外のプロジェクトだ。そのための予算もない。どう思う?」

アフェヤンは、そのまま進めるようバンセルに伝えた。「認知度と緊急性を考えれば、これは我が社のプラットフォーム技術がもつ大きな利点をこれまでにない形でアピールできる、またとないチャンスだと考えたのです」とアフェヤンは振り返る。

こうしてアフェヤンからのゴーサインを受け、バンセルはCEPIとの契約書に署名した。自前のiPhoneで、電子署名サービスのドキュサインを使っての契約締結である。

＊

翌日、バンセルとハチェットは記者会見を開いた。ハチェットは二〇二〇年夏までにワクチンの臨床試験を開始したいと見通しを語った。

「ここまでスピード感のあるワクチン開発の試みは、過去に例がありません」、バンセルがさらに付け加える。「これほどの短縮スケジュールでワクチン開発に挑んだ経験は我々にはない、だからこそ、協力し合う必要があるのです」

バンセルは完全に意識を切り替え、このプロジェクトに集中していた。ダボス会議が終わると、自宅には戻らずまっすぐにワシントンDCに向かい、ワクチン開発のプランを具体化するため政府関係者とのミーティングに臨む。追加の資金調達も試みた。さらに、アメリカ食品医薬品局（FDA）にも足を運んだ。

実験的な新型コロナワクチンが開発されたとき、それが広く一般に使用できるレベルで安全に作用するかどうかを評価するのがFDAだ。バンセルはFDAのオフィスで二人の部下と合流した。モデルナの最高医学責任者であるタル・ザクスと、製造部門トップのファアン・アンドレスである。二人の向かいの席には、FDAのワクチン部門トップであるマリオン・グルーバーが座っていた。彼女の上司であるFDA生物製品評価研究センターのピーター・マークス所長もオンラインで参加している。

それは異例のミーティングだった。FDAは通常、管理対象である製薬会社とのやり取りには厳格な手続きをもって臨む。会社側がFDAとの対面ミーティングの予約を取りつけるのに数か月かかることも珍しくない。だが一月下旬のこのとき、FDAは新たなコロナウイルスに警戒感を募らせつつあった。そのため、臨時のミーティングも話が通ったのだ。

バンセルはグルーバーに尋ねた。もしモデルナが迅速にワクチンを開発・試験できたら、FDAは二〇二〇年末までに使用許可を出すことができるか？

「それは正直、ほぼ不可能だと思います」、ザクスはグルーバーがそう答えたのを覚えている。「ほぼ不可能なのか、それとも不可能なのか」とバンセルは聞き返しました。『ほぼ不可能』くらいで彼はひるんだりしない」、ザクスはバンセルの発言をそう振り返る。グルーバーは通常のFDA承認手続きとは別に、たとえば緊急使用許可のような形でワクチン供給を可能とする方法もあるかもしれない、と応じた。どうやらFDAはモデルナや新型コロナワクチン開発に挑むであろう他の製薬会社に対し、常になく密な対応をしていくつもりらしい。そんな印象を抱きながら、ザクスはミーティングの場をあとにした（ちなみに、この頃には他の企業数社もワクチン開発の可能性を探りはじめていた。そのうちの一社がドイツのmRNA企業、ビオンテック社である。ビオンテックはその後まもなくアメリカの製薬大手ファイザー社と共同プロジェクトを立ち上げることになる）。「私のなかでは、あれが決定的瞬間でした」とザクスは語る。「当局は私たちと同じ切迫感を抱いていた。それが協力的な対応という形につながったのです」

*

こうして初めの数歩を踏み出したモデルナだが、この時点ではまだ新型コロナワクチンの開発に最後まで一貫して取り組むと正式に宣言したわけではなかった。社内の全員がバンセルのように、そうすべきだと確信していたわけでもない。今後の方針をどうするか、あるいはそもそも、このプロジェクトに本当に取り組むべきなのか否かをめぐって、経営陣の間では意見が割れた。こうした意見のぶつかり合いや熱のこもった議論の大半で焦点となったのは、この新たなウイルスが大規模なパンデミックに発展するのか——それとも、過去のさまざまな感染流行のように勢いを失い収束するのか、である。このストップウォッチ演習にリスクが伴うことは、バンセル自身も承知していた。コストがかかるし、他のプロジェクトに回すべきリソースを奪うことにもなるだろう。二〇一六年にジカウイルスのワクチン開発に挑んだときの苦い体験を、彼は思い出さずにはいられなかった。当時のモデルナはワクチン開発に行き詰まったうえ、その後流行が過ぎ去ったことで、ワクチンの需要自体も失われたのである。バンセルはかねてから、このときの体験が「トラウマになった」と語っていた。

それでも、バンセルや一部の経営幹部は新型コロナワクチンの開発に挑むべきだと考えた。今回のウイルスはより大規模な感染拡大を引き起こすのではないかとみていたからだ。アフェヤンは、ワクチン開発に成功すればモデルナの能力を世界に示すことができるという意見だった。一方、社長であるホーグも含めた一部幹部部は、このウイルスが自然と消えてなくなる可能性も十分にあるとみていた。それに、今から特急で新型コロナワクチン開発にかかるとなると、それ以外の有望なプロジェクトからリソースを割くことになる。モデルナはさまざまな疾病に対する二〇の新薬・ワクチン候補を臨床試験や治験に進めるべく尽力していた。従業員八〇〇人の同社が、そこにさらにもう一つ別のプロジェクトを追加するなど、はたして正しい選択だろうか？　なにしろこれは、モデルナの二〇二〇年度の事業計画にはないプロジェクトである。

一部の幹部たちは葛藤した。新たなウイルスの詳細についての確かな情報が少ないことも、それに拍車をかけた。マサチューセッツ州ノーウッドの新たな製造工場でミーティングをしたとき、ある幹部が口にした言葉をバンセルは覚えている。この幹部は四年前のジカ熱ワクチン開発失敗による痛手を引き合いに出して、プロジェクトからひっそりと撤退できるよう「出口車線」を探るべきだと主張したのだ。

「我が社は本当に、このプロジェクトに取り組むべきだろうか？」、あるミーティングでホーグはそう問いかけた。もし新型コロナワクチン開発に挑むとなれば、サイトメガロウイルスのワクチンや希少疾患の治療薬といった有望なプロジェクトは中断されてしまうのではないか？

「私は二月中頃にかけてずっと不安を抱いていました。結果的には何の得にもならない獲物を追いかけたばかりに、人々から期待されてきた大事な事業がおろそかになってしまうのではないかと」とホーグは振り返る。「それが本当につらいところでした」

モデルナの最高財務責任者であるローレンス・キムが心配していたのは、投資家のことだった。リスクの高い新ワクチン開発にここまで急速に舵を切ることに、はたして投資家たちは納得するだろうか？　さらに、一年あまりにわたる株式市場での低迷が頭をよぎった幹部もいたはずだ。このワクチン開発に全力を投入したあげくに、それが失敗に終わったら。そのために有望なプロジェクトに遅れが出て、自社製品の実用化がますます遠のく結果となったら。そうなれば、株価はさらに打撃を負うことになるだろう。

一方、モデルナの取締役員たちの間でも、やはり今後の方針をめぐって議論が起きていた。取締役員の一人、モンセフ・スラウイは複雑な心境だった。彼はかつて長年にわたり、大手製薬会社グラクソ・スミスクライン社（GSK）のワクチン研究部門でトップを務めている。その任期中の二〇〇九年に新型インフルエンザのパンデミックが起こった際、会社はいち早くワクチン開発に取りかかった。しかし、その後このインフルエンザ株が当初の予想ほど深刻ではないと判明したことで、ワクチン需要は急落する。

「パンデミックに対応することで生じる機会費用は膨大です。他の研究開発プロジェクトを一年は中断するため、先頭から後追い組に転落しかねない」とスラウイは言う。モデルナはGSKよりもはるかに小さな企業だ。そのため、新型コロナワクチン開発に挑むことによるリスクもより明白だと彼は考えていた。

二月も初旬になる頃には、中国から伝わってくるニュースは深刻に不安を感じさせるものになっていた。中国当局は続々と増える感染者を収容するため、わずか数日で武漢に二つの病院を建設したという。[9] モデルナはワクチン開発の道を進むべきだと、取締役会は決断した。ただしスラウイは、他のプロジェクトをできるかぎり中断せず、並行して進めていくよう要求している。

最終的に（取締役会の賛同のもと）決断を下すのはCEOであるバンセルだが、彼は自分の決断が正しいことを幹部たちに納得してもらうために多くの時間をかけた。これから彼らには、夜も週末もなく働いてもらうことになる。バンセルは幹部たちに「頭だけでなく心から」同意してもらいたかった。そのため、ＳＡＲＳやＭＥＲＳといった過去の大流行と比べて、今回のウイルスがいかに急速に広まっているかを力説した。

　ただし、もし自分が間違っていたら——すなわち今回のウイルスがジカ熱のときと同じように自然と消え去り、ワクチンの需要がなくなったら、それは彼自身のミスになることをバンセルはよくわかっていた。彼の決断によって、モデルナは他のほとんどのパイプライン《新薬候補》の研究開発に遅れをきたしたことになる。彼は非難され、おそらくは責任を取らされることになるだろう。

　ホーグは、この戦略決定になおも迷いを感じているようだった。彼は二月中旬に自身のオフィスで、モデルナが新型コロナワクチンの開発に取り組んでいることを認めている。ただし、おそらくは自分のなかの疑念と会社の方針との折り合いをつけようとしてだろう、その発言はモデルナの役割を最小限に見せようとするものだった。「私たちの限られた役割は、集中して、日々できるかぎりの努力をしてワクチンを用意し、アメリカ政府が臨床試験を行えるようにすることです（……）我が社は、このプロジェクトのほんの一部にすぎません」

　一方、頑固で自信家でせっかちなバンセルは、すでに心を決めていた。「これは確実に大ごとになるぞ。今こそ動かなくては」、彼は懐疑派にそう訴えた。モデルナは人々の命を救い、その技術の有効性を証明する千載一遇のチャンスを手にしている、彼はそう感じていたのだ。

　いずれにせよ、ストップウォッチはもう動きだしていた。

第１章

運命を変える

革新的企業は
いかに創業されたか

子どもの頃、デリック・ロッシは獣医になりたかった。カナダのトロント郊外にある実家には、いつもたくさんの動物がいた。そのうえ兄が次々と新しい生き物を連れ帰ってくる。ヘビ、アライグマ、フクロウ、リス。ロッシは怖いと思ったことはなかった。彼は生き物たちに親しみを感じていた。

何かが変わったのは、高校二年生のときだ。大学を出たての生物教師が教えてくれた細胞内の営みに、ロッシはすっかり心奪われた。ちっぽけな細胞にはこんなにも精緻な仕組みが宿っていて、その働きによってヘビの皮はフクロウの羽毛とは違った見た目や手触りになるのだ。その考えが、彼はとても気に入った。細胞が地球上のあらゆる生命をコントロールしているのだと思うと、畏怖の念に打たれた。

新たに見いだした情熱を胸にトロント大学に進んだロッシは、学部と大学院で分子遺伝学を学ぶ。そして一九九〇年代前半、パリのキュリー研究所に赴いた。この研究所では、ちょうど彼のように細胞に熱意を傾ける人材を求めていたからだ。

パリでのロッシは、ノルウェーやオランダといった外国から来た若者グループとつるむようになった。全員が二十代で、自由な精神の持ち主ばかりだ。ロッシはパーティーで派手に騒ぎ、夜どおし遊び歩き、憧れのミュージシャンであるデヴィッド・ボウイのロックなライフスタイルをまねることに全精力を傾けた。髪を伸ばし、あご下には四角くヒゲを蓄え、古着屋で買ったベルボトムのズボンとシャツに身を包んで、一四か月間パリの街を暴れまわった。そして、博士課程からはどんどん遠ざかっていった。結局、彼は博士号を取れずじまいでパリを去ることになる。その後、アメリカのテキサス州で短期の研究職に就いたことで本来の道に戻り、ほどなくしてフィンランドのヘルシンキ大学で博士号を取得した。このときの研究内容は、マウスの遺伝子構造の操作に関するものだった。

博士号を得たロッシは、スタンフォード大学でポストドクターとして働くことになった。ここでの彼の研究テーマは幹細胞だった。幹細胞は生物に備わっている未成熟の万能細胞だ。生物が成長していくにつれて分裂し、さまざまな役割に特化した成熟した細胞へと形を変える。ロッシがスタンフォード大学で初期に取り組んでいたのは、若いマウスと老いたマウスの造血幹細胞を比較して、免疫機能の衰えや血液がんの発生につながる、加齢に伴う変化をつきとめることだった。彼のこの研究は、なぜヒトを含めた生物の免疫機能が老いとともに低下するのかを科学的に解明する一助となる。

パリでの冒険からおよそ一五年後の二〇〇七年、ロッシはハーバード大学医学大学院の名誉ある教授陣の一員となり、ハーバード傘下の免疫疾患研究所（ＩＤＩ）で研究室を率いる身となった。彼はここで幹細胞の研究をさらに進めていく。そして、ほとんど偶然に近い形で、メッセンジャーＲＮＡをめぐってある重要な発見をすることになる。

分子生物学へのめざめ：ロッシ

ロッシが高校時代に細胞への愛を見いだしたのは、偶然にもタイミングが良かった。時は一九八〇年代、分子生物学にとっては格段に実り豊かな時代が四〇年近く続き、何人ものノーベル賞受賞者が世に出ていた時期である。[1]

一九五〇年代にデオキシリボ核酸、すなわちＤＮＡの構造が発見されたことで、分子生物学は一躍活気を帯びた。この特徴的な二重らせん構造の解明は、二〇世紀最大級の重要な発見だった。ＤＮＡは私たち生物の遺伝子構造の一部を成し、生命のプログラムを格納する、いわば原点ともいえる分子だ。ＤＮＡはすべての生命体に存在し、糖とリン酸と塩基の組み合わせから成り、そのほとんどが細胞核に存在する。そして、生物が成長し命を維持するうえで必要なタンパク質やその他の物質をつくるための設計図を保持しているのだ。そこには、たとえば私たちの瞳の色を決める遺伝情報が含まれる。これがときに、父方と母方の伯父や伯母たちの間で、この子はうちのおじいちゃんに似ている、いやうちのおばあちゃんだ、といった言い争いを生む原因にもなるわけだ。

ＤＮＡとその構造の発見は、未知の仕組みの発電所が新たに見つかったようなものだった。そこに建物があるのは見えるし、そこから都市に電力が供給されていることもわかる。ただ、どうやって発電所から必要な各所まで電力を送り届けているのか、その仕組みは外観からはまったくわからない。DNAの二重らせん構造はつきとめたものの、その遺伝情報が体のあちこちに届けられるメカニズムについては、さらなる解明が必要だった。

ほどなくして判明したのは、DNAに格納された重要情報にDNA自らが作用を及ぼすわけではないということだ。そこで科学者たちは、DNAとそのプログラム内に組み込まれた作用との間を仲介する物質として、体内で自然発生する別の分子に注目した。それがリボ核酸、すなわちRNAである。RNAはDNAとよく似ており、塩基となる四つの構成物質のうち三つまでが共通だ。ただし、四つ目の構成物質は異なっており、さらに最も重要な点として、二重らせんではなく一本の鎖のような形状をしている。また、RNAにはさまざまな種類があるらしいこともわかってきた。

一九六一年、DNAがその指示をどのように送り届けるのかという謎に対して、科学者たちは一つの答えを提示する。この年に発表されたいくつかの論文で、メッセンジャーRNA（mRNA）と呼ばれる物質が、細胞核内のDNAからコピーされた遺伝情報を細胞のより外側の部位に運ぶ役目を果たしていることが示されたのだ。[2] 目的の場所まで運ばれたmRNAは、そこで特定のタンパク質の合成を引き起こす。

すると、あとはこのタンパク質が仕事を果たす。食物を消化したり、筋肉をつくったり——それに、もしその生物がウイルスなら、ヒトの細胞に侵入し増殖する手助けをしたりと、生物にとって欠かせない無数のタスクをこなしてくれるのだ。

ロッシはこれを「生命の三偉業」と呼び、端的にこう説明する。「DNAがmRNAを、mR

NAがタンパク質を、そしてタンパク質が生命をつくるのです」

カリコとワイスマンの革新的発明

DNAとRNAに関するこれらの発見は、それ自体が価値あるもので、今では生物学の教科書に必ず載っているほどの重要な知識だ。だがここ数十年、科学者たちはこの生命のプログラムをめぐる知識をさらに活用し、病気の治療や予防に役立てられないかと考えるようになった。それを実現できる道として考えられてきた主な手法はいくつかある。一つは、病気を引き起こす遺伝子変異をつきとめて、その変異により生じる働きを阻止もしくは緩和する薬を見つけようという方法だ。まさにこれを実践したのが、一九九〇年代に導入されたハーセプチンという薬である。この薬の登場は、がん治療におけるこの数十年で最大級の進歩だった。ハーセプチンは、がん細胞を成長させるHER2と呼ばれる遺伝子の働きを阻害する。これにより、乳がんを患った女性、特に手術後に腫瘍の再発を防ぐためにハーセプチンを用いた女性がより長く生きられるようになった。[3]

もう一つのアプローチが遺伝子治療である。これは遺伝子、つまりDNAの「正常な」コピーを患者の体内に組み入れ、病気の原因となる異常な遺伝子と置き換えようというものだ。この治療法は近年、遺伝性の知覚障害や一部のがんに対して新たな成果をもたらしてきた。[4]

一方で少数の研究者たちは、より急進的な三つ目のアプローチを見据えていた。RNA、あるいは合成RNAを治療に用いようというアプローチだ。

このコンセプトに挑み、mRNAから医薬品をつくろうと試みた研究者はちらほら存在した。一九八〇年代にはハーバード大学のダグラス・メルトンをはじめとする研究チームが、mRNAを合成し小動物で実験を行っている。[5] さらに、もう一つの重要な進歩が一九八〇年代のウィスコンシン大学でもたらされた。ジョン・ウォルフによる実験である。ウォルフはDNAとRNAに遺伝子操作を施し、発光酵素という物質の生成を引き起こすように調整した。発光酵素は光を発するため、研究室の実験ではよく使われる物質である。ホタルが光るのも、この酵素の働きによるものだ。それ自体は特に害もなければ、健康に良いわけでもない。ウォルフの目的はただ一つ、マウスの体内に導入された遺伝物質が発光酵素の生成を引き起こすかどうかを確認することだった。

そして、それは確認された。マウスの筋肉はたしかに光を発し、これにより、新たな遺伝物質を体内に入れることで新たなタンパク質の生成を促せることが可能性として示されたのである。ウォルフらは後続研究が次々と生まれることを期待して、一九九〇年にこの研究結果を公表した。[6] だが、その後しばらくは目立った進展はみられなかった。数少ない特筆すべき研究の一つは、それから五年後にアラバマ大学バーミンガム校のデヴィッド・キュリエルらの研究チームが公表した論文である。この研究では、マウスに注入したmRNAによって、がんに関わるタンパク質に対する免疫反応が引き起こされることが示された。ただし、この研究結果がその後ヒトへの試験に発展することはなかった。

一九九七年、ドリュー・ワイスマンという名の一人の免疫学者が、燦然たる経歴を携えてペンシルベニア大学の一員となる。ワイスマンはブランダイス大学の学部と大学院で生化学と酵素学を修め、ボストン大学で免疫学と微生物学の医学士および博士号を取得。その後、NIAIDに七年間在籍し、アンソニー・ファウチ所長のもとでHIV研究に取り組み、この死のウイルスが病気を引き起こす仕組みを探求してきた。

ペンシルベニア大学でワイスマンが注目したのが樹状細胞だった。樹状細胞は免疫細胞の一つで、いわば門番のような存在だ。ウイルスなど体外からの侵入者を見つけだし、これを外敵破壊機能をもった免疫系の他の部位まで引き連れていくのが、樹状細胞の仕事である。[7]

この当時、科学はまだ圧倒的にアナログだった。ワイスマンは最新研究を常にチェックするために、学部の図書館で借りた科学・医学専門誌を研究室近くのコピー機に持っていっては、時間があるときに読めるように論文のコピーを取っていた。

そんな彼がコピー機の前でよく出くわしたのが、同じくペンシルベニア大学の研究者であるカタリン・カリコだった。最初のうちは、どちらが先にコピー機を使うかで揉めたものだ、とワイスマンは振り返る。だがすぐに好奇心が勝り、二人は互いの研究について語り合うようになった。

カリコは長年RNAを研究してきた分子生物学者だった。生まれはハンガリーで、祖国がまだソ連主導の東側ブロックの一員だった一九八〇年代初めに生化学の博士号を取得している。一九八五年、彼女はアメリカのテンプル大学でポストドクターとしての職を得てフィラデルフィアにやってきた。そしてその後、同じ街の向こう側にあるペンシルベニア大学の一員となる。[8]

ペンシルベニア大学に至るカリコの旅路は、科学とバイオテクノロジーの分野でアメリカをトップたらしめてきたエコシステムの重要な一面を象徴するものだった。アメリカには、熱意ある移民が数多くやってくる。この国の大学や、バイオテクノロジー企業、政府系の研究機関、そしてベンチャーキャピタル企業に惹かれてのことだ。たとえば、ある企業は、カナダとスーダンとハンガリー出身の科学者がアメリカの研究室で成し遂げた重要な発見を礎に創業された。この企業の共同創業と経営には、レバノンとフランス出身のエンジニアが力を尽くした。そして、その成長の過程では、国内トップレベルの大学を出たアメリカ人の科学者、医師、金融専門家と並んで、イスラエル、スペイン、モロッコからの移民が大きな役割を果たすことになる。この企業こそが、モデルナだ。

カリコはペンシルベニア大学でも引き続きｍＲＮＡの研究を進めていた。しかし、当時ワイスマンも確実に聞かされたことだろうが、この研究テーマは上司にはあまり受けが良くなかった。カリコは一九九〇年代半ば、十分な研究資金を集められなかったという理由で降格までされている。それはちょうど、ウィスコンシン大学のウォルフがマウスの筋肉を光らせた実験について発表し、なんら反響を得られなかった時期と重なっていた。ウォルフの論文が注目されなかった理由は、カリコの上司らの態度からもうかがい知れよう。つまり、ｍＲＮＡは実用性に乏しい地味な分野と思われていたのだ。

カリコはそうした逆風にも耐え、自分の研究には価値があるのだと信じ続けた。

コピー機の傍らで会話を交わすなかで、カリコはワイスマンに自分が今取り組んでいる実験について語った。実験室でがん細胞にｍＲＮＡを注入し、細胞内でがんと戦う特定のタンパク質が生成されるかどうかを調べるというものだ。ワイスマンは興味を引かれた。そして、自分が研究する樹状細胞にも同じことを試してみたらどうかと思いつく。カリコは彼にいくらかのｍＲＮＡを分けてくれた。

結果はまさに「常識を覆す」ものだった、とワイスマンは振り返る。樹状細胞は発光酵素やその他の発光タンパク質など、彼の望むとおりのタンパク質を生成したのだ。

こうして、ワイスマンとカリコの協力が始まった。二人はこの手法を用いることで、単なる発光酵素を超えた何かを――たとえば病気の治療薬などを生体内に届けられるのではないかと考えたのである。その目的を達するうえで、ｍＲＮＡには多くの利点があるように思われた。ｍＲＮＡは仕事を終えたあとに体内に長くは留まらない。それに、人間のもつ遺伝情報を変化させたり、思いがけない副作用を起こすこともない。おりしもフランスでは、ある遺伝子治療によって白血病のような病気が引き起こされることが判明していた。また、従来の遺伝子治療では、送達用ベクターと呼ばれる運び屋役のウイルスに遺伝物質を組み込んで細胞内に送り届ける必要があった。だがｍＲＮＡを用いれば、こうしたウイルスを使う必要はない。したがって、生物学的災害《バイオハザード》を防ぐため厳格に管理されたバイオセーフティ施設で作業をしなくてもすむ。

ただし、科学にはよくあることだが、いくつか問題が浮上した。最初は実験用のペトリ皿の上で、のちに動物で実験を進めるうちに、ワイスマンとカリコはあることに気づく。細胞内にｍＲＮＡを注入すると、炎症が引き起こされるのだ。もし治療薬として用いるのであれば、これは深刻な副作用につながりかねない。体外から入ってきたＲＮＡは、免疫系に外敵とみなされてしまうのである。さらに実験を重ねるうちに、多量のＲＮＡを投与されたマウスが死亡する事例も出てきた。そうした実験結果を見た一部の研究者は、ウィスコンシン大学のウォルフの研究が長らく懐疑的な目で見られてきたのはやはり正しかったと考えた。これでＲＮＡを治療薬やワクチンに利用するという可能性は断たれたと、研究者たちは考えた。

だが、ワイスマンとカリコはそうは思わなかった。二人はｍＲＮＡに化学的な操作を加えて機能を変化させる修飾と呼ばれる処理を施して実験を重ねた。そしてついに、ＲＮＡの構成要素であるヌクレオシドの組成を微調整することで、炎症を引き起こす免疫反応を回避しつつ、ＲＮＡを細胞内に送り届けて指定のタンパク質を生成するよう指示できることをつきとめる。本質的に言えば、二人が施した修飾はＲＮＡをいわばステルスモードにするものだった。これによってｍＲＮＡは細胞の抗ウイルス防衛網をすり抜け、タンパク質生成のための遺伝情報を細胞内に送り届けることができるようになる。

ワイスマンとカリコは二〇〇五年、この研究結果を《イミュニティ》誌に発表した。この発見は特定の疾病に対する研究者の理解を深め、「治療としてのＲＮＡ設計に向けた未来への道を示す」ものとなり得るだろう、と二人は結論づけている。自分たちが研究室で行った実験はその域にはまだ遠く及ばないものの、ＲＮＡに施したこの修飾はいつの日か人間が病と闘う助けとなるはずだと二人は確信していた。[9]

ペンシルベニア大学はこの研究結果を基に、カリコとワイスマンを発明者とする特許を取得した。今後、この発見が新企業や既存の企業にとって有用になるかもしれないと考えたためである。当時、大学や一部の科学者たちは、自分たちの研究の重要性（とその価値）に、そして、それを商業目的の事業に変えるためには特許を取っておく必要があることに気づきはじめていた。

しかし、それはカリコとワイスマンにとって諸刃の剣だった。二人は当初、ＲＮＡＲｘという名の新会社を立ち上げる。だが、この事業が軌道に乗ることはなかった。彼らの研究に関する特許はペンシルベニア大学が所有していたため、ＲＮＡＲｘはライセンスを確保することができなかった。のちにペンシルベニア大学は、この技術のライセンスをセルスクリプト社という他の企業に与えてしまう。同社のプランは、カリコたちのそれとは異なっていた。セルスクリプトがこの特許を使って行ったのは、臨床研究用のｍＲＮＡ生成キットの製造だけに留まっている。[10]

ペンシルベニア大学はこの研究結果について二〇〇五年にプレスリリースも行っているが、その発表が外部から大きく注目されることはなかった。[11]

「障害だらけの道のりでした」とワイスマンは振り返る。「世界は本当に、ｍＲＮＡに関心がなかったのです」

細胞の運命を変える「山中ファクター」

カリコとワイスマンが画期的な研究結果を公表した、その数年後、デリック・ロッシはハーバード大学で幹細胞の研究に取り組んでいた。野心に燃える大学教職員として四十代前半を迎えた彼は、いまだに四角いあごヒゲとウェーブのかかった豊かな髪を蓄えていた。ただし、フランス時代のように派手に遊び歩きはしない。代わりに、一〇人ほどの科学者を束ねる研究室のリーダーとして、研究で名を上げようと奮闘していた。

幹細胞は、傷ついた細胞に代わる健康な細胞を生み出すことで、一型糖尿病などの難病や脊髄損傷といった怪我への治療に道を開くことが期待されている。なかでも興味深いのが、ヒトの胚【訳注：受精卵が細胞分裂を始めたもの】から取り出した幹細胞を用いた一連の研究だ。胚から得た幹細胞はほぼあらゆるタイプの細胞に変化できるため、有望性はきわめて高い。しかし、この研究は現在に至るまで、倫理面で激しい論争の的となってきた。なぜなら、これらの幹細胞は体外受精した受精卵から取り出され、それが再び女性の胎内に戻されることはないからだ。幹細胞を採取された胚は、破壊されてしまうのである。

この倫理上の問題を避けるため、研究者たちは成熟した幹細胞を再プログラミングすることで、胚から得た幹細胞と同じような万能性をもたせる手法を模索しはじめていた。

ロッシは、日本の山中伸弥という研究者がマウスの成熟細胞で特定の遺伝子を編集することで、これを再プログラミングできることを発見したのを知っていた。再プログラミングされた細胞は、多能性幹細胞と呼ばれる未成熟な細胞に逆戻りする。これがいわゆるｉＰＳ細胞だ。そして一度逆戻りした細胞は、神経細胞、心臓細胞、腸細胞など異なるタイプのさまざまな細胞に成長するよう誘導することができるのだ。この発見によって、人間の肌や血液から取り出した細胞を別の細胞に変え、治療に役立てるという可能性が見えてきた。分子生物学の世界では、これを「細胞の運命を変える」と表現する。

この逆戻りを可能にする四つの特別な遺伝子（すなわち、胚細胞を未成熟な状態に保つ遺伝子）は「山中ファクター」と呼ばれるようになり、山中らはこの発見により二〇一二年にノーベル賞を受賞している。[12]

ロッシは二〇〇六年に《セル》誌に投稿された論文で山中のこの重要な発見について知り、おおいに刺激を受けた。[13]だが同時に、その弱点にも気づいていた。成熟したマウスの細胞を未成熟な細胞に変化させるには、細胞内にDNAを送り届ける必要がある。そのDNAの運搬役として、山中はレトロウイルスと呼ばれる種類のウイルスを用いていた。ウイルスは細胞内に入り込む能力に長けているため、改変したウイルスを四つの遺伝子（山中ファクター）の運搬役として用いるアプローチはたしかに理解できる。ただし問題は、この手法では細胞内のDNAが永続的に変化してしまい、意図せぬ副作用や新たな疾病が生じる恐れがあることだ。そのうえ、効率もけっして良いとはいえない。ターゲット細胞のうち、多能性幹細胞への変化がみられたものはごく少数だった。

ロッシはこれらの問題を解決する道はないかと思案するうちに、mRNAが解決策になるのではないかと思いつく。mRNAに山中ファクターを生成する遺伝コードをもたせて細胞内に入れれば、DNAを改変することなく細胞を変化させることができるのではないか？

それは魅力的なアイデアではあったが、一方でかなり分の悪い賭けにも思われた。RNAはDNAよりもはるかに分解されやすい。そのため、役目を果たすよりも先に、体に備わった防御機能によって破壊されてしまう可能性もあった。

それでも、ロッシは試してみることにした。すでに似たような研究が他所でも行われているのは承知していたが、彼自身とチームの手で、本当に合成mRNAを細胞内に送り届けられるのか、そしてタンパク質の生成を引き起こせるのかを確かめたかったのだ。といっても、最初から山中ファクターで試すのではない。ロッシはまず手始めに、そもそもmRNAが何かを体内に送り届けるという役目に耐えうるのかどうかを確認しようと考えた。ロッシら研究チームは、シンプルな実験を試みた。使用するのは、緑色蛍光タンパク質（GFP）を生成するよう改変されたmRNAだ。GFPはもともとはクラゲから抽出された物質で、特定の波長の光を当てると緑色に光る。特に健康上の効能などはないが、一方で問題なく実験に使用できる程度には害もない。

研究チームは大量の細胞を入れたペトリ皿にmRNAを投入し、特定の波長の光を照射するライトでペトリ皿を照らした。

ロッシが目にしたのは、緑色に光るたくさんの細胞だった。mRNAは細胞にGFPをつくらせることに成功したのだ。ただし、ペトリ皿上にはたくさんの死んだ細胞もみられた。実験結果は成功であり、失敗でもあったわけだ。

「私たちは首をひねりました。『おいおい、何が起こっているんだ、なぜこんなに細胞が死んでしまう?』とね」、ロッシはそう振り返る。さらに研究を重ねるうちに、チームはあることをつきとめた。合成mRNAが細胞に入り込む際、細胞はこれをウイルス感染とみなして、生来の防御力を発揮してmRNAを破壊しようとする。ところが、この免疫反応によって、しばしば細胞自身までもが破壊されてしまうのだ。ちょうど火災時に消火のための放水で家屋が損壊してしまうようなものだ。

分が悪い賭けという印象は、いよいよたしかなものに思われた。この時点でmＲＮＡをあきらめ、別の手法で山中ファクターを体内に送り届ける研究にシフトするという選択肢も十分に考えられた。だが、いくつかの細胞はたしかに緑色に光ったではないか。ロッシは、あきらめまいと決意した。

突破口は――しばしばそうであるように――偶然にもたらされた。ロッシの研究室に所属する研究者の一人が、今取り組んでいる研究について別の研究室の同僚たちと雑談を交わしていたときのことだ。そのうちの一人が、数年前にペンシルベニア大学の二人の科学者が出したある論文について偶然知っていた。あの論文を読んでみるといい、同僚はそう助言した。

それはワイスマンとカリコが発表した、あのステルスmＲＮＡに関する論文だった。ロッシは信じられない思いだった。まさに求めていた解答かもしれないものが、すぐそこに転がっていたのだ。「あの論文は誰からも見過ごされていました」とロッシは回想する。「それを、私たちは発掘したんです」

そして、それさえあればロッシには十分だった。彼の研究チームが必要としていたのは、mＲＮＡによって光らせた細胞と同数かそれ以上の細胞が死滅してしまうという問題を解決すること、その一点だけだ。それさえ叶えば、幹細胞への変換は現実のものとなるだろう。

ロッシら研究チームは、ペンシルベニア大学の研究を自分たちの研究室でも再現することにした。遠心分離機で回転を加えてさまざまな分子を分離し、ポリメラーゼ連鎖反応（ＰＣＲ）装置を用いて微小な遺伝物質を増幅・分析し、培養器で培養細胞を温める。さらにマウスの体内で緑色に光るタンパク質も使用した。マウスは研究室で維持してきたコロニーから選び、麻酔をかけ、緑色の光を検知できる超高感度カメラの下でじっとさせた状態で観察できるようにした。

二〇〇八年から二〇〇九年にかけて、ロッシらのチームは自らの研究室でワイスマンとカリコが行ったとおりにヌクレオシドの構成を微調整し、実験を重ねた。そして、ｍＲＮＡを用いて山中ファクターを生成させ、成熟した細胞を未成熟な幹細胞へと変化させることに成功する。彼らは細胞を死なせることなく、肌細胞を筋肉細胞に変えたのだ。まさに細胞の「運命を変えた」のである。

この研究結果はその後の二〇一〇年に《セル・ステムセル》誌で発表された。このなかで研究陣はこう書いている。「これらの考察に照らせば、我々のこのアプローチは細胞療法や再生療法を実現に導く主要な技術となり得るものと確信している」[14]

こうして今度はロッシが、自身の学術研究をもとに起業することを考える番となったのである。

ロッシの運命を変える：バイドール法と技術移転

大学の医療センターでは、医師や研究者はいくつもの異なる所属や肩書を有していることが多い。たとえばロッシの場合は、三つの肩書があった。ハーバード大学医学大学院の幹細胞・再生生物学部で准教授を、ハーバード幹細胞研究所で主幹教員を、そして免疫疾患研究所（ＩＤＩ）で研究員を務めていたためだ。[15]

ＩＤＩでは隔週木曜日に教授陣が集まってランチ・ミーティングを開く習慣があった。といっても格式ばったものではなく、ハーバード大学医学大学院キャンパスの窓のない一室で開かれる、ごくカジュアルな集まりだ。この会では持ち回り制で毎回一人の教授が、今自分が取り組んでいる研究テーマについて発表することになっていた。

二〇一〇年の初頭、ロッシにこの発表の順番が回ってきた。彼は修飾ｍＲＮＡを利用して成熟した細胞を未成熟な幹細胞に変える研究に取り組んでいることを説明し、実際に細胞の運命を変えることに成功したと報告した。

ランチ後に一人の同僚がロッシに歩み寄って、こう声をかけた。「君、早く独立したらどうだ」ライアン・ディーツも同感だった。ディーツはＩＤＩの「技術移転」オフィスに所属する弁護士で、この日のランチに同席していた。彼の仕事は、将来特許を取れそうな有望な研究を発掘し、それらの特許権を大手製薬会社に売る機会を探ること、または、その研究を基にしたスタートアップ企業の設立をサポートすることだった。一九八〇年にバイドール法という法律が制定されて以来、技術移転部門は多くの大学医療センターにおいて中核的な役割を果たすようになった。バイドール法とは、連邦政府から資金援助を受けた研究について、その特許の所有権を大学側が保持することを認めるものだ。[16]技術移転の目的はもちろん研究者を支援することだが、そこには研究を支える機関側が利益の一部を受け取れるようにするというねらいもあった。ワイスマンとカリコの研究成果がセルスクリプト社に渡ったのも、この技術移転の結果である。技術移転によって大学研究を基に起業したスタートアップ企業の数は二〇一〇年には六〇〇社を超えた。これは一九九六年の三倍にあたる数だ。[17]

ディーツはIDIの研究室で扱われている新技術を毎年一五件近くピックアップし、その商業化に向けて、あらゆる道を模索していた。それでも、その多くは成功に至らず消えていく。だが、ロッシの研究には勝機があるのではないかと彼はみていた。この研究には、まったく新たな創薬の道を切り開く潜在力がある。だからこそ、ディーツは（これは正しい判断だったのだが）ロッシには起業の道のほうが適しているだろうと考えた。なぜなら、こうした従来のやり方とは根本的に異なる（そしてはっきり言えば、従来のやり方をぶち壊す）ような技術に、大手製薬会社が手を出す可能性は低いからだ。それに、ディーツはロッシの感じのよい人柄や、誠実で賢明なところに好感をもっていた。なにより、成功した科学者や企業家にありがちな思い上がった態度がないことに安心感を抱いていた。

ランチ・ミーティングからほどなくして、ディーツとロッシは人脈づくりに取りかかった。二〇一〇年の春から夏にかけて、ディーツは科学界での優れた実績や豊富な資金力、あるいはその両方をもつ有力者を次々とロッシに紹介していく。二人はハーバード大学からマサチューセッツ工科大学へ、そしてボストン市内のベンチャーキャピタル企業のオフィスへと飛び回った。「リーガル・シーフード」やハーバード・スクエアのチャールズ・ホテルにある名高い「ヘンリエッタズ・テーブル」など、数々の商談の場となってきたケンブリッジ市内のレストランにも足を運んだ。
「ティムに会ってくるといい」、二〇一〇年春、ロッシはディーツにそう告げられた。彼のいうティムとは、ティモシー・スプリンガーのことだ。一九七〇年代からハーバード大学医学大学院の教授を務めてきた生化学者で、尋常性乾癬という皮膚疾患の新たな治療法につながる重要な発見をした人物である。スプリンガーは自身もルーコサイト社という企業を立ち上げており、この会社が一九九九年にミレニアム・ファーマシューティカルズ社に合併された際に一億ドルを手にしていた。[18]

この資金を元手に、スプリンガーはバイオテクノロジー系のスタートアップ企業に投資するようになった。そして、人脈豊富な情報通の投資家として名を馳せることになる。彼は学術界に身を置きつつも、バイオテクノロジーやベンチャーキャピタル、さらには慈善事業の分野でも活発に活動していた。

二人の面会は二〇一〇年四月下旬、ハーバード大学のスプリンガーのオフィスで行われた。ロッシはランチ・ミーティングで発表した内容をここでもくり返した。最初のうち、両者の間にはぎこちない空気が漂っていた。スプリンガーはロッシに長くしゃべる間も与えず、次々と話をさえぎっては質問を浴びせてくる。メモも大量にとっていた。

「私に対する彼の態度は、とても攻撃的でした」とロッシは振り返る。「すごく妙な空気のミーティングだったんです。彼は異様なくらい不快な態度で、こちらの言うことすべてに食ってかかってきました」。ｍＲＮＡによって細胞のゲノムが改変されないと本当に言い切れるのか、とスプリンガーは問いただした。ロッシは、それはたしかですと答える。本当に成熟細胞が多能性幹細胞に変化したのか？　ロッシはまたもイエスと答える。特許は取得したのかという問いには、現在出願中ですと応じた。ミーティングが進み、質問が積み重なっていくにつれて、これは断られるだろうなという雰囲気をロッシはひしひしと感じていた。

ところが説明が終わると、スプリンガーはこう言ったのだ。「すばらしい話だ。ぜひ投資したい」

猛烈な質問攻撃は、疑いではなく興味の表れだった。スプリンガーはこのときのミーティングの空気を覚えていたが、自分にとっては特段変わったものではなかったと振り返る。「私は、プレゼンをする人間を慎重に吟味することで有名なんです」

こうして、あっけにとられ、安堵し、胸を躍らせつつ、ロッシは最初の障害をクリアした。他の投資家との間に強力なコネをもつ経験豊富なバイオテクノロジー投資家が、彼の新会社の立ち上げに加わってくれたのだ。

資金と経験不足をどう補うか：ランガー

個人投資家であるスプリンガーは出資に乗り気ではあったが、オフィス用地のための十分な資金や彼個人が出せる以上のリソースを確保するため、さらに出資者を募ることを望んでいた。そこで、彼らはベンチャーキャピタル企業に投資を求めることにした。ディーツとロッシがまず訪れたのは、ボストンを拠点とする比較的新しいベンチャーキャピタル企業、サードロック・ベンチャーズ社だ。トップクラスの病院や研究大学を擁するこの地域で、バイオテクノロジー系スタートアップ企業への投資を軸に開業した数多くのベンチャーキャピタルのうちの一社である。

二〇一〇年当時、ベンチャーキャピタルが初期投資を回収するための一般的手段でもある新規株式公開（ＩＰＯ）の市場は、いまだ世界金融危機のあおりを受けて不安定な状態だった。とはいえ、完全に息絶えたわけではない。たとえば製薬会社のアイアンウッド・ファーマシューティカルズはこの年のＩＰＯで一億九〇〇〇万ドル近くを調達しており、これにより同社の企業価値は一〇億ドルを超えている。[19] この先例はロッシにとって好都合だった。もし彼が無事に新会社を立ち上げ、その会社がこれらに近い数字を叩き出したなら、それは成功といえるからだ。

しかし、サードロック社は賭けに出ることに関心を示さなかった。ロッシの提示したデータはどれも実験室のペトリ皿上で細胞を操作して得られたものだ、と彼らは指摘した。このコンセプトが動物や、ましてや人間で効果を発揮するというエビデンスはない。そのことが、この買い手市場において、ロッシへの投資を他の投資先候補よりもリスクの高いものにしていた。そのうえ、彼はハーバード大学でもまだ若手の教員であり、同社からすればまったく未知の存在である。

ロッシには信用面での補強が必要だ。そこでスプリンガーは、マサチューセッツ工科大学で長年教授を務めるロバート・ランガーに連絡をとった。

ランガーはバイオテクノロジー界の巨人で、「医薬界のエジソン」として知られる人物だ。[20] 化学工学者として訓練を受けており、一九七〇年代にコーネル大学、次いでマサチューセッツ工科大学で学んでいる。化学工学界の友人たちの多くは、その学位を活かして石油関係の企業に就職した。インフレが続くなか、ガソリン価格上昇の波に乗ろうと考えてのことだ。だが、ランガーはそこには興味がなかった。彼はもっぱら薬物送達技術に取り組みたいと考えていた。医薬品の有効成分を、体内の然るべき場所に、然るべきタイミングで送り届ける。そのためのより良い制御方法を自分はきっと確立できるはずだと、彼は信じていたのである。しかし、最初のうちは壁に突き当たった。研究助成金の申請は却下され、大学の教員職にもなかなか就けずに苦戦が続く。最終的に、マサチューセッツ工科大学が生化学工学者として彼を採用してくれた。そして結局、最後に笑うのは同大学ということになる。ランガーはその後マサチューセッツ工科大学で一四〇〇件を超える特許の取得と出願を積み重ね、それらは四〇〇以上の製薬会社や医療機器メーカーにライセンスまたはサブライセンスされることになるのだ。彼はエリザベス女王工学賞を受賞し、二〇一五年の授賞式では女王陛下から直接賞を賜った。また、ランガーはいくつものバイオテクノロジー系スタートアップ企業の創設をサポートするとともに、多くの会社で取締役も務めていた。二〇〇九年にファイザーに買収された製薬大手、ワイス社もその一つである。

そのランガーに起業に加わってもらうことで、代表者であるロッシには足りないと評された信用性を強化しようと、スプリンガーは考えたのである。サードロックに投資を断られてまもなく、ロッシはマサチューセッツ工科大学にあるランガーのオフィスを訪れ、壁一面を埋めつくす賞や表彰盾に囲まれてプレゼンを行った。

スプリンガーと違って、ランガーはプレゼンの間ほとんど静かに話を聞いていた。ロッシの記憶によれば、彼は「おお」、「すばらしい」、「実にいい」といった相槌に交えて、ほんの数回話をさえぎって質問しただけだったという。

一方のランガーは、このときのことを次のように振り返る。彼が当初念頭においていたのは、人工的につくられた多能性幹細胞を用いて損傷した組織や臓器を修復するという用途だった。「しかし、話を聞いているうちに、むしろ新たな薬を生み出せる可能性のほうに胸が躍る気がしたのです。『なんてことだ、これはすごいことになるかもしれないぞ』と思いましたよ」

ミーティングはスプリンガーのときとはだいぶ違う空気で進んだものの、最終的には同じところに着地した。「実にすばらしい」、ランガーはロッシに告げた。「私に何かできることはあるかな?」

医学面での信頼を得る：チエン

ロッシはランガーに新会社の共同創業者になってほしいと頼んだ。ランガーはバイオテクノロジー業界での経験が豊富で、薬物送達技術に関して深い専門知識を備えている。その知識は、今後彼らがmRNAを人間の細胞に忍び込ませて仕事をさせるうえで、確実に重要になるだろう。ランガーはロッシの誘いを受け入れた。「家に帰って、妻に告げたのを覚えています。『こいつはきっと、大きな仕事になるぞ』とね」、ランガーはそう回想する。

こうして、若手教員であるロッシが自分に足りないと感じていたものは、資金力ある個人投資家のティモシー・スプリンガーと、経験豊富なバイオテクノロジー界の重鎮で、新会社の共同創業者と取締役を務めることになったロバート・ランガーという二人の存在によって無事埋め合わされたのである。

ただし、ロッシは医師ではなく、それはランガーも同様だった。ベンチャーキャピタル企業からの不信感を和らげるためにも、このチームには臨床訓練と疾病に対する深い知識を備えた医師の存在が不可欠だった。

偶然にもその年の春、ロッシは同僚の結婚式の席でケネス・チエンと知り合った。チエンはハーバード大学医学大学院の教員で、心臓研究を専門としている。祖父、父に続き三代にわたってハーバード大学を出ており、卒業後はフィラデルフィアのテンプル大学で医学士号と博士号を取得。その後はジェネンテック社、ロシュ社、グラクソ・スミスクライン社といったバイオテクノロジー企業や製薬会社に医薬品開発に関する助言を行う傍ら、ハーバード大学傘下のマサチューセッツ総合病院で心臓血管に関する研究を率いてきた。彼はロッシと同じように幹細胞研究でいくつかの発見をしている。たとえば、心臓のさまざまな細胞に変化できるマスター心臓幹細胞を特定したのも彼だ。

結婚式で交わした会話は短く私的なものだったが、のちに新婚の同僚を介して、より正式な紹介につなげるには十分だった。この同僚は二人をメールで引き合わせてくれたのだが、このときランガーとmRNAのアイデアについても触れている。「これまでいろいろと試してきたが、この技術には変革をもたらす力があると思う」と同僚は綴っている。「他の手法に比べて、より早く、より効果的で、ゲノムにもまったく痕跡を残さない。それに、より広い用途で、ほぼあらゆる遺伝子をあらゆる細胞に送り届けることができる。（……）君たち二人が力を合わせて、チャンスをつかむことを祈っているよ」

チエンは共同創業者になることを了承してくれた。こうして、医学面での信用性も整った。

常識破りの起業家：アフェヤン

ロッシはそれと並行して、スプリンガーとランガーのコネでもう一つの接触先に働きかけていた。ベンチャーキャピタル企業のフラッグシップ・ベンチャーズ社である。彼はランガーから、同社のトップであるヌーバー・アフェヤンと話をするよう勧められていた。

アフェヤンは一九六〇年代初め、レバノンでアルメニア人の両親のもとに生まれた。一三歳のときにレバノン内戦が起こり、一家はカナダに逃れる。アフェヤンはモントリオールで高校に通い、マギル大学で化学工学を学びつつ、夏の間はユニオン・カーバイド社やデュポン社といった化学メーカーでアルバイトに勤しんだ。そして、カナダの科学財団からアメリカ行きの研究助成金を獲得し、マサチューセッツ工科大学で化学工学の研究を続ける。ここで彼は、特定のバクテリアが植物由来物質のセルロースを分解し、代替エネルギー源として期待されるエタノールをつくりだす仕組みについて学んだ。そして、二四歳のときに論文審査委員会の前で自らの論文の正当性を示し、博士号を取得する。このとき彼の論文を審査した委員の一人が、ロバート・ランガーだった。

　そのまま学術界に身を置き、悠々と人生を送ることもできただろう。だが、アフェヤンはそうはしなかった。その理由の一端は、一九八五年、あるアメリカビジネス界の大物と偶然に出逢ったことだった。その人物とは、デヴィッド・パッカードだ。ヒューレット・パッカードの共同創業者で、シリコンバレー初期に名を成したテクノロジー界の偉大な巨人の一人である。

　二人が出会ったのは、ある会議の場だった。若きアフェヤンが昼食会場で席に着いたところ、たまたま隣にパッカードが座っていたのだ。当時七十代のパッカードが語ってくれた起業と会社経営についての言葉を、アフェヤンは一言一句もらさず吸収した。技術だけに意識を向けてはいけない、着目すべきは顧客が何を求めているかだ、パッカードは言った。「その技術がどんなものかより、どんなニーズがあるかを理解するほうが重要なんだ」。アフェヤンはパッカードのそんな言葉を覚えている。「エンジニアにとっては、人々が何を求め必要としているかを見きわめるほうが、ずっと難しいものさ」。パッカードは尊大でもよそよそしくもなかった。こうしたことすべてを、人間味のある、親しみやすい口調で語ってくれた。アフェヤンは深く感銘を受けた。そして、起業こそ自分の進みたい道だと確信したのである。

　アフェヤンが最初に挑んだ事業は、これまで彼自身が研究で使ってきた実験装置や機器の改良だった。これならば自分が長年顧客の立場だったので、顧客のニーズはよくわかる。アフェヤンはパーセプティブ・バイオシステムズ社という新会社を共同で設立した。バイオテクノロジー関連の企業や研究機関に実験装置を提供するメーカーである。

彼は常識という枠を破ることを好んだ。一九九〇年代には、会社はその攻めのセールス戦術で知られるようになる。たとえば高価な機器を客先に送って、無料で試してもらう。もし気に入らなければ、顧客はただ単に機器を送り返せばいい。アフェヤンは一九九四年の《ウォール・ストリート・ジャーナル》紙で、この手法のことを、機器を通じて「市場に種をまく」戦略の一環だと説明している。一度納入された機器が稼働し続けるためには、替えのカートリッジが必要だ。そして市場に出回る機器が増えれば増えるほど、会社はより多くのカートリッジを販売できる。これは昔からジレット社などが磨き抜いてきた、典型的なビジネス手法だ。かみそり本体ではなく、替え刃で利益を出そうという戦略である。[21]

だが、少しばかり攻めすぎたのかもしれない。パーセプティブ・バイオシステムズは不適切な売上計上やその他の会計ミスによって決算報告上の売上と利益を水増ししたことを認め、二年分の収益にあたる額を修正するはめになった。[22] さらにその後、営業・マーケティング部門の幹部が未確定の売上を計上していたことなど不適切な処理を指摘され、アメリカ証券取引委員会（ＳＥＣ）から訴訟を起こされている。この幹部はのちに、訴訟内容を否定も肯定もせずにＳＥＣと和解することになった。[23]

アフェヤンはこの当時、会社の成長に「内部統制システムが追いついていなかった」と述べている。

こうしたビジネスのやり方も、会社を沈ませるには至らなかった。パーセプティブ・バイオシステムズは自社の行いを律し、なおも力強い売上成長をみせる。そして一九九八年、同じく実験装置メーカー大手であるパーキンエルマー社におよそ三億六〇〇〇万ドルで買収された。[24] このときすでに他の新会社設立のサポートにも携わっていたアフェヤンは、思いがけず得られた収入を手に、ベンチャーキャピタルの世界に足を踏み入れたのだった。

彼はニューコジェンという会社を立ち上げた。これが数年後に別のベンチャーキャピタル企業と統合されてフラッグシップ・ベンチャーズが生まれ、のちにフラッグシップ・パイオニアリングとなる。その過程で、フラッグシップは単に他社に投資するという手法から、インキュベーション、つまり自社で企業をつくり、数年かけて経営に携わったのちに新たな投資家を募るという手法に専念するようになった。フラッグシップがこれまでに創設した企業は一〇〇社を超え、二〇一三年以降では二五社が上場に至っている。[25]

mRNAを治療薬に用いるというアイデア

二〇一〇年五月下旬、IDIの弁護士ディーツとともにフラッグシップを訪れたロッシは、まず共同経営者のダグラス・コールと面会した。このときロッシが行ったプレゼンは「合成mRNAを用いた多能性と分化誘導のための再プログラミング」と題されたものだ。このプレゼンには、山中の幹細胞研究から、光る細胞、そして修飾mRNAを用いて細胞の運命を変える可能性まで、科学的な事柄がざっとまとめられていた。

続いて、市場潜在力についての説明に入る。ロッシは自らの研究について三つの収益モデルを提示した。一つ目は、研究ツールとして販売し、他の科学者が細胞を再プログラミングするのを支援するというモデルだ。この場合、市場規模は二〇一三年にはおよそ一四億ドルになるだろうと彼は予測した。二〇〇八年の市場規模が一〇億ドルを下回る程度であることを考えると、スタートアップ企業が追い求めるビジネスチャンスとしては控えめな成長率である。

二つ目のモデルは、製薬会社から業務を受託するというものだ。たとえば、新薬候補の化合物のなかから有効なものを選別する薬剤スクリーニングのために細胞を生成したり、医薬品の毒性を検査したりといった業務である。ロッシはこの場合の市場規模を二〇一六年時点でおよそ八五億ドルと示唆した。こちらは、いくぶん期待できるだろう。

だがロッシは、最も収益の見込める市場を切り札として最後に残していた。治療としての応用だ。彼は自分のこの研究を、病気の治療に直接役立てるというビジョンを描いていたのである。その実現方法としては、他の製薬会社と提携して新薬を開発するか、あるいは自社で特許を有する専売薬を独自に開発するという道が考えられた。ロッシのプレゼン資料は、その市場規模を二〇二五年までに一五〇億~二〇〇億ドルとしている。[26]

一方、プレゼンでは解決すべき懸念点もいくつか示された。一つは、ロッシの研究に関する知的財産権はＩＤＩが所有しているということだ。ディーツが同席していたのも、それが理由である。ただし、ＩＤＩは前金と将来の製品売上に対する特許使用料の支払いを条件に、ロッシの新会社に特許のライセンスを供与する意向だった。もう一つの懸念点は、ＩＤＩにおける新たな研究成果の多くは、イギリスの大手製薬会社グラクソ・スミスクラインが最初に目を通すことができるという契約が存在することだった。[27]

コールは興味を示し、他の共同経営者たちとも検討したいと言ってきた。そしてどうやら、共同経営者たちも同じく興味をもってくれたようだ。というのも、それから一か月後、ロッシらチームはフラッグシップの創業者であるアフェヤンとのミーティングを勝ち取ったからである。アフェヤンは、医薬界のエジソンと呼ばれるランガーその人からマサチューセッツ工科大学でのプレゼンに来てほしいと頼まれたことを、よく覚えている。ランガーならばフラッグシップに強い印象を与えられると、ロッシは承知していたのだ。アフェヤンはコールを伴ってミーティングに赴いた。

プレゼンを聞き終えたアフェヤンは、mRNAの可能性については興味を引かれ、おおいに心動かされた様子だった。しかし、ロッシが研究の中核に据える幹細胞への応用については、そこまで関心を示さなかった。「デリックの研究と幹細胞をベースとした製品開発というビジョンには、あまり惹かれませんでした」とアフェヤンはのちに語っている。

アフェヤンの心を最も強くとらえたのは、mRNAを治療薬に用いるというアイデアだった。彼はランガーに、幹細胞の例を別として、mRNAが医薬品として用いられた先例はあるかと尋ねた。ランガーは、それはないと答えた。アフェヤンはすぐにあちこちに電話をかけ、どこかの製薬会社でそのような試みが行われていないかを確認したという。その結果、この技術に関して大きく先行している会社は見当たらないことがわかった。おそらくは、体外から入ってくるmRNAに対する細胞の抗ウイルス防衛反応がネックとなってのことだろう。フラッグシップのウェブサイト上に二〇二一年に公開されていたページによると、アフェヤンはmＲＮＡによって細胞を幹細胞に再プログラミングするというロッシの提案に対し、人工mＲＮＡを新しいタイプの薬として用いるという「別の用途」を構想したとされる。もっとも、それがロッシの提案した三つ目の収益モデルとどう違うのかは定かではないのだが[28]。

ロッシがランガーと面会したとき、ランガーは自分に何かサポートできることはあるかと尋ねた。一方、アフェヤンとコールは単刀直入に、自分たちに提供できるサポートの形を示した。フラッグシップは、新会社の共同創業者になる用意があると提案したのだ。ロッシはこれを受け入れた。

共同創業者そろう

こうして、四者の共同創業者名を記した最終リストが確定した。成功を夢見る若き大学教員で、会社の礎となるアイデアと研究成果を生み出したデリック・ロッシ。医薬界のエジソンと呼ばれ、バイオテクノロジー業界に深い人脈をもつロバート・ランガー。ロッシが同僚の結婚式で偶然出会った幹細胞研究の同志で、医学上の信用をもたらしてくれる医師のケネス・チエン。そして、豊富な資金をもち、会社を立ち上げ育てていくノウハウを熟知しているフラッグシップ・ベンチャーズ。ティモシー・スプリンガーは共同創業者には名を連ねていないが、ある程度の額を出資して株式を保有することになった。同じく、フラッグシップとＩＤＩも出資者として株式を得る。

フラッグシップとスプリンガーが拠出した創業資金はベンチャーキャピタルの基準からすれば比較的少額で、数百万ドル程度であったが、正確な金額については各人の記憶によって差があるようだ。共同創業者のうち個人であるロッシ、ランガー、チエンの科学者陣は、過半数に満たない持ち分の株式を付与された。彼らは引き続き大学での仕事を続けつつ、コンサルティング契約を通じて会社に助言を行い、取締役か科学諮問委員のどちらかに就任することになる。取締役会長はフラッグシップのアフェヤンが務めることになった。

ロッシの起業をサポートした技術移転部門の弁護士ライアン・ディーツは、IDIの職員であるため出資は叶わなかった。彼は当時ロースクールを出て一〇年も経っていない若手だったが、この会社に特別な何かを感じ取っていた。「あの当時は、それまでのキャリアの中で一番の大きな仕事をしたと感じていました。でも結局、あれは私の一生を通じてみても、きっと後にも先にも一番であろう大仕事だったんです」

科学者と起業家とベンチャーキャピタルと医者という四者が、それぞれに異なる行動様式を伴って重なり合う。それをうまくまとめていくのは容易ではないと、ディーツは言う。「彼らの利害が一致することは、ほとんどありません。ものの見方も違えば、ベースとなる知識も、各々が期待するものも異なっている。そこに真に通じ合うものが生まれ、スタートアップ企業として形になるというのは、本当にまれなことです」

「モダンで、修飾RNAを用いた企業」

最後にもう一つ、考えるべきことが残っていた。新会社の名前をどうするかだ。会社黎明期のこの当時、ロッシらは「ニューコ（NewCo）」という仮の名称を使っていた。これは名称未定のスタートアップ企業を指す一般的な用語だ。フラッグシップは、もとは二〇〇九年にデラウェア州で法人化していた「ニューコLS18」という仮名のペーパーカンパニーを、この新事業に充てることにしていたのだ。[29] ちなみにニューコLS18とは、フラッグシップが創業をサポートした一八社目のライフサイエンス企業を意味する。ロッシは最初、メッセンジャーRNAを用いることにちなんで「メッセンジャー」を取り入れた社名をつけたいと考えていた。だが、「メッセンジャー・セラピューティクス」では、あまりにも芸がない。「先駆者（harbinger）」を使うことも考えたが、その語源を知って不吉なのでやめることにした。というのも、この単語はもともと中世の時代、戦場を渡り歩く軍隊のために先遣されて宿を見つける者のことを意味していたからだ。

そうしたなか、ロッシはふと研究室でチームが使っていた略語を思い出した。彼ら研究チームはノートを取るときなどに、実験で用いる修飾（modified）mRNAを「mod‐RNA」と略して走り書いていたものだ。ロッシはこれが気に入った。だが、ハイフンを使うのはいかがなものか。迷った彼は、ハイフンの部分を小文字の「e」に替えて、「ModeRNA」という合成語にしてみた。これなら「modified」と「RNA」の両方を含んでいるし、見ようによっては「最新（modern）」とも読める。ある夜に妻に話してみたところ、妻もそれはいいと賛同してくれた。

こうなれば、ロッシがやるべきことは一つだった。すでに誰かがこの名称を使っていて、こちらの権利を主張できないといった問題がないか、ネットで検索をかけることだ。調べた結果、オランダに同名の家具直販店があることがわかった。だが、これは問題あるまい。それから一九八〇年代のファンタジー映画『バンデットQ』に「モデルナ・デザインズ」という名の架空のハイテク機器メーカーが出てくることも知った。すっかり忘れていたのだが、彼自身も昔この映画を見たことがあった。監督のテリー・ギリアムのファンだからだ。いずれにせよ、これもまったく問題ない。それからもう一つ、メキシコに「エンプレサス・ラ・モデルナ」という複合企業があるようだ。「モデルナ」と略称で呼ばれることが多く、タバコなどの製品を取り扱っている。

これらはいずれもプロジェクトの妨げにはならないように思われた。そこでロッシは、この名称でいくことにした。当初、小児科病棟ボストン（現在のボストン小児病院）が二〇一〇年九月に出したプレスリリースでは、ロッシの研究論文の宣伝とならんで、彼が「モデルナ・セラピューティクス（ModeRNA Therapeutics）」という名の新会社を設立したと公表している。[30]それがのちに、「RNA」の部分が小文字表記となった。「セラピューティクス」の部分はその後も数年残り続けたが、最終的には上場直前にカットされている。

プレスリリースに記された会社概要の端々からは、壮大な野望が伝わってきた。ロッシはその野望について、同年に行われた動画インタビューのなかで詳しく語っている。「治療に関して言えば、この技術は遺伝子の変異により特定のタンパク質がつくられないことに起因するすべての遺伝疾患に活用できます。欠けているタンパク質を細胞内に再導入することで、細胞の正常な機能を取り戻すことができるのです」と彼は説明する。「ですから、この技術は生物学における根本的問題に関してだけでなく、数多くのさまざまな道に——治療の道においても、非常に重要なものとなるでしょう」[31]

私たち一般人のほとんどは難解に感じるこの発言を通じて、ロッシはある重要なことを伝えている。モデルナ・セラピューティクスは、たった一つの新薬に賭ける一芸のみに秀でたスタートアップ企業ではないということだ。この会社はむしろ、その新たな創薬手法によって、何十、いや、何百もの新薬を生み出す「プラットフォーム」企業となり得る可能性を秘めていた。それは、まったく新しいバイオテクノロジーとなるだろう。あまりにも従来と異なる革新的なその技術は、それまで巨大企業のものだった業界を破壊する力をこのスタートアップ企業にもたらすことになる。

アフエヤンは感嘆とともに当時をこう振り返っている。「あれは本当に、言うなれば単なる思いつきから、あるいは『こんなこともできるんじゃないか？　そもそも、なぜ今まで誰もやろうとしなかったんだ？』という思いきった挑戦から始まったのです」

第2章

mRNAの可能性

未知の技術に賭けるのは
どれほど大変なことなのか

フラッグシップ・ベンチャーズは、ケンブリッジのとあるバイオテクノロジー企業からサブリースした一室を「クリーンルーム」に仕立てた。クリーンルームとは、実験時の汚染を防ぐため外部物質が混入しないよう設計されたエリアのことだ。このクリーンルームは地下にあり、二重のエアロック扉に隔てられている。入室するときは、廊下の汚染された空気がクリーンルーム内に流入しないよう、一つ目の扉を閉めてからでないと二つ目の扉を開けてはならない。入ってきた外気はどんなものであれ、加圧式の換気システムによってフィルタリングされる仕組みだ。二つ目の扉を開けると、そこにはやや広く窓のない空間が現れる。ジェイソン・シュラムが二〇一〇年秋にこの部屋にやってきたとき、室内はほぼ空っぽだった。唯一の例外は、一般家庭のキッチンコンロにあるレンジフードをさらに強力かつ高性能にした排気用フードくらいだ。

シュラムは当時二十代後半で、俳優のニール・パトリック・ハリス似の青年である。彼はその夏、フラッグシップが主催する起業家フェローシップに参加していた。これはスタートアップ企業での仕事を体験したいと望む若い科学者向けのプログラムである。シュラムは町のすぐ向こうにあるハーバード大学で生化学と分子薬理学の博士号を取得しており、いずれは学術界を出て医薬品開発に——そして、できれば起業に携わりたいと夢見ていた。

フラッグシップは彼を地下のクリーンルームに送り込み、mRNAの研究作業にあたらせた。

シュラムは数か月間、この部屋に一人きりで働くことになる。

おそらくは、その働きぶりが認められたのだろう。フェローシップ期間の終了後、彼は単発のコンサルティング契約を打診される。そして、その契約の終了に伴い、フラッグシップは二〇一〇年一一月、シュラムをモデルナの従業員第一号として採用したのだった。会社はいまや操業を開始した。そしてシュラムは――相変わらず、これまでと同じ作業を続けていた。彼の仕事はもっぱら、mRNAの性能を向上させる方法を見つけだすことだ。シュラムはこの作業を綱渡りに例えている。タスクを終えるまで体内に留まれるよう、mRNAの安定性を高めることは必要だ。だが、あまり長く体内に留まられると、今度はさまざまな弊害を引き起こす恐れが出てくる。彼は何か月もの間、地下室で一人実験をくり返した。

それはシュラムにとって、きつい日々だった。「十分なサポートをしてもらえている、という感じではなかったですね」と彼は語る。「ちょっと孤立感がありました。四六時中、あの部屋にこもって働いていましたから。夜もずっとです。ほとんど、あそこに住んでいたようなものでした」

この最初の数か月間にシュラムを訪ねてくるごくわずかな人間の一人が、フラッグシップの特許弁護士だった。モデルナとして特許を取るべき研究成果がいつ頃生まれそうか、確認しにくるのだ。モデルナはすでにロッシの初期研究の一部に基づいて、いくつかの特許を取得していた。しかし、自社の研究を守るためにも資金を調達するためにも、スタートアップ企業には豊富な特許網、すなわち特許ポートフォリオの構築が不可欠だ。投資家たちは新発明を常にウォッチしている。そして、新薬を独占的に販売したりライバル他社を抑えたりできる知的財産権を確保することを、投資先企業に求めるのだ。もちろん、ライバル他社側も同じことをねらってくるだろう。創業初期のこの時期にあって、モデルナ創業者陣はすでに自社にライバルがいることを知っていた。同じくｍＲＮＡの開発に挑む、ドイツのキュアバック社である。[1]

やがてシュラムと弁護士は、難解なバイオテクノロジーの世界において特許請求の対象となる発明を網羅的にカバーする技術を取りまとめ、一連の特許出願を行った。これには、たとえばヌクレオシドの修飾や、核酸の工学操作に関する特許などが含まれる。

（この特許弁護士は、ペンシルベニア大学のドリュー・ワイスマンとカタリン・カリコのもとも訪れていた。二人の研究に基づいて同大学が有する特許について、ライセンス供与を求めて相談にきたのだと、ワイスマンは振り返る。だが、ペンシルベニア大学はすでに別の会社にライセンスを供与していた。弁護士はサブライセンス契約を結ぼうと試みたものの、結局合意には至れなかった。ワイスマンによれば、この弁護士は最後のミーティングで、フラッグシップと同社の新ベンチャーはペンシルベニア大学の特許を「すり抜ける」方法を見つけるだろうと言い残し、「ムッとした様子で席を立った」という）

こうしてときおり特許弁護士の来訪はあったものの、シュラムの仕事はやはり死ぬほど退屈で孤独だった。地下室という職場環境さながらに、何か月も暗闇の中に取り残された気分だった。自分が今やっている実験が何の役に立つのか、彼にはまるでわからなかった。「自分はこれこれの作業をしました、と報告するばかりの日々で、それが会社の今後にどう役立つのかが見えてこないんです。この事業全体にとって自分の役割は何なんだろう、と思いました」。彼がフラッグシップのフェローシップに参加し、モデルナの社員第一号になることに同意した理由の一つは、新会社の立ち上げに必要なことを学びたかったからだ。「それは自分にとって、とても大事なポイントでした。自分自身が実験室に引きこもって作業するというのは、そうではなかった」

常任CEO探し：バンセル

創業初期の数か月間、フラッグシップはモデルナが常任のCEOを見つけて独り立ちできるようになるまで、同社を支え監督していた。これは一時的な体制としては問題ないだろう。だが、フラッグシップもいずれはモデルナに割いていた人員を引き揚げ、新たなファンドのために資金を調達したり、他のスタートアップへの投資を監督したり、買収や上場によって他の投資を回収したりする業務に回さねばならない。

フラッグシップのCEOであるヌーバー・アフェヤンは、モデルナの常任CEO候補として、当初からある人物を念頭に置いていた。彼とは他社の取締役会で一緒に仕事をしたことがある。それが、ステファン・バンセルだった。バンセルの当時の本職はビオメリュー社のCEOだった。ビオメリューはフランスを拠点に世界各地で事業を展開する、家族経営の診断機器メーカーだ。

フランス南部の都市マルセイユでバンセルと学校時代をともに過ごした人の多くは、彼がいつの日か医療系企業のトップになると知ったらさぞ驚くことだろう。バンセルの生物の成績はいつもCやDと芳しくなく、医師である母親をがっかりさせていたからだ。読字障害があったため学級生活ではうまくいかないことも多かったが、数学や物理など自分の好きな科目ではきわめて優秀だった。それに、ちょうど彼が成長していく七〇年代後半から八〇年代前半にかけて登場したコンピューターにも熱中した。一〇歳かそれくらいの歳で、バンセル少年はテキサス・インスツルメンツ社製のコンピューターをクリスマスに買ってもらった。そして、すぐにプログラム言語を覚えてしまった。彼はその後、工学を専攻しようと決意する。エンジニアだった父の足跡を追う形になったわけだが、バンセル自身はそれが進路選択の理由だとは考えていない。この道を選んだのは数学や物理が得意だったからだ、と彼は言う（ちなみに、彼の兄弟のクリストフも同じく工学を学んでおり、のちにフランスで医療機器メーカーを起業し経営している）。

バンセルは超難関校として知られる理工学系の教育機関エコール・サントラル・パリに入学した。[2] 過去にはエッフェル塔の設計で有名なギュスターヴ・エッフェルなどを輩出してきた学校である。バンセルは化学と生物分子工学を専攻し、学士号と博士号の両方をこのフランスの機関で取得した。さらに、在学中に学び始めた日本語への愛を深めていった。

この当時、フランスにはまだ男子に兵役義務があったが、海外のフランス企業で働くエンジニアは兵役が免除となる決まりがあった。そこで、バンセルは日本に支社をもつフランス企業を片っぱしから調べ、そのうち十数社にコンタクトをとった。返事をくれたのは、わずか三社だった。そのうちの一社であるビオメリューが、東京支社でサマーインターンをさせてくれることになったのだ。これがきっかけでバンセルは正社員として採用され、一九九九年にミネソタ大学で二つ目の工学博士号を取り終えたのちに、[3] 同社で働きはじめた。

バンセルは日本、韓国、中国、オーストラリアで販売チームの立ち上げに加わり、ビオメリューで出世の道を着々と歩んでいった。そして、やがて同社のアジア太平洋地域における産業微生物事業を統括する立場となる。その間にも彼は東京で日本語のレッスンに通い続けた。

　バンセルが下してきたキャリア上の決断はすべて、彼が早いうちから心に決めたある目標に到達するための、計算されたアプローチの一環だった。思いどおりにいけば、彼はいつの日かその目標を叶え、ＣＥＯの座に就くのだ。企業のもつあらゆる要素をまとめ上げ、大陸すら超えて一つにすることで、何かを成し遂げる。そういう考えが彼は好きだった。

「そのためにはいつかの日か、私をＣＥＯにすると誰かに決断してもらう必要がありました」、バンセルはのちに自分の考えについてこう説明している。「おそらくそのとき、そこには私以外にも多くのＣＥＯ候補がいるでしょう。なぜなら世界は競争の場であって、優秀な人間はたくさんいるからです。では、どうすれば自分が単なる引き立て役で終わらずにすむか？　どうすれば、最終候補まで残ったのに惜しくも選ばれず、なんて目に遇わずにすむか？」。これは先の長いゲームになるぞ、と彼は自分に言い聞かせた。単純明快な陣取りゲームではない、チェスなのだ。たとえどれだけ慎重に計画を立て、どれだけすべてがうまく運んでも、ＣＥＯの座がめぐってくるまでに二〇年はかかるであろうことを、彼はよく理解していた。[4]

　エンジニアとして教育を受けてきたバンセルは、自らの直感と常識を頼りにビオメリューのアジア事業部門を率いていた。しかし、夢を叶えるためには、より正式なビジネス教育を受ける必要があることは自覚していた。そこで一九九九年、彼はアメリカに戻り、ＭＢＡの取得を目指してハーバード・ビジネス・スクールに入学する。事例研究を基本とする同校の有名なケースメソッドに、バンセルは強く惹かれた。ただ講義を聞く方式よりも、このほうがずっと良いと感じたのだ。校内では、彼はちょっとした異分子だった。時はちょうどITバブルがピークを迎える直前で、クラスメートのなかには中退してスタートアップ企業に加わるという人も多かった。スクールに留まった学生も、ほとんどが投資銀行関連の職を目指していた。バンセルはそのどちらでもなかった。彼はスクールに留まり、学位を取り、再び医療分野での仕事を探した。高校での成績の悪さを埋め合わせようと学部時代に受講した遺伝子学や――それに、そう、生物学の講座に、今もなお刺激を受けていたからだ。

ハーバード・ビジネス・スクールで得たものは、製薬会社イーライリリー社での仕事につながった。バンセルはまずインディアナポリスの本社に、その後イギリス、次いでベルギーの支社に勤務する。彼の仕事は、同社のサプライチェーンと製造戦略の運営を支援することだった。この頃、バンセルはアメリカ人女性と結婚した。お相手は広告代理店勤務から写真家に転身したブレンダという名の女性で、最初に出会ったのは彼女がパリに住んでいて、彼がまだハーバード・ビジネス・スクールに通っていた頃だった。インディアナポリスで暮らしている時期に、夫婦の間には二人の娘が生まれている。

バンセル本人がのちに語ったところによれば、彼は二〇〇六年にイーライリリーの日本事業での役職をオファーされ、すでに異動の準備に入っていた。ところが日本に旅立つ前に、以前に勤めていたビオメリューの会長から連絡が入る。新たなＣＥＯとして育成する人材を探しているというのだ。

バンセルはこのチャンスに飛びついた。まずは高位の役職に就けてもらい、トップになるための下準備をする。そして二〇〇七年、バンセルはCEOに昇進した。彼は目標を達成したのだ。長くなると覚悟したゲームは、結局のところ、そう長くはかからなかった。このとき彼は三四歳だった。

バンセルは二年間、フランスのリヨン本社から会社を統括した。売上と利益は増大した。だがそのうちに、彼は自分がかなりの時間をアメリカで過ごしていることに気づく。ビオメリューの買収対象となりそうな革新的な新診断技術をアメリカで探し回っていたためだ。そこで、マサチューセッツ州ケンブリッジに新オフィスを設立し、二〇〇八年には家族とともに自らもボストンに移住することにした。ボストンからケンブリッジまではチャールズ川を渡ってすぐなので、毎日の通勤も楽だ。フランス本社には月に一度ほど戻って様子を確認するようにした。

バンセルの決断

バンセルと同じく、アフェヤンもまた野望に満ちた移民で、エンジニアとしての教育を受けており、ケンブリッジで仕事をしていた。「彼とはよく、人生においてもっと起業家的な役職を担ってはどうかと話し合ってきました」とアフェヤンは言う。「私は彼のなかに、激しさと、好奇心と、何かへの切望を感じていたのです」。さらに、バンセルはアフェヤンが言うところの「偏執的な前向きさ」をあわせもっていた。「バンセルは常に徹底して常識を疑ってかかります。しかし、その検証癖が冷笑的な不信に変わることはけっしてない。彼はただ、すべての可能性を漏らすことなく調べ尽くしたいだけなのです」

バンセルの好奇心の強さは、強いフランス語訛りに満ちた彼のスピーチからも見てとれる。バンセルは普通なら「もの（thing）」とか「側面（aspect）」とか言うべきところで「ピース（piece）」という表現を使う癖があった。まるで、彼の脳内ではすべてが、解くべきパズルのピースであるかのように。たとえば、彼はよくこんなふうに言った。「これはモデルナについて多くの人が誤解しているピース《部分》なのですが、我が社は単なる一つの新薬ではなく、まったく新しい創薬プラットフォームをつくり出そうとしているのです」

二〇一一年のこの当時、バンセルは三十代後半。黒髪であごは割れており、引き締まった体つきをしていた。スーツにネクタイ姿のときもあるが、スタイリッシュなグレーのタートルネックに高級ブランドのジーンズ、H型のバックルが特徴的なエルメスのベルトという装いも多かった。

アフエヤンは過去に何度か、フラッグシップの支援するスタートアップ企業にバンセルを迎え入れようと試みていた。「何度か話がありましたが、丁重に断りました」とバンセルは振り返る。世界四〇か国以上で事業を展開し、時価総額は五〇億ドルという、まさにグローバルな大企業の舵を取っている現状に不満はなかったからだ。

しかしボストンに移住した頃から、心が揺れはじめた。ビオメリュー取締役会との間にしだいに亀裂が生じていたからである。取締役会は彼の提案した買収計画に二の足を踏むようになっていた。両者の理念は、徐々にすれ違っていく。バンセルはあらためて周囲に目を向けるようになった。彼のような地位にいる者にとって、チャンスはそう長く待たずとも訪れる。バンセルはシカゴを拠点とする製薬会社ホスピーラ社のCEO職公募で一次選考を通過した。だが、このポストは結局ほかの人物に決まってしまう。

またどこか別の定評ある大企業でCEOの役職を引き継ぐという考えに、バンセルはしだいに嫌気がさしてきた。それじゃあ、ほかに何がやりたいの、と妻にズバリと訊かれたとき、彼ははたと気づく。「僕がずっと夢見てきたのはただ一つ、ゼロから何かを始めることだったんだ」バンセルは妻に言った。「いつだってそれが心の奥底にあった」。新たに目標を定めなおした彼は、ベンチャーキャピタル企業にコンタクトをとり、新興企業の経営職を探しはじめた。

だが最初のうちは、なかなか思うようにいかなかった。そんなある日、バンセルはアフェヤンから電話を受ける。これはそう珍しいことではなかった。「やあ、ちょっと見てもらいたいものがあるんだ」、アフェヤンはそう言った。そして、その日の夜のうちにオフィスに来てほしいという。これは、少しばかり珍しかった。

オフィスに赴いたバンセルに、アフェヤンはある研究データを明かした。mRNAによってマウスの赤血球細胞の生成が促されることを示すデータである。

バンセルは取り合おうとしなかった。「こんなのはあり得ない」、彼はフランス語訛りのきつい英語でそう告げた。「夜の時間を台無しにしてくれて、ありがとう。私は帰るよ。妻や子どもたちと夕食をともにしたいんでね」

アフエヤンとしては、ここでさらに強引に踏み込み、データや事実を列挙して科学的な正しさでバンセルを攻める手もあった。だが、彼はそうはしなかった。代わりに、一歩引いたそしらぬ態度でこう尋ねたのだ。「だが、もしこれが正しかったら、どうなると思う？」

「まああり得ないとは思うが——もしこれが正しかったら、世界で誰も生み出すことのできない分子を、何百、何千と生み出せるということになる」、バンセルは答えた。実質的にアフエヤンのもくろみどおり、目前に広がる可能性をはっきりと言葉にしてしまったのである。

アフエヤンは、このモデルナというスタートアップ企業のＣＥＯにならないかとバンセルにもちかけた。もしＣＥＯが嫌なら、取締役でもいい。もしくは、まったく関与しないという選択肢もある、とあえて付け加える。バンセルにその選択肢の重みを実感させるためだ。

「もしこれが正しかったとして、この話を断わったら後々どう感じると思う？」、アフエヤンは問いかけた。ある意味で、それはスタートアップに加わるかどうかを決断するとき常に核心となる問いだった。もしこれが正しかったら……。もしこの技術が本当に正しければ、どのような成果がもたらされるかは、たしかに明らかだろう。だが、まったく正しくない可能性だって十分に存在するのだ。モデルナの技術はたしかに有望に思える。ひょっとしたら革新的とすら言えるかもしれない。だがそれでも、うまくいかない可能性はある。いやしかし、もしここで断って、それで後々この技術がうまくいったら——。

「この会社は第二のジェネンテック社になり得ると、私は思っているんだ」、アフエヤンはここでわずかに押しを強めた。ジェネンテックは自分たちのアイデアが正しかったことを証明してみせた、バイオテクノロジー界のパイオニアだ。これにより同社は最初のうち、ほぼ競合の存在しない状態で事業を行うことができた。手つかずの大海のような市場で、タンパク質をベースとする自社の製薬技術をどの疾病に活用するかも選び放題だった。それと同じく晴れわたった海が、モデルナの行く手にも広がっているとアフェヤンはみていたのである。彼はのちにこう回想している。「モデルナはｍＲＮＡの分野において、基盤となる地図を自ら描き、向かうべき先を決められる会社になり得ると、私は考えていました」

バンセルは言葉をにごし、回答を保留にしてアフェヤンのオフィスをあとにした。チャールズ川にかかるロングフェロー橋を渡り、ボストンの高級住宅地ビーコンヒルにある自宅まで歩いて戻る。「頭がくらくらしていました」と彼はのちに語った。思考の大半を占めていたのは、あまりにも話がうますぎる、あんな技術が正しいわけがないという思いだった。

彼は将来の見通しについて、妻に話をもちかけた。名声の確立されたグローバルな医療系企業のＣＥＯという安定した職を捨てて、不確かな技術を擁する新生企業の可能性に賭けるなど、はたしてあり得るだろうか？　その技術から最初の製品が生まれるのすら、（そもそも、それが可能だと仮定して）まだ何年も先になるかもしれないというのに。妻は、データを示して、と言った。具体的に、どれくらいのリスクがあるの、と。バンセルは、ほとんどのスタートアップ事業が失敗に終わることを知っていた。バイオテクノロジー分野では、生物学上の複雑な問題によって優れたアイデアが台無しになりかねない。それにモデルナの場合、先例がまったく存在しないのだ。ｍＲＮＡをベースとした医薬品やワクチンは過去に一度も開発されていない。もちろん、販売など言うにおよばずである。

mRNAがうまくいく可能性は二〜五パーセントだと思う、と彼は妻に告げた。さらに、「まったくクレイジーなアイデアなんだ」とも付け加える。

もっとエビデンスがほしいと考えた彼は、モデルナの共同創業者であるロッシ、ランガー、チエンにも話を聞いた。それまで、彼はリスクにばかり目を向けていた。だが裏を返せば、mRNAが未実証の技術だということは、もしこの技術が一つの医薬品を生み出すことに成功すれば、他の多くの医薬品を生み出せる可能性も十分にあるわけだ。それは多くの人の治療を助け、あるいはそもそも病気自体を予防することにつながるだろう。そして、バンセルには、その総指揮をとるチャンスが与えられるのだ。それは彼にとって、自分が生まれる前から存続する家族経営の老舗企業で雇われ管理人を続けるよりも、ずっとワクワクする展望だった。

いやしかし、この技術は十中八九うまくいかないだろう。いくはずがない、そうだろう？「やるか、やらないか。どうしたらいいんだ」、彼は苦悩した。「もし断って、それでこの技術がうまくいったら、僕はたぶん一生自分を恨むことになる」

妻と二人でワインを飲みつつ語り合ったすえに、バンセルはようやく、実はずっと誰かに言ってほしいと密かに望んでいた言葉を耳にした。「あなたは、やるべきよ」、妻はそう告げたのだ。あなたなら、この技術を成功に導くことができる、と。「だって、あなたはこうと決めたら頑固で、レンガの壁だって突き破るでしょう。この技術はうまくいかなきゃいけないの。だからあなたは、それがうまくいくように力を尽くすしかない。世界が変わるかもしれないのよ？」

二〇一一年二月、アフェヤンはこの件を正式に発表した。バンセルは年俸四〇万ドルの基本報酬に加えて、取締役会が定めた目標を達成した場合には年間最大三五パーセントの業績ボーナスを得ることになる。さらに、モデルナは彼に同社の普通株の約一〇パーセント分の権利を付与し、四年にわたって譲渡制限を解除していくとした。[5]

バンセルは二〇一一年三月にモデルナの取締役会に加わった。そして、ビオメリューが彼のＣＥＯ退任を公表した七月に、執行役会長に就任する。永住ビザの取得が手続き上のさまざまな問題で遅れていたため（彼はそれまで就労ビザで働いていた）、バンセルが正式にモデルナのＣＥＯになれるのは二〇一一年後半以降となった。だが彼はそれ以前に、すでに会社の運営をスタートしていたのだ。

かすかながら着実な成果

アフェヤンがバンセルを口説き落としていた頃、シュラムは職場のクリーンルームにバイオテクノロジー関連の資材を次々と運び入れていた。細胞培養器に、顕微鏡、遠心分離機、ピペット。専門カタログを通じて既製品のヌクレオシドも購入した。これはｍＲＮＡをつくるための材料になる。さらに、特注のヌクレオシドもいくらか発注した。

それは複雑な実験だった。シュラムはｍＲＮＡに手を加えて、細胞内に入ったあとに顆粒球コロニー刺激因子（Ｇ‐ＣＳＦ）と呼ばれるタンパク質の生成を促すように操作を施した。Ｇ‐ＣＳ

Fは、化学療法中のがん患者を感染症から守るための薬にも使われている物質だ。ただし、シュラムのねらいは感染症の予防ではなかった。この実験で彼が目指したのはただ単に、mRNAがタンパク質の生成を指示できることを示し、この技術のコンセプトを実証することだった。

実験を重ねるなかで、シュラムは特注した修飾ヌクレオシドの一つであるシュードウリジンについて、ある発見をする。シュードウリジンには、細胞の炎症反応を抑え、タンパク質の生成量を増やす一方で、mRNAの半減期を一週間から九日に延ばす効果がみられたのだ。他の実験では二日そこそこが限界だったのを思えば、格段に長いといえる。これらは初期に得られた有望な成果だった。

「驚いたのは、こんなにも明らかに効果が出るのか、ということでした」とシュラムは振り返る。彼はこの結果をモデルナの共同創業者たちに報告した。「それは盛り上がりましたよ」と彼は言う。シュラムによれば、それはこれまで積み重ねてきたものを「大幅に改善した、初めての有意義な進歩」だった。

この成功によって、シュラムは仲間を得ることになる。モデルナは十分な人数の研究者を新たに雇い入れ、二〇一一年春には新研究所をオープンした。この研究所はシュラムの修道院のような地下クリーンルームと同じオフィスビル内にあった。ただし、新しいほうは三階に位置しており、窓もある。会社はワインとチーズを用意してレセプションパーティーを開き、研究所のスタートを祝った。

シュラムの新たな同僚は、多くが他のバイオテクノロジー企業や地域の病院から転職してきた研究者だった（そして多くが、アフェヤンやロッシやバンセルと同じように移民だった）。

ケンブリッジを拠点とするバイオテクノロジー企業のアルナイラム・ファーマシューティカルズ社は、モデルナと同じくＲＮＡを（ただし、モデルナとは異なる形で）扱う企業だ。この会社はやがて、モデルナにとって人材の宝庫であることが判明する。サイダ・エルバシールも、アルナイラムで働いていたところをモデルナに見いだされた一人だ。彼女はスーダン出身で、自分の名前すら書けない両親のもとに生まれた。父親は彼女がまだ若い頃に亡くなったため、母親は九人の子どもを女手一つで育てることになる。自身はほとんど学校に通ったことがないにもかかわらず、エルバシールの母親は教育を重んじた。そして、子どもたちが学校で優れた成績をとれるように全力を尽くした。エルバシールは、母がよく自分やきょうだいにこう言っていたのを思い出す。

「お母さんは宿題は手伝えないけれど、いつもみんなの傍にいて、ポジティブなパワーを送ったり、お茶やコーヒーやおやつを用意してあげることはできますからね」

エルバシールは一生懸命に勉強し、ドイツの大学院で微生物学とワクチン開発の学位を取得する。その後、ドイツのゲッティンゲンにあるマックス・プランク研究所で博士課程を修了し、ポストドクターとしての職を得た。このとき彼女が所属していたのが、ＲＮＡを用いて遺伝子の発現を抑制するＲＮＡ干渉を専門とする生化学者の研究室だった。ＲＮＡ干渉はアルナイラム創業の礎となった技術である。彼女はアルナイラムの共同創業者の目にとまり、二〇〇二年にケンブリッジで創業した新会社で働くことになった。そしてその九年後、バンセルに説得されてモデルナに転職する。エルバシールを惹きつけたのは、アルナイラムよりもさらに若きスタートアップ企業で働けるということ、そして、ＲＮＡに新たな形でアプローチできることだった。

　同じくアルナイラムの元社員で移民でもあるトニー・ド・フジエロルも、二〇一一年のこのタイミングでモデルナに加わった。彼が就任したのは、研究職として最上位となる最高科学責任者のポストだ。カナダ出身のド・フジエロルは、ＲＮＡが細胞に入り込み仕事を終えるまでの間分解されないように保護する技術に関して、高い専門知識をモデルナにもたらすことになる。

　シュラム、ド・フジエロル、エルバシールら少人数からなるモデルナ研究者たちは、黎明期のこの時期を、無数の実験をくり返すことに費やした。彼らはあらゆるものを対象に実験を重ねた。培養細胞、マウス、ラット、サル……。投与方法についても、筋肉注射、皮下注射、静脈注射、経鼻投与とさまざまな経路を試した。それらはどれも、より小さな副反応で、より安定して効果的に薬を体内に届ける方法を探し出すための試行錯誤だった。すべては、ｍＲＮＡのベストな活用法にたどり着くためだ。

　進展はくるおしいほどに遅かった。彼らはいくつもの挫折に見舞われた。ｍＲＮＡを肌に直接塗布できる形に設計しようとして失敗し、特別に長い遺伝子配列をもたせようとして失敗する。舵を切り替えては、また別の方向に切り替える日々だった。研究者たちは多かれ少なかれ全員が、モデルナの目指すものの将来性に惹かれてこの会社に加わった。エルバシールは当時抱いていた思いをこう振り返る。「技術としてはたしかに機能した。でも、これを薬にできる?」。彼らは、それを薬にできるという考えに心を動かされたのだ。きっとうまくいく。そして、もしそれが正しかったら――。

第3章

ケンドール・スクエア

なぜこの立地が武器になるのか

マサチューセッツ州ケンブリッジはチャールズ川の北岸に広がる平地で、川を挟んで南岸のボストンに面する。アメリカ文理学界におけるその卓越した存在感とは裏腹に、都市としてのケンブリッジは意外にも小さい。総面積はわずか七平方マイル（約一八平方キロメートル）、人口はおよそ一一万八〇〇〇人だ。[1] 地図上で見ると、ケンブリッジはハイヒールの靴のような形をしている。ヒール部分にあたる南西部は、そのほとんどがケンブリッジ墓地とマウント・オーバーン墓地に占められる。それ以外の部分は一三の地区に分かれている。靴のかかと側に位置するウエスト・ケンブリッジやノース・ケンブリッジのように方角を冠した名を有する地区もあれば、ストロベリー・ヒルのように、かつての特徴を今に残す地区名もある。そうかと思えば、ごく効率的でそっけない名付け方をされた地区もあった。市のほぼ中心部に位置する九番地区もその一つだ。さらに、ハイヒールの前底はチャールズ川で最も川幅の広い箇所の一つを踏みつけるような形をとっているのだが、この前底部分にエリア２と呼ばれる地区がある。ここが、マサチューセッツ工科大学の本拠地だ。

　この街の外で暮らす人々にとって、ケンブリッジといえば思い浮かぶのは五つのスクエア《広場》だろう。ざっと西から東に向かって、ポーター・スクエア、ハーバード・スクエア、セントラル・スクエア、インマン・スクエア、そしてケンドール・スクエアの五つである。ただし、ケンブリッジ特有なのだが、これらのスクエアはどれもいわゆる広場ではない。この街でいう「スクエア」は主要な交差点を中心とした、明確な境界線のないおおまかなエリアを指す。いわば、地区のなかにもう一つ小さな地区があるようなものだ。

市の東端、ハイヒールのつま先部分に位置するケンドール・スクエアは、モデルナが二〇一〇年に開業を果たした場所でもあった。

ケンドール・スクエアは長年にわたり市内の工業区域で、ウエスト・ケンブリッジの緑豊かなハーバード周辺とは比喩的にも文字どおりの意味でも、遠く離れたところにあった。無秩序に広がる水用ホース工場をはじめ、さまざまな製造業者がこの地で事業を営んだ。だがもちろん、こういった製造事業はやがて死に絶え、それに伴ってこの界隈も活気を失っていく。一九六〇年代には、NASAが巨大な電子工学研究センターの建設計画を携えて、この地にやってきた。しかし結局、予定されていた建物の半分も完成しないうちに計画は破棄されてしまう。結果として、ケンドール・スクエアには空っぽの建物や建設用に更地にされた土地が残され、それらは周辺エリアの基準よりも安い価格で売りに出されることになった。[2]

加えて、ケンドール・スクエアは偶然にも、マサチューセッツ工科大学のすぐ北東にあった。同大学では当時、フィリップ・シャープが教授を務めていた。シャープは小さいながらも成長著しいバイオテクノロジー企業の創業者の一人である。この企業はキャンパス近くの安い土地に目をつけた。そして一九八二年、ケンドール・スクエアの中心部であるビニー通りに六万三〇〇〇平方フィート（約五八五三平方メートル）の施設を建設するべく工事に入る。[3]

ジョン・マラガノアはこの企業――バイオジェン社の一員として、一九八七年にケンドール・スクエアにやってきた。同社が移転して五年が経った当時ですら、この界隈は「少々さびれた感じだった」と彼は振り返る。空地や廃墟と化した倉庫が、市のつま先部分にあたるうら寂しいこの地区の大半を占めていた。職場の同僚とランチに行こうと思ったら、近辺ではチェーン店の「リーガル・シーフード」がほぼ唯一の選択肢だ。マサチューセッツ工科大学の教授陣、バイオテクノロジー企業の社員たち、そしてときおりやってくるベンチャーキャピタル投資家たち、誰もがこの店に集まっていた。

マラガノアは今もなおケンドール・スクエアに留まり、多くの人に知られる存在となっていた。太いフレームのメガネにセーターというお決まりのその姿は、どこにいてもすぐに彼とわかる。マラガノアは今では、ケンブリッジのバイオテクノロジー界隈における経験豊富なベテランだ。バイオジェンの最初の施設から一ブロック半ほど離れたところにあるアルナイラム・ファーマシューティカルズを、創業から二〇二一年末の退任に至るまで一貫して率いてきた。

ただし、ケンドール・スクエアは今ではもうさびれてはない。この区域はいまや、いくつもの企業が躍動するバイオテクノロジー産業の中心地となっていた。一九八〇年代にこの地を去った人からすれば、きっと見違えるであろう変貌ぶりだ。バイオジェンに続いて、他のバイオテクノロジー企業も次々とこの地にやってきた。そうした企業のなかには、たとえばジェンザイム社やバーテックス・ファーマシューティカルズ社がいた。ジェンザイムは酵素欠損を原因とする希少疾患の治療法に画期的進歩をもたらした企業で、のちにフランスの製薬大手サノフィ社に買収される。バーテックス・ファーマシューティカルズはやがてC型肝炎と嚢胞性線維症の治療薬を開発することになる企業だ。

「ケンドール・スクエアでは、通りを歩いていればほぼ必ず、バイオテクノロジー企業や製薬会社の関係者と行き当たります」とマラガノアは言う。「せいぜい数平方マイルの小さなエリア内にこれだけ多くの生物医学上のイノベーションが集中している場所は、ほかにそう例がありません。このことが、起業にきわめて適した豊かな環境につながっているのです」

オフィスの賃貸料は跳ね上がり、やがては一平方フィート（約九三〇平方センチメートル）あたり一〇〇ドルにまで達する。何十社ものバイオテクノロジー企業がこぞってこの地区に移転してきた。なかでも特に成功した企業は、ガラス張りの本社ビルや研究開発センターを近隣に次々とうち建てた。こうしたビルに交じって、グーグル社やマイクロソフト社などのIT企業が自社の遠隔施設として改装した、かつての古い工業施設が並ぶ。さらには、資金も流れ込んできた。ヌーバー・アフェヤン率いるフラッグシップ・ベンチャーズをはじめ、アトラス・ベンチャー社、ポラリス・パートナーズ社、サードロック社、MPMキャピタル社といったベンチャーキャピタル企業が軒並みこの近辺にオフィスを構えたのである。あちらこちらにホテルがオープンし、しゃれたコンドミニアムやロフトが若者を惹きつけ、彼らとともに、ジムや、流行りのテイクアウト店もやってきた。商談の場として使われる雰囲気の良いレストランもだ。人々はほとんどの道路に設けられた専用レーンを自転車で行き交い、市が設置を義務付けているオフィス外の駐輪スペースに乗ってきた自転車を停める。複合ビルに囲まれた緑豊かな広場では、昼時になると近くで働く人々が集い、屋外用のチェアで思い思いにくつろぐ姿がみられた。風景のなかには今もなお工事用クレーンがあちこちにそびえ、カフェではバイオテクノロジー企業で働くいかにも今風なミレニアル世代の隣で、ヘルメットをかぶった現場作業員が休憩している。

ケンドール・スクエアがバイオテクノロジー業界を席巻するに至った大きな要因の一つが、マサチューセッツ工科大学の存在だった。同大学は学内で生まれた研究をスタートアップ企業に変える試みを、他大学よりも積極的に推し進めてきた。同じ市内にあるハーバード大学と比べても、その姿勢は明らかだ。さらに、ケンドール・スクエアの黎明期に活躍したパイオニアたちは、その名声が確立されたのちも、新たな研究施設の誘致などを通じて常にこの地区を支え続けた。のちにモデルナを率いるロバート・ランガーや、バイオジェンの創業者でノーベル賞も受賞したフィリップ・シャープもそうしたパイオニアの一人である。

ロバート・ランガーは、ケンドール・スクエアのような変革を我が州にもと切望する州知事たちから長年にわたり質問を受けてきた。バイオテクノロジー産業を中心にこれだけダイナミックな地域づくりが実現した秘訣は何か、彼らは知りたがる。「私はいつも、起点となるのは大学だと説明しています」とランガーは言う。「マサチューセッツ工科大学やスタンフォード大学のような大学をもつことですよ」

ランガーの場合は、マサチューセッツ工科大学（それに、ハーバード大学）があった。いつしか彼の研究室も含め、同大学の研究室には若い科学者が押し寄せるようになった。もし有望な研究成果を出せたら、自分も起業できるかもしれないと希望を抱いてやってくるのだ。実際、ケンドール・スクエアには起業に必要な金銭面と科学面のインフラがすべて整っていた。所属する研究室の卒業生やベンチャーキャピタル関係者も大勢いる。そうした人々は徒歩ですぐ会いにいける距離にいて、しかもほぼ必ず誰かが誰かの知り合いなのだ。そこには、ほかの場所ではめったにみられない、そしておそらく意図的に再現することは不可能であろう好循環が息づいていた。

ナッシュビルのヴァンダービルト大学で感染症とワクチンを研究するジェームズ・クロウは、モデルナとも研究協力をしている専門家だ。彼は数年前、ケンブリッジで他のバイオテクノロジー系スタートアップ企業の取締役会に出席したときのことを、こう語ってくれた。休憩中、クロウは別の取締役員から声をかけられた。ケンブリッジを拠点とするベンチャー投資家である。大学ではどのような研究を、と尋ねられたクロウは、血液サンプルから免疫系の抗体を分離し、クローンを作成する研究に取り組んでいます、と答えた。

すると、この投資家はこう言ったのだ。「もし私があなたに一〇〇〇万ドル出したら、その資金で何かできることはありますか?」

その申し出は断ったものの、クロウはこのときの会話を通じて、ケンドール・スクエアはほかの場所とは違うのだと知ったと振り返る。彼はのちにヴァンダービルト大学の近くでバイオテクノロジー企業を創業するのだが、「ここナッシュビルでは、バイオテクノロジーに投資するためにポケットに大金を入れて歩いている人間はそうはいない」のだそうだ。

守りに転じた大手製薬企業

モデルナがジェイソン・シュラムを地下のクリーンルームに送り込んだ二〇一〇年後半、バイオテクノロジー企業は激増し、ケンドール・スクエアは活況に沸いていた。しかし、それは同時に、巨大製薬会社がある業界CEOの言うところの「失われた一〇年」を終えつつある時代でもあった。[4]

大手製薬会社はそれまで、ほぼ一世紀にわたって製薬市場を独占してきた。ジョンソン・エンド・ジョンソン、イーライリリー、ファイザー、バイエル、メルクといった各社が、アスピリンやインスリン製剤、ペニシリン、麻疹ワクチンなどを次々と生み出した。一九九〇年代には多くの製薬会社が、世界で最も利益をあげている企業にその名を連ねていた。抗コレステロール薬、高血圧の薬、それにバイアグラ。これらはどれも何十億ドルという年間売上と巨額の利益を生み出す。会社はそうした莫大な利益の一部を研究開発に回し、未来のブロックバスター(画期的新薬)を量産することを目指した。なかでもメルクは研究開発に重点的に投資した。トップ級の科学者を自社に引き入れ、彼らが追い求める研究を自由に進めることを許した。研究の結果生まれる医薬品が、どのような疾病をターゲットとするかは問わずにだ。その企業文化と成功によって、メルクは《フォーチュン》誌が年に一度発表する「世界で最も賞賛される企業」ランキングの常連となる。二〇〇〇年には、最もよく売れた処方薬の大半を、胸やけやコレステロールの薬、抗うつ薬といった医薬品が占めていた。しかもそのほとんどは、製薬大手が業界ですでに実証済みの手法を用いて開発したものだ。[5]

ところが、一九九九年から二〇一〇年にかけて、アメリカ食品医薬品局（ＦＤＡ）に提出された新処方薬（これまでに市販されたことのない成分を用いた医薬品）の販売承認申請数は激減する。そのうえ、実際に申請された新薬に対するＦＤＡの承認数も、およそ四〇パーセント減少していた。業界全体でみた新薬承認の年間平均数は、三〇件以上だった過去一〇年間から、二五件を下回るところまで下落する。[6]

さらに悪いことに、多くの大手製薬会社は自社開発した医薬品の独占販売権が切れる、いわゆる「パテントクリフ（特許の崖）」を迎えつつあった。独占販売権が切れると、競合するジェネリック医薬品に市場参入の道が開かれることになる。これらのジェネリック医薬品は九割近く安い価格で販売されることもしばしばだ。実際に、ファイザーは二〇一一年に自社のコレステロール降下薬リピトールの特許が切れたことで、同社として最大の特許の崖を転がり落ちることになった。特許切れ後の最初の一年間で、元ブランドであるリピトールの売上はおよそ五〇億ドル減少している。[7]

ＦＤＡも含めた規制当局側も、新薬と既存薬に対してより厳しい姿勢をとるようになった。ＦＤＡに申請を却下された新薬のなかには、安全性と有効性に疑問があるとして非承認となったダイエット薬なども含まれる。連邦検事は製薬会社のマーケティング戦略に目を光らせ、営業担当者がＦＤＡから承認されていない用途で医薬品を売り込み、医師らに見返りを支払うといった事案に捜査のメスを入れるようになった。[8]

新薬の研究開発数の減少と、特許の期限切れ、そして審査の厳格化。この三重苦は油断しきっていた製薬会社に不意打ちをくらわせた。多くの会社は株主からの圧力を受け、目先の収支を整えようとコストカットに走った。バンセルがモデルナの執行役会長に就任したのと同じ月、かつての巨大企業メルクは自社の看板医薬品のいくつかが特許切れとなるのを受けて、一万三〇〇〇人規模のリストラ計画を発表している。[9]

他社も次々とコストを削減し、数万人の人員をリストラし、工場や研究開発施設を閉鎖していった。製造品質を維持することが難しくなり、汚染された医薬品を回収する企業も出てきた。ジョンソン・エンド・ジョンソンは、受託製造業者の側の問題により、がん治療薬が不足していると公表する。[10]医薬品は値上がりしていった。一部の企業は合併や買収によって成長を図ろうとした。業界の大物たちは、新たな現実に屈したのである。ファイザーとワイス社は合併し、メルクとシェリング・プラウ社も同様に合併の道を選んだ。[11]自社の戦略を放棄する企業もあった。ファイザーは動物用医薬品とベビーフードの各事業部門を手放して別会社とする意向を発表する。これは、長らく業界を象徴してきた多角的経営から退こうという大きな転換だった。

製薬業界の評判は、もはやすっかりかすんでいた。大胆な賭けと大きなブレークスルーの数々によって成長を遂げてきたはずの大手各社が、いまや完全に守りに入ってしまったのである。かつてメルクのような企業は、科学者を雇い入れ、成果は度外視して自由に医薬品候補を開発させていた。それが今では、市場潜在力がよほど明確で成功の見込みがきわめて高くないかぎり、多くの製薬会社が治験に進むための実験薬すらつくらせようとしないのだ。

勃興する新勢力

この当時、大手製薬はまだはっきりとは気づいていなかったかもしれない。だがリスク回避への方針転換と特許の崖に加えて、そこには彼らの衰退に拍車をかける、もう一つ別の重圧があった。バイオテクノロジー企業の存在である。

メルクのような企業にとっての失われた一〇年は、ケンドール・スクエアとそこに続々とやってくるバイオテクノロジー企業にとっては、そう悪い時代ではなかった。その大きな要因は、こうした企業が製薬大手はやろうとしないこと、あるいはやろうと思ってもできないことに取り組んでいたからだ。彼らは、まったく新しい医薬品開発の手法を見つけだそうとしていたのである。

一九七〇年代と八〇年代、黎明期のバイオテクノロジー研究は学術界や政府、スタートアップ支援機関などに支えられ、いくつかの初期のブレークスルーを生み出すことに成功する。バイオテクノロジー業界の先駆者であるジェネンテックが開発した、患者の命を救う脳梗塞治療薬ｔＰＡ製剤もその一つだ。これは二つの異なる有機体から得たＤＮＡを組み合わせてつくられた治療薬である。また、こちらも初期の先駆者であるアムジェン社も、遺伝子クローニングによって画期的な貧血治療薬を生み出した。どちらも、大手製薬会社が長年行ってきたのとはまったく異なる製薬方法である。

そもそも、これらの企業は従来の製薬会社とは見た目も行動様式も異なっていた。彼らはより小規模で、動きが速い。新技術に関しても、リスクを負うことをためらわない傾向が顕著だ。こうしたアプローチの違いは社名の付け方にすら表れていた。旧世代の製薬会社は、創業者の名を冠していることが多い。これに対して新生バイオテクノロジー企業は、自社が用いる新たな製薬技術を社名に取り入れていた。遺伝子工学技術（genetic engineering technology）からジェネンテック（Genentech）が生まれ、応用分子遺伝学（applied molecular genetics）がアムジェン（Amgen）になったわけだ。

この二社は、サンフランシスコ・ベイエリアと南カリフォルニアにバイオテクノロジーの拠点を生み出す原動力となった。彼らの存在はベンチャーキャピタル企業の注目を引き、それがさらに多くのバイオテクノロジー系スタートアップ企業への投資につながっていく。ベンチャーキャピタルはこの新たな科学技術から第二第三の収益性の高いブレークスルーが生まれることを期待したのである。バイオジェンもまたそうした企業の一つであり、ケンドール・スクエアに拠点を生み出した存在だった。

他の多くの業界でもそうであるように、破壊的革新によってそれまでの常識を覆された旧来の製薬会社は、新たな技術をなかなか受け入れようとしなかった。多くの企業では無意識のうちに自社技術に重きをおくバイアスが働いていた。いわば「うちの発明ではないから」症候群である。この姿勢は結果として、人材流出という連鎖反応を引き起こす。多くの若い科学者はもっと小さなバイオテクノロジー企業で働くか、あるいは自分で起業するほうを選んだのだ。それは二〇〇

○年代に新薬承認数が大幅に減少した一つの要因でもあった。
こうして、いくつもの初期段階の新薬研究開発が大手製薬会社を離れ、トレンド最先端で動きの速い新進バイオテクノロジー企業にその場を移すこととなった。大手製薬会社はしだいに開発プロセスの後端へと追いやられていく。やがて彼らは、ライセンス契約や買収を通じて他社のアイデアが最終的に形になるのを手伝ったり、治験やＦＤＡへの承認申請にまつわる入り組んだ手続きを専門家として担ったり、といった役目に甘んじるようになった。こうしたお役所仕事的な事務処理はとてつもなく複雑で、スタートアップ企業にはまだ対応する力もノウハウもなかったからである。

それは、二〇一〇年代へと移り変わっていく時代の新たな現実だった。

ようやく何が起きているかに気づいた大手製薬会社だが、時代の変化に効率的に適応するのは容易ではなかった。ときとして、企業としての規模の大きさがその障壁となった。当時メルクのＣＥＯを務めていたケネス・フレージャーは、二〇一六年のインタビューでこう語っている。

「企業はヒエラルキー化し、お役所的になり、動きが鈍り、リスクを嫌うようになります。そしてこれらはどれも、我が社が日々社内で直面している企業文化上の課題なのです」[12]

バイオテクノロジー企業に勝てなかった大手製薬会社の多くは、文字どおり彼らとともに生きることにした。つまり、ケンドール・スクエアにやってきたのだ。こうすれば初期段階の研究により近いところで活動でき、成長著しいバイオテクノロジー企業から才能ある人材を引き抜くことができる。それに、こうした才能ある人材はしばしば、大手企業が拠点とするニュージャージー州郊外やアメリカ中西部には移り住みたがらないものだ。いち早く移転してきた企業の一つが、スイスの製薬大手ノバルティス社だった。同社はケンドール・スクエアに創薬センターを開設し、それに伴って何百人もの科学者がこの街にやってきた。ファイザーやイーライリリーを含めた他のほぼすべての製薬大手もこれに続き、次々と研究施設やオフィスを開設する。コスト削減を目指す一部企業は、研究開発部門をケンドール・スクエアに一本化してしまった。たとえば、ファイザーは神経科学と心臓血管の研究部門をコネチカット州グロトンからケンブリッジに完全移転している。[13]

デリック・ロッシを支えた技術移転弁護士のライアン・ディーツは、いまやそれは製薬会社にとって必須事項だと語る。「今ではあらゆる製薬会社が、ここボストンに自社施設を設けています。以前はそんなことはなかった。各社は事業提携のチャンスのみならず、専門技能をもった人材にアクセスするためにも、ここに拠点をつくる必要があるのです」

二〇一〇年代の中頃には、ケンドール・スクエアは製薬会社とバイオテクノロジー企業の双方にとっての世界的拠点となっていた。そう広くないエリアに二つの異なる部門の企業がひしめきあうその環境には利点もあるが、一方で問題も生じる。誰もがどこからでも人材を引き抜ける、人材争奪戦が起こるというのもその一つだ。スタートアップ企業にとって、成功することはしばしば自社で最も優秀な人材を失うことに直結する。こうした優秀な社員は富を得て会社を去り、そして往々にして自らプロジェクトを立ち上げるのだ。そのうえ、ケンドール・スクエアでランチに出たら、自社の特許技術にまつわる雑談には注意が必要だ。なにしろ、ライバル他社の関係者がすぐ隣の席に座っていないともかぎらないのだから。

同じ空間を分け合ってはいても、タイプの異なる二つの企業文化は必ずしも相容れなかった。フラッグシップのヌーバー・アフェヤンは、ノバルティスがいち早く移転してきた当時を振り返ってこう語る。「あの移転に伴って、それまでこの界隈にはいなかったタイプの専門家が何百人と流れ込んできました」。そうした人々のなかには、産業規模の創薬事業に二〇年携わってきた科学者もいた。博士号を取ったばかりで、大学を出てすぐにケンドール・スクエアのバイオテクノロジー企業に加わったような若手とは違う。新興のバイオテクノロジー共同体において多くの企業に欠けていた豊富な経験が、この地域に流入してきたのである。それは、ときに有用だった。バイオテクノロジー企業側が経験豊富なベテランを引き抜けた場合は特にだ。しかし、こうした大手製薬会社の新顔たちには、ときとして保守的な用心深さがあった。彼らはリスクのある医薬品プロジェクトを進めたがらない、とアフェヤンは言う。

両者の対比を最もよく表しているのは、ジョン・マラガノアの語る一例かもしれない。マラガノアはスタートアップ企業バイオジェンでキャリアを開始し、その後二〇〇二年にアルナイラムのCEOに就任する。アルナイラムは、モデルナの未来の姿を映す鏡のような企業だった。ただし、同社がRNAを通じて目指したのは、タンパク質の生成を促すことではない。病気の原因となるタンパク質が細胞内で生成されるのを阻止することだ。彼らはこの技術をRNA干渉（RNAi）と呼んだ。

この技術を製品化して市場に出すまでには一五年の月日がかかったが、二〇一八年、アルナイラムはついにそれに成功した。希少な遺伝性疾患を治療するその医薬品は、二〇二〇年までに三億六〇〇〇万ドルの収益をもたらすことになる。その後も、同社はさらに二種類のＲＮＡｉ医薬品を市場に投入してきた。[14]

さかのぼって二〇〇六年、メルクはアルナイラムに対抗しようとライバル社であるシルナ・セラピューティクス社を一一億ドルで買収した。これは同社の当時の企業価値の二倍にあたる額だ。それから八年近くが過ぎ、アルナイラムが九つの新たなＲＮＡｉ医薬品候補の試験を開始する間、メルクはこの技術を用いた新薬を一つも臨床試験に進められずにいた。結局二〇一四年、メルクはプロジェクトからの撤退を決め、シルナの資産を一億七五〇〇万ドルでアルナイラムに売却している。投じた資金の実に五分の一以下での売却であった。[15]

アルナイラムとメルクのＲＮＡｉ技術に対する対照的な姿勢は、マラガノアの目にはとても鮮明に映った。それは製薬会社とバイオテクノロジー企業という、ケンブリッジで同じ空間を共有しながらも考え方はまったく異なる二者の違いを象徴していた。「ＲＮＡｉのような最先端の技術を推し進めるうえで必要なイノベーションは、新進の企業のほうが起こしやすい。それは疑いようのない事実です」とマラガノアは語る。「これは別にアルナイラムのほうがメルクより優れている、という話ではありません。ただアルナイラムには、こうした最新技術を受け入れ、あらゆる苦難を耐え抜いて製品化までたどり着くために必要な文化があった。その文化とは、突き詰めていえば常につきまとう死への恐怖です。なにしろ小さな企業というのは、自社技術が失敗に終わったら企業として生き残れませんから」

とはいえ、モデルナが事業を開始した二〇一〇年当時のバイオテクノロジー業界がバラ色だったわけではない。この年、モデルナはまずシュラムの研究室を、その後すぐに数ブロック離れたケンドール・スクエア南西端に本社オフィスを開設した。マサチューセッツ工科大学のあるエリア2とケンドール・スクエアとをおおまかに隔てるメインストリートから、少し北に入ったところだ（もっとも、最近ではこの二つのエリアはしだいに混じり合いつつあるのだが）。

その頃、ジェンザイムやバイオジェンといったエリア内の他の企業は、もっと業績を上げよとしびれを切らしはじめる。物言う株主からの圧力にさらされていた。アルナイラムに対しても、投資家たちは徐々にしびれを切らしはじめる。最終的には成功を収めることになるアルナイラムだが、二〇一〇年のこの当時は低迷期にあった。まだ実製品を一つも有していない状態で、ロシュとノバルティスの製薬大手二社から開発提携を打ち切られたのである（おそらく当然の流れだろうが、これをきっかけにアルナイラムの一部の人材はモデルナに移籍することになる）。

時間、それはバイオテクノロジー企業にとって根本的な課題だった。たとえば、二〇一〇年にバイオテクノロジー企業を立ち上げたなら（あるいは、もっと言えば、それに投資していたら）わかるだろうが、最初の製品を市場に出すまでには長い月日がかかる。二〇一五年、いや、二〇二〇年までかかるかもしれない。それどころか、永遠に実現しない可能性さえある。ケンドール・スクエアにいる人間は誰もが、そのスパンの長さを知っていた。一例を挙げれば、多発性硬化症を治療するジレニアという医薬品は二〇一〇年にＦＤＡの承認を受けたが、その開発が始まったのは一九九〇年代だ。きっかけは、研究者らが菌類の一種である冬虫夏草から有効成分を抽出したことだった。一九九〇年代当時の彼らはきっと、二〇一〇年のモデルナと同じくらい胸を躍らせていたことだろう。[16]

アップグレード：バンセルの強硬な手腕

モデルナの場合、他の平均的なバイオテクノロジー企業と比べても、成功の見込みはさらに低かった。なにしろ彼らが目指しているのは、ただ新薬をつくるだけでなく、患者本人の体をタンパク質工場に変えるという新たな方法で薬を生み出すことなのだ。

製薬業界の常識をくつがえしたバイオテクノロジー企業だが、そのモデルには弱点もあった。ハイリスク・ハイリターンの起業にはたしかに夢がある。だが、それも人々がその会社の可能性を信じなくなり、資金が枯渇するまでの話だ。スタートアップ企業は製品の売上を使って長期の研究開発を支えることができない。なにしろ、自社製品がまだないからだ。スタートダッシュでつまずいて失敗すれば、カバーできないほどの損失を負うことになる。特に医薬品開発に挑むスタートアップ企業はきわめて不安定だ。創業開始のその瞬間から、資金は不足しはじめる。最初のうちは、資金が尽きる前に追加の投資を確保できるだけの研究成果を出せるかどうかの戦いが、企業の主な活動内容となる。その競争に勝てたら、また資金が切れる前になんとか成果を出していく、そのくり返しだ。

古き製薬会社からバイオテクノロジー企業に移ってきた一人として、ステファン・バンセルはこれらすべてをよく理解していた。彼のもといた会社は、総勢六〇〇〇人の従業員を擁する一〇億ドル規模のグローバル企業だ。それがモデルナでは、ケンブリッジという狭い地域で、成功するかどうかも定かでないアイデアと六か月分の現金を携えて、わずか一〇人の従業員を率いることとなる。新しいオフィスに移ったときは、時間を無駄にしないために妻と二人で自宅の掃除機を持ち込み、週末をつぶして自ら掃除までした。

バンセルは創業当初から、とにかくスピードを重視した。科学者たちには、研究室での実験からマウス実験、さらにはヒトでの試験により近い結果を得られるサルなど他の動物を使った実験へと、mRNA技術の試験をできるかぎり迅速に進めるよう指示した。こうした実験を重ねることで、モデルナはmRNAの安全性について十分なデータを集め、FDAに「治験新薬（IND）」の申請を出すことができる。人間を対象とする治験を開始するには、まずFDAからINDの承認を得なければならないのだ。そして、このIND承認は、投資家にとっては資金投入を促すまばゆい目印となる。

バンセルが望むスピードを実現し、INDの承認を勝ち取るためには、もっと多くの科学者が必要だ。しかし、前向きな雰囲気に満ちたスタートアップの世界においてすら、モデルナへの人材勧誘はそう簡単ではなかった。

「最初のうちは、何度も断られました」と彼はのちに振り返っている。「うまくいくはずがないと大半の人から言われるような科学的アイデアを追い求めていて、しかも会社の手持ちの現金は向こう六か月分しかない、これでは人はなかなか集まりません」

結局、シュラムの同僚となる科学者数人をなんとかかき集めたものの、求めていた人数は確保できなかった。そこでバンセルは、時間との戦いに別の方策で挑むことにした。今いる人員に、より早く、より多くの仕事をさせるという策である。

バンセルは当初から、厳しい要求を容赦なく突きつける企業文化を築いてきた。そこにはチームとしての結束や協調性は必ずしも感じられない。元従業員のなかには、モデルナの職場環境はひどく過酷だったと話す者もいる。バンセルは社員のやる気を引き出すのに、飴を与えずひたすら鞭だけを振るったからだ。

バンセルには遠慮というものがなかった。彼は結果を求めた。スピードもだ。研究者たちはこれまでに経験したことのない速さで新たな実験データを出すよう求められた。たとえば治験申請の進捗が彼の求めるレベルに達していないと、「なぜもっと早く進められない？　どうしてこんなに効率が悪いんだ、まるで理解できない！」と問いただされた、と元従業員は振り返る。

ミーティング中に人前で部下を激しく叱責することもあった。「彼はとても高圧的でした。気に入らない相手には、かなり厳しくあたることもあった」とモデルナに近い当時の関係者は語る。業績の悪い人間がいるとスピードが落ちる、というのがバンセルの考えだった。「彼は無能な者を我慢して使ったりはしません。何をすべきか指示し、ノーという答えはけっして認めない。そして、社員に極度のプレッシャーをかけるのです」

このやり方はたしかに、一部従業員のベストな働きを引き出すのには役立ったようだ。しかし、それ以外の従業員たちには、身の凍るような恐怖をもたらした。バンセルの言うことには逆らえないと多くの人が感じるようになり、その恐怖感が、科学的プロジェクトにおいて優れた意思決定を下すうえで欠かせない健全な議論を押し潰してしまったのである。一部の従業員の心には、どれだけやっても十分な働きができないという思いが刻まれた。そしてたしかにスピードに関しては、けっして十分とは言えなかった。

「期待するレベルがあまりに高く果敢すぎると、その期待を超えることはほぼ不可能になります」と元従業員の一人は言う。多くの従業員は正しく評価されていないと感じ、ストレスと疲労を溜め込んでいった。ひときわ険悪なミーティングのあとに泣き崩れてしまった者もいれば、深夜二時までぶっ通しで働いたあと、その日の出社に備えてシャワーを浴びている途中で気を失った者もいる。疲労のあまり倒れた拍子に顔をテーブルにぶつけ、病院に運ばれた者もいた。創業初期のバンセルは、遅めに出社したり早退しようとする科学者たちをひどく責めた。彼らがその分、別の日に残業していることなど考えもせずにだ。「彼は人々を雇って、その人生を地獄に変えていました」と元従業員のある科学者は言う。

そこにさらに拍車をかけたのが、バンセルのあるお決まりの手法だった。彼自身はそのやり方を人員の「アップグレード」と呼んでいたのだが、周囲の目からみれば、それは従業員のやる気をそぐ、人の努力と価値への冷たい審判だった。バンセルは今いるスタッフよりも経験豊富な人材を探すことを厭わなかった。そして、もしその人材を確保できたら、躊躇なく現任のスタッフと挿《す》げ替えた。たとえ、それまでどれだけ彼のために過酷な仕事をこなしてきた人物だとしてもだ。ハイテク業界の呼び方にならって、バンセルはしばしば初期のモデルナのことを公然と「モデルナ1・0」と表現した。そして、人員をアップグレードすることで「モデルナ2・0」を築いていかねばならないと説明した。より優秀な人材を集めれば、モデルナはより良い成果を出せる。しかも、迅速に。彼はそう考えていた。

その考えは突き詰めれば正しいが、伝え方が悪かったのではないかとみる人もいる。「会社をつくり上げていく過程では、時が経つほど優秀な人材が集まってきます」とモデルナに近いある関係者は言う。「ステファンはそれを理解しており、常に会社を再編していた。ただ、もう少し説明の仕方があったのではないかとは思います」

不協和音：ロッシとバンセルの不和

バンセル自身は、説明の必要性をあまり感じていなかった。実際、彼は秘密裏に動くことを重んじた。新しく雇用した人員に対して、SNSのリンクトインのプロフィール欄にモデルナへの転職を追記しないよう勧めることもあった、と元従業員の一人は語る。「社として、ひっそりと動きたかったのです」とバンセルはのちに振り返っている。

たいていの場合、彼は初期段階の研究結果を公表したがらなかった。ライバル他社に情報が渡るのを嫌ってのことだ。一方で、研究結果を公表することは、共同創業者のデリック・ロッシの生業でもある。そのためロッシは、自分はバンセルから疎まれているのではないかと感じるようになった。彼はモデルナの取締役兼顧問を務めつつ、引き続きハーバード大学医学大学院のキャンパス内にある免疫疾患研究所（ＩＤＩ）の研究室でｍＲＮＡの研究に取り組んでいた。

二〇一一年八月、ロッシは《ネイチャー・プロトコルズ》誌に論文を投稿しようと考えた。修飾ｍＲＮＡを合成し、これを利用して成熟細胞を多能性幹細胞へと再プログラミングする手法について記述したものだ。モデルナとのコンサルティング契約の関係で、ロッシはまず論文原稿を会社に送って承認を得る必要があった。

ところが、バンセルは詳しい手法を記載した論文を公表することに、かなりの難色を示した。バンセルいわく、このノウハウはモデルナの重要な資産であり、それを公開することはドイツのキュアバックをはじめとするライバル他社を利することにつながりかねない。さらに、資金力豊富な大手製薬会社がこの技術に目をつけ、参入してくる恐れもある。

バンセルの反対に、ロッシは苛立ちを覚えた。ハーバードでロッシ自らが手がけてきた研究に対して、これは公表していい、これはだめだとバンセルに指図されているように感じたのだ。さらに腹立たしいことに、バンセルはロッシの研究を世界に示すことには難色を示すくせに、自分には今研究している内容を教えろと要求してくる。ロッシは機密上の壁があることを指摘して、バンセルに理解を求めた。大学内での研究によって生まれた知的財産はすべてＩＤＩに帰属しており、モデルナに所有権はない。もしモデルナがライセンス供与を求めるのなら、弁護士を（おそらくは例の、シュラムの地下深い研究室にはるばる下りていった弁護士を）派遣して、ＩＤＩ側と交渉するといいとも伝えた。このときのバンセルの反応を、ロッシはこう振り返る。「彼は私に、『そちらには報告する義務がある』と言ってきた。私がきっぱりノーと答えたら、彼は相当ムッとしたようでした。でも、そんなのは知ったことじゃない。こちらは正しいことをしたまでです」

結局、ロッシはこの論文を公開する。[17] バンセルは不満だった。「デリックは会社に問題をもたらしていました」と彼はのちに述懐している。

二人の間の緊張は二〇一二年になっても続いていた。そんなあるとき、ロッシはバンセルのオフィスに呼び出される。そして、モデルナは彼とのコンサルティング契約を終了する意向だと告げられたという。契約更新まではあと数年あるはずだ、とロッシは反論した。そんなことは関係ない、今すぐ契約を終了する、とバンセルは言う。

モデルナの礎となる技術を発明した共同創業者の身でありながら、ロッシは今、自らの会社を失うだけでなく、まだ権利の確定していないモデルナ株の一部も失おうとしていることを悟った。

「もしそのつもりなら、こちらはあなたを訴えるぞ」とロッシは告げた。

ロッシによれば、これに対してバンセルはこう言い返したという。そうなればモデルナの株主にとっては痛手だが、あなたもまだモデルナの株を持っているんですよ、と。

「そんなことはどうでもいい！」、ロッシはどなった。オフィス内の他の人々にも聞こえたであろう大声だったと、彼自身は振り返る。それほどの怒りは予期していなかったのだろう、ロッシによれば、バンセルは彼の激昂ぶりを見て顔色を変えた。そして結局、契約打ち切りの話を引っ込めたという。

しかし、この出来事はロッシの心をかき乱した。「嫌な気分になりました。あの一件が心にひっかかって、夜も眠れなくなった。いつも策略をめぐらせ、あくどいことばかりしているような人間とは一緒に働けません。それは私の流儀に反する」

一方バンセルのほうは、ロッシのことを一緒に仕事をしにくい人物だったと回想している。バンセルいわく、ロッシは人の話をあまり聞こうとせず、医薬品開発や事業経営については経験のない素人だった。

秘密主義とその代償

二〇一〇年秋にその創業について触れたプレスリリースが出て以降、モデルナはそれ以上の情報はほとんど表に出さずに活動を続けていた。これは同社が追加の資金調達を行うために「ステルスモード」を脱する二〇一二年一二月まで続くことになる。ステルスモードとは、創業初期のスタートアップ企業が世間の注目を引くことなく、ひっそりと会社の基盤を固めていく期間のことだ。

ヒトへの試験に漕ぎつけるまでの期間、モデルナはmRNAに関する研究成果をほぼまったく公開していなかった。「一八か月間、ウェブサイトもなければ、プレスリリースもない、何ひとつない状態で、ただひたすら科学に力を注いできました」、バンセルは二〇一三年後半に行われた公開プレゼンテーションでそう語っている。「この技術を機能させるためにです」[18]

こうした秘密主義は、バンセルには好都合だったかもしれない。しかし一方で、それは科学者や業界関係者や投資家たちの間にモデルナへの不信感を呼び起こした。

事実、モデルナの全般的な経営手法やバンセルの強硬なマネジメントは、いわば諸刃の剣だった。一方では、それは功を奏した。シリコンバレーのCEOが口にしそうな流行りの専門用語をちりばめたバンセルの巧みな弁舌や将来への公約は、会社を成長させるには十分なほどに魅力的だった。これによりモデルナは着々と資金を調達し、時間を稼いでいく。しかし同時に、バンセルは自身が掲げた公約を実現するために、従業員がボロボロになるほどの極度のプレッシャーをかけた。やがて、彼らは自らの意思を行動で示しはじめる。多くの人が会社を去っていった。スタートアップの仕事を学びたいと地下の研究室で一人孤独に仕事に励んでいたシュラムも、二〇一二年に退社している。モデルナよりも製品化に要する時間が短そうな企業で働きたいと思ったんです、と彼はのちに語った。

この動きは、より上級の幹部や科学者の間にも広がっていった。要職を任されてモデルナにやってきた人々が、きわめて短期間のうちに会社を去るケースが増えたのだ。たとえば、バンセルは二〇一三年にミレニアム・ファーマシューティカルズからジョセフ・ボーレンを引き抜き、モデルナの最高科学責任者に据えた。これは業界でも注目のニュースだったが、その後二年も経たないうちに起こったボーレンの突然の辞任劇は、同じくらい注目を浴びることとなった[19]。

ケンドール・スクエアのように小さな界隈では、噂はすぐに広がる。モデルナの悪評とその将来性への不信感は積もりに積もって、やがて業界専門誌や新聞にまで取り上げられるようになった。バイオテクノロジー分野を扱うジャーナリストたちは、さまざまな噂を書き立てた。影響力ある専門雑誌の《ネイチャー》誌は、二〇一五年の記事の中でモデルナのことを「謎めいた存在」と評している。その理由は、同社のmRNA技術に関する研究内容がこの時点でほぼまったく公表されておらず、技術の詳細が記された特許出願書類も出願日から一八か月が経たないと公開されないからだ。記事のトーンは一見中立的ではあったが、その真意は明らかだった。モデルナの語る未来には、実は未来などないのではないか。記事には、そんなメッセージが込められていた。[20]

翌二〇一六年、医療系ニュースサイトの「スタット（STAT）」にモデルナを酷評する詳細なレポート記事が掲載される。この記事は、優秀な人材の流出を招いているモデルナの「過酷な職場環境」について報じたうえで、バンセルは同社の取り組む科学技術よりも、社としての評価額を上げることを優先していると指摘した。[21] その辛辣な内容に、モデルナ首脳陣は立腹した。なかには数年経ってもなお、このときのことを恨みがましく語る者もいるほどだ。ロバート・ランガーは記事が出た五年後も当時のことを忘れておらず、「スタットは最初からモデルナを批判していた」と語っている。

だが、反発には反発が生まれるもので、モデルナに対する擁護の声も上がりだした。一部の従業員は、会社は自分たちが気持ちよく働けるよう努めてくれていると反論した。上司はテーブルサッカー盤の設置を許してくれたし、勤務時間後にはパブやボウリング場を貸し切っての親睦会もある。

さらに、バンセルの手法を擁護する声もあった。常に結果を出している優秀な人なら、彼のやり方でも別に問題とは感じないはずだ、という意見である。モデルナの企業文化は誰にでも合うわけではない、型通りの仕事をしたい人や、厳しい環境になじめない人には向かないだろう、と擁護派は言う。当時をよく思っていない元従業員たちでさえ、バンセルのこの強圧的なスタイルがあったからこそ、モデルナは二〇二〇年に新型コロナワクチンを開発できるところまで来られたのだと後年になって指摘している。

「最も許されないのは、科学をいい加減に扱うことだと私は思うのです」と語るのは、マルチェロ・ダミアーニだ。レバノン出身の彼はビオメリュー時代に短期間バンセルのもとで働いており、二〇一五年にテクノロジー統括という立場でモデルナに加わった。「ステファンは非常に厳格で、きわめて高いレベルを要求してきます。研究結果を報告するにしても、部下はただ漫然とプレゼンをするわけにはいかない。あらかじめ細かな部分まで綿密に頭に入れ、データがすべて正しく出そろっているかを確認して臨む必要があります。それを怠っていい加減な仕事をしようものなら、きっとこう言われるでしょう。『まず実験全体を一から再編しなおす必要があるな。こんなものは認められない』」。そして、いい加減な仕事が何度も続くようであれば、チームそのものが再編されることになる。

のちに会社に加わった人員のなかには、バンセルをはじめモデルナ首脳陣のことを変化に対してオープンだと評価する人もいる。メルクの人事部で働いていたトレイシー・フランクリンは、二〇一九年にモデルナに転職し、人事部長の役職に就いた。彼女は入社早々、社内からのフィードバックをもとに新たな給与制度を提案する。従業員が受け取れる自社株とストックオプションの割合を、各人が自由に選択できるようにする制度だ。バンセルはこれを受け入れ、できるかぎり迅速に計画を実行に移すようにと指示した。最終的に、この変革は八か月で実現する。大手企業なら、おそらくその倍は時間がかかっていただろう、と彼女は語った。

「私が実際に接したステファンは、多くの記事でいろいろと書かれているような人ではありませんでした」とフランクリンは言う。「たしかに、昔はそうだったのかもしれません。彼は部下に厳しくプレッシャーをかけますし、求めるレベルも非常に高い。（……）常に偉大なことを成し遂げたいのです。でもおそらく、時を重ねるうちに彼もリーダーとして成長したのでしょう」

のちにバンセルも指摘するとおり、バイオテクノロジーの培養器ともいえるケンドール・スクエアに立地しているというモデルナの特性が、離職率をより押し上げている側面もあった。なにしろオフィスから一歩外に出れば、周辺には他の就職口がごろごろ転がっているのだ。だが、多くの従業員はそちらを選ばなかった。サイダ・エルバシールもその一人だ。彼らは、モデルナに留まった。

とはいえ、バンセルの手法にまつわる問題はかなり深刻で、周囲はしばしば介入を試みていた。デリック・ロッシも過去に一度、従業員への負荷を軽くするようバンセルに働きかけている。しかし、この助言が受け入れられることはなかった。バンセルの側近たちも、社内の一般従業員たちから寄せられる不満の声をバンセルに伝えた。従業員に圧力をかけてスピードアップを図るやり方は、一線を越えれば逆効果となりかねません、気力を失ったり退職する人員が増えることになります、と彼らは訴えた。

スタットの酷評記事が公開される前から、バンセルは自身の苛烈さを和らげようと努力しはじめていた。「彼は自分を省みるようになったのです」と元従業員の一人は言う。たとえば、要求どおりのスピードで仕事ができない部下を人前で叱りつけたりせず、後日個別にミーティングをして遅れの理由を確認するようにした。さらにスタッフの記事によれば、バンセルはシリコンバレーにまで赴いて、現地のトップ企業関係者に人材の流出防止について話を聞いていたという。

のちにバンセルは当時を振り返って、自分自身もプレッシャーを感じていたと語った。それが、周囲の目には強圧的と映るマネジメント手法につながっていたのだという。彼は実験段階のｍＲＮＡ医薬品・ワクチン候補をできるかぎり早くヒトで試験できる状態まで進めたい一心で、科学者たちに鞭を打った。しかし、この科学技術は一筋縄ではいかない。「家に帰ると、『あぁくそ、もう無理なんじゃないか』とつぶやく日々でした」とバンセルは述懐する。「私たちはこの技術を機能させるために、もう何か月も努力してきました。しかし二か月過ぎ、三か月過ぎ、四か月が過ぎても、なんの進展もなかった」

自分たちが少ないリソースのもと不確かな技術に取り組んでいること、限られた情報をもとに今後の計画について決定を下していかねばならないことを、バンセルは理解していた。しかも資金は日ごとに減っていき、逆に必要な出費は増えていく。「死なないようにあがく日々ですよ」と彼は言う。「会社の命を絶たずにすむように。なぜなら、私には重責があるからです。道は見えているのに自分のせいで会社を潰してしまったら、多くの患者を裏切ることになる」

もしバンセルに謝罪すべき点があるとしたら、それは強圧的な企業文化をつくり上げたことではなく、そういう文化になると人々に正しく伝えなかったことだろう。今にして思えば、新たに雇い入れる人々にモデルナでの仕事の厳しさをもっと率直に伝えるべきだった、と彼はのちに振り返っている。「我が社のもつ激しさや、常に果たすべき使命に向かって邁進する文化、そういったところをもっと明確に伝えておけばよかったと思います」

社内の鎮静剤の加入：ホーグ

バンセルの重圧によってモデルナが内部崩壊せずにすんだ一つの要因は、二〇一三年にある重要な人材が加入したことだった。スティーヴン・ホーグである。ホーグはカリフォルニア大学サンフランシスコ校で医学士号を取得し、ニューヨークで研修医として数年働いたのち、二〇〇六年にコンサルティング会社マッキンゼー・アンド・カンパニー社のヘルスケア部門に加わった。それから数年後、創業直後のモデルナは自社の擁する新薬・ワクチン候補を分析して特に注力すべきものを特定するため、マッキンゼーとコンサルティング契約を交わす。さらに、大手製薬会社との提携を目指して、モデルナの技術を効果的にアピールできるメッセージの考案でも同社の助力を得ていた。こうした大手製薬会社の多くはマッキンゼーの顧客なのだ。ホーグは当時マッキンゼーのヘルスケア部門でパートナーの役職に就いており、このプロジェクトに関わった数か月間でモデルナに好印象を抱いた。そしてモデルナの誘いを受けて、開発および新薬コンセプト担当上級副社長に就任する。二〇一五年、ホーグはモデルナの社長となった。彼は最終的に開発部門のほぼすべてを統括するとともに、モデルナの対外的な顔としての役割を担うこととなる。

短い薄茶色の短髪をサイドに分け、スタイリッシュな黒ぶちメガネをかけることも多い若々しい見た目のホーグは、モデルナの空気を落ち着かせる鎮静剤のような存在となった。そして時とともに、バンセルと多くの従業員との間に立つ緩衝材のような役割を担うことになる。彼はバンセルとうまく議論ができる——あるいは、恐れることなく彼に議論を挑める、数少ない人間の一人だった。「こちらが黒と言うと、彼はいつも白と言うんだ」とバンセルはのちに語っている。一方、如才ないやり手のホーグは、こう表現する。「我々はそれぞれ異なる強みをもっていて、互いにうまくバランスを取り合っているんです」

「偏執的な前向きさ」をもつバンセルは、ホーグの失敗を恐れないところを気に入っていた。「それまで私が見てきたのは、何かがうまくいかないと逃げ出そうとする人の姿でした」とバンセルは言う。「けれどスティーヴンは、ネガティブな情報を糧にできる」

ホーグはネガティブな情報に直面しても、単に情報が一つ増えただけだと受け止める。「黒魔術なんてない」というのが彼の口癖だった。たとえば実験が失敗したのは、何か不可思議な力が働いたからではない。そこにはなんらかの科学的な理由があるはずだ。ホーグはその理由を体系立てて突き止め、そこから学ぼうとした。モデルナのオフィスでは、どの部屋も必ず壁面の一つをホワイトボード仕様にしており、消せるマーカーを常備してある。ホーグはミーティング中によく立ち上がっては、考えられる失敗の理由をすべて壁面に書き出した。そして原因を絞り込むため、首脳陣や科学者たちに議論を促した。

さらにホーグは、バンセルがあまり得意としない役割を担っていた。彼はモデルナの科学者たちに、未来の成功を思い描くよう促したのだ。常に失敗の恐怖に怯え、スピードが遅いと叱責されてきた彼らにとって、それは大きな衝撃だったに違いない。ミーティングや対話のなかで、ホーグはよく「思い出の先取り」という言葉を口にした。彼は懸命に働くモデルナ従業員たちに、こう伝えたかったのだ。もし燃え尽きそうになったら、今このときを思い出として振り返っている未来の自分を先取りで想像してみるといい。あのひとときは成功に至るために必要な試練だったのだと思える、未来の自分を。二〇一四年から二〇一七年までモデルナのがん治療薬部門を率いたスティーヴン・ケルシーは、ホーグのこの励ましは科学者たちを力づけたと振り返る。「『自分たちはついにやり遂げたんだ』と言いながら今という過去を振り返れる未来が来ることを、彼らは思い描いたのです。『ついにｍＲＮＡで人々の役に立つことができた』と言える日が来ることをね」

mRNAをうまく体内に運ぶには

ホーグがやってきた頃、モデルナが主に取り組んでいたのは、タンパク質生成能力を最大化しつつ免疫反応による炎症を最小限に抑えるようにｍＲＮＡの設計を改良することだった。ここで難しいのは、ｍＲＮＡそれ自体が不安定だということだ。そのため、設計の改良とはまた別に、そもそもｍＲＮＡを壊すことなく体内や細胞に送り届けるための方法を探さなくてはならない。優れた送達メカニズムなしには、効果を出すのに十分な量のｍＲＮＡを人体の細胞に送り込むことは不可能だ。

当初、科学者たちが研究室や小動物実験でｍＲＮＡの運搬役として使っていたのは、トランスフェクション試薬だった。ｍＲＮＡと結合して特定の電荷を帯びさせ、これによって細胞への導入を促す物質である。トランスフェクション試薬はペトリ皿や小動物の実験ではうまく機能していたが、より大型の動物に対しては実用性が低かった。毒性が生じる可能性があるうえ、効率もそこまで高いとは言えないからだ。

二〇一一年にモデルナに加わり初代の最高科学責任者となったトニー・ド・フジェロルには、ｍＲＮＡの送達法に関して別のアイデアがあった。彼の古巣であるバイオテクノロジー企業アルナイラムで試されていた手法である。それが、脂質ナノ粒子だった。脂質とは天然に存在する物質で、要は脂肪である。多くの人にとっては、コレステロールや中性脂肪など、さまざまな種類の体脂肪を測る血液検査の項目でおなじみだろう。脂質ナノ粒子はこれを人工的に合成したもので、ごく小さな球体状をしており、ＲＮＡを包み込むように保護膜を形成する。ちょうど宅配便の荷物を包む気泡緩衝材のようなものだ。

二〇一二年、バンセルがチームに強い圧力をかけたこともあって、ド・フジェロルと数人の同僚たちは、脂質ナノ粒子で包んだｍＲＮＡをサルに投与する実験を行うことにした。実験はカナダのモントリオールにある受託研究所で行い、サル一八体にｍＲＮＡを投与する。このうち、ある一群のサルには造血促進因子のエリスロポエチン（ＥＰＯ）を発現させるｍＲＮＡを、さらに別の一群には顆粒球コロニー刺激因子（Ｇ－ＣＳＦ）を発現させるｍＲＮＡを投与することにした。

もし結果が良好なら、ＥＰＯ群のサルでは赤血球の生成が増加し、Ｇ‐ＣＳＦ群のサルでは感染症と戦う好中球が増加するはずである。

ド・フジエロルとしては受託研究所にすべての仕事を任せ、血液サンプルだけをケンブリッジのモデルナまで送らせて結果をチェックすることもできた。しかし、サンプルが途中で紛失したり、書類作業によって遅れが出たりしては困る。それに、自分の仮説が正しいかどうかを自ら確認したいという思いもあった。そこで彼は同僚二人を伴ってモントリオールまで出向き、受託研究所の研究助手陣とともに自らも実験に加わった。それは二日間に及ぶ実験だった。たくさんの複雑な作業を経たすえに、二日後、実験室では研究者が人だかりをつくってラックに並ぶ試験管をじっと見守っていた。試験管の中の液体が透明から青色に変われば、実験は成功だ。

結果は、青だった。科学の世界は、挑んでは失敗してのくり返しだ。それだけに、思いどおりの結果を得られたときの高揚感はかなりのものとなる。しかも、この結果はまた別の次元の実証でもあった。すなわち、マウスよりも人間に近い種でも、この手法が機能することが証明できたのだ。ド・フジエロルと同僚たちはハイタッチを交わし合った。

彼はすぐにバンセルに電話をかけた。ちょうどそのとき、バンセルは野球場でボストン・レッドソックスの試合を観戦中だった。「知らせを聞いて、彼は熱狂していました」とド・フジエロルは振り返る。この技術が機能するかもしれないという、ただそれだけが理由ではない。バンセルにとって同じくらい重要だったのは、さらなる資金調達に向けて有利なデータを得られたことだった。

積み重なる成果

同じ頃、モデルナの共同創業者であるロッシとチエンの両科学者陣もまた、ハーバード大学医学大学院の自身の研究室で成果を出していた。彼らはmRNAによってマウスを発光させる段階からさらに一歩進んで、より複雑な実験に取り組んでいた。国立衛生研究所（NIH）からの資金援助のもと、mRNAを介して動物細胞に血管内皮細胞増殖因子（VEGF）と呼ばれるタンパク質を発現させる研究を始めたのだ。VEGFは新たな血管の成長を促すタンパク質だ。このVEGFの働きに着目してつくられたのが、画期的な抗がん剤のアバスチンである。アバスチンは腫瘍周辺のVEGFの働きを阻害することによって、腫瘍が育つのに必要な血管の新生を妨げる。これとは逆にVEGFの働きを促進すれば、損傷した心臓の修復を促せるのではないかとチエンは考えた。

この治療法は以前から、研究室で生成したVEGFを患者に投与するという形で試みられてきた。ただし、この手法では効果を発揮するのに十分な量のVEGFを心臓まで送り届けることが難しい。さらに、血圧低下の副作用もあった。

そこでロッシとチエンは、VEGFそのものではなくmRNAを投与して、細胞自らが体内の必要な場所でVEGFタンパク質をつくるよう促してはどうかと考えた。二人の研究室の科学者チームは、VEGFの生成を指示するmRNAを、あらかじめ心臓発作を誘発しておいたマウスの心臓に直接注入した。

その結果、注入されたmRNAによって新たな血管の形成が促され、マウスの心臓組織の損傷部位が小さくなり、回復に役立つことがわかったのだ。

ロッシとチエンはこの興味深い研究結果を論文にまとめ、名高い専門誌の《ネイチャー》誌に投稿した。しかし査読後の修正要求に応じてもなお、一部の査読者はこのデータの公開を時期尚早だと考えていたと、チエンはのちに振り返っている。それは科学界にいまだ残るmRNAへの猜疑の念を、あらためて思い出させる出来事だった。有望な研究結果が出ているにもかかわらず、人々はその実現を思い描けない。なぜなら、過去に例がないからだ。「科学者たちはVEGFから医薬品をつくろうと、もう何十年も試行錯誤してきました」とチエンは言う。「そこに私たちがmRNAというまったく新しい技術をもって現れ、それまで不可能だったことを成し遂げたのです」

創業以降初の公式プレスリリース

モデルナは相変わらず、常に資金調達を必要としていた。新薬やワクチンはもとより、それらを新たに創薬する方法を開発するための費用は、桁外れに高額だ。専用の研究機器は数百ドルから数万ドルはするし、例のサルでの実験を依頼したモントリオールの研究所との外部委託契約は、実験一回につき五〇万ドルを上回る。

しかし、モントリオールの実験と、ケンブリッジのロッシとチエンの研究室で得られた有望な結果を足掛かりに、モデルナはさらに資金を調達していった。ベンチャーキャピタル企業のフラッグシップとハーバード大学教授のティモシー・スプリンガーも、投資額をさらに上乗せする。こうして二〇一二年一二月には、モデルナは総額四〇〇〇万ドルの資金を手にしていた。

今こそステルスモードから脱し、モデルナの存在を世界に知らしめるときだ。創業から二年が過ぎた二〇一二年一二月、モデルナは社として初となる公式のプレスリリースを公開した。[22] このプレスリリースは、モデルナが先端研究領域において、サルを含めた動物実験を通じて自社技術のコンセプトが実現可能かどうかを検証する「概念実証研究」を行ってきたこと、そしてその結果、mRNAを注射または点滴注入することで動物体内でタンパク質の生成を促す効果が確認されたことを、おおまかに説明するものだった。同社がすでに八〇以上の特許を出願済みであることも公表された。一部の特許には、モデルナや大学研究所に所属する科学者たちに加えて、バンセルやアフェヤンも発明者として名を連ねている。さらにこのプレスリリースでは、モデルナが製品開発にあたり注力していく四つの分野も示されていた。がん、遺伝性疾患、血液疾患の血友病、そして糖尿病の四つだ。感染症やワクチンについては、ここでは特に触れられていない。

モデルナはいまや自社の情報を抵抗なく開示するようになっていた。なぜなら今の彼らには、投資を呼び込めるエビデンスが数多くそろっていたからだ。四〇〇〇万ドルという調達額はめざましいが、バンセルとアフェヤンはさらに高いところを目指していた。そのための手段として彼らが考えていたのが、大手製薬会社との提携である。時はまさに製薬業界がひっくり返り、大手企業が身軽なスタートアップのバイオテクノロジー企業に資金と販路を提供する役割へと移行していく時代だった。

モデルナにとって、大手製薬会社との提携にはいくつかのメリットがあった。まず、新株を発行して既存の株主の持ち株価値を希薄化することなく資金を注入できる。さらに、最終製品の独占販売と収益の一部はあきらめることになるが、代わりに大手製薬会社の専門知識とリソースを活用できる。こうした大企業は、大規模な治験の実施や、規制当局への承認申請に必要な大量の書類づくりに慣れているのだ。

そして何よりも重要なメリットは、モデルナの技術に対する業界の信頼を得られることだった。依然として疑いの目を向けられがちだったｍＲＮＡ技術にとって、それはなんとしても必要なものだった。そうして得られた新たな信用が、ひいては今後のさらなる資金調達にも役立つのである。製薬業界をひっくり返したとはいえ、バイオテクノロジー企業は資金消費の激しいスタートアップだ。彼らにとって、旧勢力が生き残ることは歓迎すべき（もっと言えば、必要な）ことでもあった。

モントリオールの実験とロッシとチエンの研究によって得られたデータを使って、バンセルは大手製薬会社に売り込みをかけ、ｍＲＮＡ医薬品の共同開発と商品化の権利取得に関心をもつ企業を探した。古巣である製薬会社のイーライリリーと協議をするためインディアナポリスに飛び、スイスのバーゼルに赴いてロシュ・ホールディングに足を運ぶ（同社はこのときすでにバイオテクノロジー業界の先駆者であるジェネンテックを買収していた）。だが、どちらも関心を示さなかった。新たな研究結果はたしかに良好だが、治験新薬（ＩＮＤ）の承認を得ていないではないか、というのだ。リスク回避の姿勢をますます強めつつあった製薬各社は、モデルナの実験薬がいずれもヒトへの試験開始に至っていない点を指摘した。時期尚早だろうと、両社はみていたのである。

資金を日一日と溶かしつつ、モデルナは提携先探しを続けた。一方、チエンは以前からイギリス・スウェーデン系の製薬会社アストラゼネカ社と顧問契約を結んでおり、同社の心臓血管薬研究に関して助言を行ってきた。彼は月に一度、メリーランド州にあるアストラゼネカの研究施設を訪れており、その関係で知り合ったアストラゼネカの上層部にバンセルを紹介した。最終的に、バンセルはアストラゼネカの新任ＣＥＯで同じフランス人でもあるパスカル・ソリオとつながりを得ることになる。ソリオは獣医学の学位に加えてパリ経営大学院でＭＢＡも取得しており、アストラゼネカに来る前はロシュで高位の役職を歴任してきた。全額出資の事業部門としてロシュに統合されたジェネンテックを率いた経験もある。

その後、彼はロシュからアストラゼネカに引き抜かれた。失われた一〇年のあおりを受け、アストラゼネカが特許失効による大きな痛手を被っていた時期のことだ。特許切れとなった医薬品のなかには、同社のヒット商品である抗コレステロール薬のクレストールも含まれていた。さらにアストラゼネカは新薬候補の研究開発にも相次いでつまずき、これが前任ＣＥＯの退任を招くことになる。新たにＣＥＯの座についたソリオの役目は、会社を立て直し、研究開発部門に未来のヒット商品となり得る新薬候補を補充することだった。

バンセルはソリオにモデルナを強くアピールした。そして、その後はいつでも動けるようにじっと身構えていた。あるとき、ソリオのスケジュールにわずかに空きができたため朝食ミーティングならばできそうだと連絡が入る。場所はメリーランド州ゲイザースバーグ。当日直前になっての、きわめて急な知らせだった。秘書はミーティング前夜のホテルを手配しようとしたが叶わず、結局、モデルナのCEOたるバンセルは格安モーテルの一室に泊まることとなった。翌朝、朝食ミーティングで顔を合わせた二人のフランス人は意気投合する。バンセルは自社の技術をソリオに売り込んだ。

「彼が納得してくれたことは、目を見れば伝わってきました」とバンセルはのちに何度か語っている。

こうして交渉は加速し、二〇一三年初旬には「事前調査」が行われることになった。この調査では、アストラゼネカから研究開発部門の科学者ら一五人ほどから成るチームが派遣される。モデルナの事業運営をチェックし、それまでアピールしてきた内容が事実かどうかを確かめようというのだ。

「アストラゼネカになんとか好印象を与えたいと、私たちは考えました」と最高科学責任者のド・フジエロルは振り返る。そのために、彼らはモデルナとして打ち出すメッセージを磨き直した。ここではホーグのもつマッキンゼー時代の経験がものを言ったとド・フジエロルは言う。

ド・フジエロルらはアストラゼネカの派遣チームがやってくる二週間前から準備に入り、ときには二時間睡眠で仕事にあたった。実験レポートをそろえ、プレゼンテーションを用意する。その時点で出願済みだった膨大な量の特許出願書類もコピーしておく必要があった。その分量たるや、技術データの詰まった大量の書類ファイルで従業員の車一台のトランクが満杯になるほどだったという。ミーティング直前、彼らは会議室にファイルをすべて運び入れ、テーブルの上にきっちりと並べておいた。

ついに到着したアストラゼネカの派遣チームは、きわめて手厳しかった。彼らは詳細かつ徹底的に、mRNAの化学構造や送達システムについて、そして現在までに得られている動物実験の結果について、鋭い質問を投げかけてくる。モントリオールの実験や、ロッシとチエンによるVEGFの実験についても質問が飛んだ。

ミーティングを終えたアストラゼネカの科学者たちは、技術面については大方裏付けが取れたと考えた。モデルナはたしかに優れた技術に目をつけたようだ。だが、彼らに感銘を与えたのは技術だけではなかった。アストラゼネカの派遣チームは、モデルナの自信に心を打たれたのである。それはホーグのメッセージ戦略や、彼の訴える「思い出の先取り」によって培われた部分もあった。「多くのバイオテクノロジー企業は、ここまで自社に自信はもてないでしょう」と、派遣チームの科学者の一人だったデヴィッド・ブレイキーは言う。「モデルナの人々は、この技術はいずれうまくいくと確信していました。スティーヴン・ホーグらスタッフは、データに裏付けられた力強いストーリーを示してくれた。それで私たちも、この技術には賭ける価値があるぞと納得したのです」。特に、ホーグが示す視点は「この技術がもつポテンシャルを実感させてくれた」という。

こうして、話は着々と進んだ。さまざまな大手製薬会社に売り込みをかけた数か月を経て、モデルナはついに提携先を見つけたのである。両社の契約では、アストラゼネカが二億四〇〇〇万ドルを前払いすることで、心臓、代謝、腎疾患およびがんに対する数十のmRNA医薬品候補について独占権を得ることになった。また、開発の結果生み出される製品について、アストラゼネカからモデルナにロイヤルティが支払われることも定められた。[23]

契約ではさらに、提携を通じて一定の条件が達成された場合、将来にわたって追加で一億八〇〇〇万ドルが支払われる可能性があるとしている。ただし、これはバイオテクノロジー業界の専門用語で「バイオバックス」【訳注：「バックス」は「ドル」の意】とも呼ばれ、獲得には至らないこともある不確かな金だった。企業はしばしば契約総額を大きく見せるために、このバイオバックスを利用する。よくスポーツ選手の代理人が、ほとんど達成不可能なインセンティブ条項を契約に盛り込んで、いかにも大型契約であるかのようにみせかけるのと同じだ。

二〇一三年三月に公表された最終合意の内容は、業界を揺るがした。医薬品候補の、しかもまだ臨床試験にすら進んでいない技術をベースとした医薬品候補のライセンスを得るのに、ここまで高額の前払い金を定めた契約は過去に例がない。まったく機能しないかもしれないものに支払う金としては、それはあまりにも高額だった。しかし、ソリオCEOはアストラゼネカの暗い命運をくつがえすためにも、大きな賭けに出る必要があった。

モデルナがこの契約を公表したのと同じ日、アストラゼネカは販売・マーケティング部門で二三〇〇人規模のリストラを発表している。その少し前に公表された研究開発部門での一六〇〇人の人員削減に続く、第二のリストラ発表である。[24] 他社の最先端研究に投資する一方で、自前の研究開発部門と自社製品を売るためのマーケティング部門を縮小する。それは大手製薬会社にとっての新たな現実だった。未来はいまや、これまでとは様変わりしていた。

それでも、アストラゼネカの幹部陣は新たなパートナーへの賛辞を惜しまなかった。契約締結から一年が過ぎてもなお、同社のある研究職幹部は、アナリストや投資家に向けて次のように語っている。「メッセンジャーRNAを安定化させ、これを細胞内に送り届けて、膜貫通型タンパク質や分泌タンパク質といった興味深いタンパク質を発現させる。そんなことが可能になるでしょうか、と五年前や一〇年前に誰かに尋ねられたら、私はきっとこう答えていたでしょう。『君、気は確かか?』とね。そんなことは誰にも不可能だと、当時の私は思っていました。ところがモデルナの人々は、実際にそれをやり遂げてしまった。mRNAを完全に安定化させ、それを細胞内に導入して、タンパク質融合だろうと抗体タンパク質だろうとワクチンだろうと、望みのものを発現させる化学的プラットフォーム、あるいは化学的技術を、彼らは本当に生み出したのです」。この発言は私たち一般人の大半にとっては、ほぼ理解不能かもしれない。しかしケンドール・スクエアのような場所では、それはとてつもない賛辞だった。

モデルナにとって、アストラゼネカとの契約締結は「完全なる変革」だったとバンセルは言う。「あの提携によって、モデルナは一変しました」。契約の直前、モデルナの銀行口座に残されていたのは、わずか二〇〇〇万ドルだった。それがほぼ一晩で、一三倍の二億六〇〇〇万ドルに跳ね上がったのである。あと一〇〇人か二〇〇人ほど科学者を雇い入れ、必要な時間を確保するには十分な額だった。失敗し、そこから学び、再挑戦し、それをまたくり返し、そうやってあらゆる失敗や学びをブレークスルーにつなげていくには、時間が必要だ。「そうした質の高い科学を実践していくためには、資金がいります」とバンセルは語る。「それに、助走のための滑走路も。なぜなら、科学には時間が必要だからです。生きるか死ぬかぎりぎりの状態で、手持ちの資金は向こう六か月分しかない、そんな状態では良い研究はできません」

すっかりお祝い気分になったバンセルは、共同創業者のチエンに感謝の気持ちを示したいと考えた。アストラゼネカとのコネを活かして、この契約を仲介してくれた立役者は彼だからだ。そこで思い出したのが、以前に売り込みのミーティングのため、チエンと一緒にどこかの製薬会社を訪れたときのことだった。アメリカ人の科学者で高級ブランドにあまり縁のないチエンは、この日バンセルが着けていたエルメスのしゃれたベルトを見て、そのH型のバックルは幸運のお守りかな、とジョークを飛ばしたのだ。アストラゼネカとの契約締結からまもなく、チエンはバンセルからエルメスのベルトを贈られた。「私が初めて手にした記念の品でした。ある意味ではあれが、モデルナでの仕事で得た最初の物質的報酬でしたね」とチエンはのちに語っている。

さらばロッシ

一方、デリック・ロッシはまったくそんな気分ではなかった。ロッシ自身の話によれば、彼はバンセルからあることを告げられたという。アストラゼネカとの契約条項の一つに、モデルナ外部でｍＲＮＡの研究をしている者は取締役員になれないという規定が含まれているというのだ。

アストラゼネカ側の弁護士から、ロッシを取締役会から外してほしいと要望があったのだとバンセルは言う。モデルナとの関わりによって得た知見を大学での自身のmRNA研究に利用するのではないかとの懸念からだった。しかしロッシの目には、それはバンセルが彼をモデルナから追い出そうと手を打った結果に思われた。ロッシはひどく気分を害した。やろうと思えば反論もできたかもしれない。だが、もうたくさんだった。彼は取締役会から身を引いた。そして翌年、モデルナの科学諮問委員としての契約も切れるに任せた。こうして、ロッシはケンドール・スクエアと完全に決別したのである。彼はもはや科学面でも戦略面でも、モデルナに対してなんの口出しもできなくなった。モデルナ創立の礎となる技術を生み出した男は、いまや単なる一投資者となったのだ。

「あの時点で、私とモデルナの道は分かれたのです」とロッシは語る。「まるで、自分の赤ん坊がおそろしい化け物になってしまった気分でした」

第4章

mRNA技術の実現

なぜモデルナは
ワクチン開発へシフトしたのか

ローレンス・キムは韓国移民の両親のもとに生まれ、ペンシルベニア州ピッツバーグで育った。進学先のハーバード大学では、のちにモデルナに投資するティモシー・スプリンガーの研究室で生化学を研究し、その後ペンシルベニア大学の医学大学院で医学士号を取得する。さらに、ペンシルベニア大学ウォートン校でMBAも取得したが、これはのちにその価値を示すこととなった。キムは投資銀行のゴールドマン・サックス社に採用され、医師として開業する代わりに、バイオテクノロジー企業の契約を取りまとめる仕事に就いたのだ。彼がまとめた最も大きな取り引きは、メリーランド州のバイオテクノロジー企業メディミューン社をアストラゼネカに一五〇億ドルで売却した二〇〇七年の契約である。これは当時のアメリカにおけるバイオテクノロジー企業の買収額としては過去最高だった。

二〇一三年、キムはアストラゼネカとオムセラ社という小さな製薬会社との契約をまとめようとしていた。ところが交渉の真っ最中に、アストラゼネカ側の買収担当責任者がぱったりと音信不通になった。電話もメールも返ってこないまま数週間が過ぎる。「いったい何が起こっているんだ」とキムはいぶかしんだ。

沈黙の理由は、その後モデルナとの提携が発表されたことで説明がついた。アストラゼネカはモデルナとの事前調査と契約交渉にかかっており、それ以外のすべてを後回しにしていたのだ。

キムは最終的にオムセラの契約を取りまとめるが、その間にモデルナという会社にも興味を抱くようになっていた。彼はこの会社のことを、今までに一度も耳にしたことがなかった。

モデルナへの興味がさらに高まったのは、その年の後半、あるヘッドハンターから一本の電話を受けたときだった。このヘッドハンターは電話口でこう告げた。「ローレンス、無理にとは言わないが、ぜひ聞いてほしい話がある。一緒に朝食をどうかな」。二人はマンハッタンで会合した。そこでキムはこのヘッドハンターから、あのケンブリッジのスタートアップ企業での最高財務責任者のポストを打診されたのだ。

ローレンス・キムとの接触

二〇一三年のクリスマス前、キムはモデルナ本社でバンセルに面会した。普段は高級ブランドの高価なファッションを好む童顔のキムだが、この日は銀行マンの制服ともいえるかっちりとしたスーツ姿である。バンセルは彼に科学的な部分をざっと説明した。モデルナの科学者たちが、研究室と動物実験で数百種のタンパク質を生成させることに成功していること。ヒトへの試験にはまだ至っていないが、現在それに向けて尽力中であること。さらに、バンセルは彼自身が「ビースト（野獣）」と呼ぶものの略図をキムに示した。それは、モデルナがmＲＮＡを自社製造するために建造しようとしている、リムジンほどの大きさの機械だった。

これらの建造には多くの資金が必要になる。「それが、君をモデルナに迎えたいと考えた理由だ」とバンセルは言った。

キムを説得するため、バンセルはいつものようにIT分野への例えを持ち出した。「ソフトウエア開発では、まずプロジェクトがうまくいく方法を見きわめるために、前払いで膨大な資金を投じる」とバンセルは説いた。「同じように、mRNAとその周辺インフラをどう構築すべきかを先に突き詰めておけば、その後の製造プロセスはより迅速で、低コストで、リスクの低いものになるはずだ」。そして、それは今後モデルナが幅広い疾患をターゲットとする多様な医薬品を開発していくうえでも役立つことになる。

スティーヴン・ホーグも強く背中を押してきた。モデルナの最高財務責任者というポストは、これまでキムが培ってきた経験すべてを活かせる職ではないかとホーグは指摘した。大学で専攻した生化学の知識、医学士号、ウォートン校でのMBA取得、そしてゴールドマン・サックスで積んだ銀行業界での経験もそうだ。

こうして、かつてバンセルがアフェヤンから勧誘を受けたときと同じ光景が、再びくり返されることになる。キムはクリスマス休暇の間じゅう、考えをめぐらし、眠れぬ夜を過ごし、リスクを見積もり、そしてチャンスを逃す恐怖を味わった。「もし、この技術がうまくいったら?」、彼はそう考えた。「そうしたら、モデルナはとんでもない企業になるぞ」。キムは妻にこう語っている。「この仕事は受けなきゃならない。でないと、僕はきっと後悔するだろう。だって想像してみてくれ、もしこの話を断っておいて、その後すべてがうまく運んだら――」

だが、ここでもやはりそれは大きな賭けだった。なにしろ、うまくいかない可能性だってあるのだ。それに、ゴールドマン・サックスでの仕事は高いレベルを要求される厳しいものではあるが、給料はいい。モデルナの最高財務責任者になることを選べば、キムの報酬は何百万ドルという単位で減ることになるだろう。もっとも、モデルナが順調に成長すれば、その分は役員報酬として付与されるストックオプションで埋め合わせられるかもしれないが。

最終的に、キムに心を決めさせたのは、モデルナのリーダー陣が示した未来のビジョンだった。今まで職業柄見てきた他の多くのバイオテクノロジー企業と比べても、それは壮大だった。一部のバイオテクノロジー系スタートアップ企業は、新たな医薬品を一つ開発して売却できればそれで満足する。だがモデルナは、たくさんの医薬品を生み出すための新たな方法を生み出そうとしているのだ。「私にとって、それはありきたりなスタートアップの域を超えた、抗いがたいチャンスでした」と彼は振り返る。

キムは二〇一四年四月にモデルナに加わった。そしてこの年の秋には、モデルナは資金調達の新たな段階へと入っていくことになる。

にわかに集まる注目

キムが加入した頃にはすでに、モデルナはアストラゼネカとの提携を後ろ盾に資金調達に邁進していた。バンセルの予想どおり、この提携はモデルナにとって重大かつ決定的な転機となったのだ。

アストラゼネカとの契約を手にしたバンセルは、引き続き次々と売り込みをかけ、投資を強く呼びかけてまわった。「我が社が製造するのは、情報です」、彼はよく投資ミーティングでそう語った。ウイルス、心疾患、腫瘍——新たにターゲットにすべき疾患が何であろうと、この技術を使えば遺伝子コードの配列を少しばかり変えるだけで、あとはこれを決まった鋳型《テンプレート》に挿入してやればいい。

彼のアピールは功を奏した。二〇一三年にアストラゼネカから獲得した二億四〇〇〇万ドルの前払い金に加えて、その年の後半までにモデルナが投資家から集めた資金は一億一〇〇〇万ドルにのぼる。権威あるアメリカ国防高等研究計画局（DARPA）から最大二五〇〇万ドルにのぼる助成金も確保した。DARPAは現在広く普及しているインターネットやその他のさまざまな技術の原型を開発したことでも知られる。DARPAがモデルナに求めたのは、新たな感染症や人工バイオテロなどに対抗できる抗体生成薬をつくる手段として、mRNAを開発することだった。それは海外に展開するアメリカ軍兵士を感染症から守るというDARPAの使命の一環だった。

二〇一三年末の時点で総括すると、モデルナが立ち上げからの三年間で投資や提携を通じて集めた資金は総額四億一五〇〇万ドルにのぼる。この頃、モデルナは事務所と主要な研究開発部門を、現在も本社としているオフィスビルに移転した。新オフィスは同じケンドール・スクエア内にあり、もとは石鹸工場の跡地の一画を成していた「テクノロジー・スクエア」と呼ばれるオフィスビルである。

バンセルはこのキャッシュフローに歓喜し、そして少しばかり驚いていた。ある資金調達ミーティングでは、一人の投資家が一億五〇〇〇万ドルの小切手を切ったという。「この目で見るまで、そんなことが起こり得るなんて信じられませんでした」とバンセルは二〇一七年のインタビューで語っている。「ヨーロッパでは聞いたことがありません（……）アメリカではもっとずっと多くの資金が流れていて、人々はリスクを取ることを厭わない。この辺りはまさに文化の違いだと思います（……）アメリカでは、将来大きく成長するかもしれないと感じたものに賭けてみる人が多いのです」。この点は、同じくmRNAを扱う競合他社であるキュアバックや、もう一社の新たなライバルであるビオンテックにはない強みだとバンセルは指摘している。この二社はどちらもドイツを拠点としているからだ。[1]

資金増とともに、モデルナの会社としての知名度も上がってきた。依然として謎に包まれた部分も多いとはいえ（例の厳しい職場環境を伝えるレポート記事は、この当時はまだ公開されていなかった）、アストラゼネカやDARPAとの契約発表を受けて、市場関係者もモデルナに注目しはじめる。二〇一四年には、金融ニュースチャンネルCNBCが選ぶ最も破壊的な革新を起こしうる民間企業「ディスラプター50（破壊的企業五〇社）」のリストに、モデルナもランクインした。イーロン・マスク率いるスペースX社や、ワービー・パーカー社、エッツィ社などのすぐ後ろにつけ、スポティファイ社、ウーバー社、ドロップボックス社より上位でのランクインである。CNBCの番組内ではバンセルを取り上げたコーナーも放送された。このなかで彼はアマゾン社のCEOであるジェフ・ベゾスについて、立ち上げ当初のオンライン書店を現在のあの巨大小売企業へと変革させたと、尊敬の念を語っている。

開発加速のためのさらなる資金調達

そろそろ、大胆に動き出すときが来た。バンセルが求めるスピードで臨床試験まで駒を進めるためには、もっと多くの資金を投じて事業規模を拡大する必要がある。請負業者と契約し、臨床試験に必要な量の実験薬を製造し、患者やボランティアを募集し、診療所などの治験実施施設でかかった費用を負担するには、さらなる資金が必要だった。

二〇一四年後半、モデルナの取締役会は資金調達の戦略について話し合った。この年、がん治療薬の開発を手がける注目のバイオテクノロジー企業、ジュノ・セラピューティクス社が一億七六〇〇万ドルという空前の額の資金調達に成功している。出資者にはアマゾンCEOのジェフ・ベゾスも含まれていた。[2] モデルナは、二億ドルを目標に定めた。この当時、非上場のバイオテクノロジー企業として一度の資金調達ラウンドでこれだけの額を集めた企業は過去に例がない。

ところが、もっと大胆にいくべきだ、と声を上げる取締役がいた。ヘンリ・タミアーである。タミアーはバイオテクノロジー業界で豊富な経験を有するオランダ人で、長らくジェンザイムのCEOを務め、この年の前年にモデルナの取締役会に加わっていた。それは驚きの発言だった。タミアーは普段はかなりの慎重派である。だが、このときは違った。キムは彼がこう言ったのを覚えている。「我々は資金を集めなくては。もっと多くを築けるように、もっと資金を調達しに行くんだ」

バンセルとホーグとキムは、この行軍命令を実行に移した。そして、順調に成功を収めていった。キムはあるミーティングでの出来事をよく覚えている。それは、ある投資ファンドから二五〇〇万ドルの投資を引き出そうと臨んだミーティングだった。プレゼンを始めて三〇分ほど経ったところで、ファンドのCEOはこう言った。「その話に乗ろう。五〇〇〇ドル出資させてくれ」

それからも取引成立は続いた。一流の大手製薬会社であるメルクから得た五〇〇〇万ドルの出資もその一つである。この契約では、mRNAをベースとしたワクチンとウイルス性疾患の予防治療の開発で両社が協力していくことになった。[3]

特許失効で従来薬の売上が打撃を受け、新薬開発は停滞するなか、メルクは失われた一〇年から抜け出そうともがいていた。このとき研究開発部門のトップを務めていたロジャー・パールマターは、メルクの名高い研究開発エンジンを活性化させようと模索するなかで、かねてからモデルナに着目してきた。

パールマターは話術巧みな製薬業界のベテランで、アマチュア飛行機操縦やピアノ演奏など多彩な趣味をもっている。二〇一二年秋、彼はボストンでバンセルと朝食をともにしていた。モデルナの取締役にスカウトされたのである。だが、結局彼はこのポストを断り、最終的にはメルクの職に就くこととなった。

「全体的な印象として、科学的にはとても興味深いと思いました」とパールマターは振り返る。

「しかし、この技術はまだ理想的な使い道を模索している状態でした。そして私には、その使い道が定かではなかったのです」

それでも、彼はバンセルのことを「きわめて有能な男」だと感じ、その後も連絡を取り合っていた。そして二〇一四年、彼はバンセルから電話を受ける。メルクが関心をもつであろう進展について話がしたい、とのことだった。こうして、バンセルとホーグはメルクの研究開発施設があるニュージャージー州ローウェイに向かった。マンハッタンから南西に二〇マイル（約三二キロメートル）ほどいった、多くの製薬大手が拠点を構える集積地帯の一画である。ケンドール・スクエアの真新しいバイオテクノロジー研究所とはまったく違い、メルクの施設からは古き業界の香りがした。ローウェイの街には、長年にわたりメルクの本社として機能してきたレンガづくりの建物群が立ち並んでいる。建物から突き出た煙突には、白い巨大なブロック体で「ＭＥＲＣＫ」の文字が縦書きでペイントされ、さかんに行き交う北東回廊鉄道の車窓からもよく見えた。

研究施設の中に入ると、廊下にはメルクが開発してきた重要な医薬品の分子構造模型が、まるで博物館のように展示されていた。抗コレステロール薬のメバコールや、河川盲目症の治療薬であるメクチザンの模型もある。

バンセルとホーグはパールマターに対し、次のように説明した。モデルナは人工操作したｍＲＮＡによって動物の免疫系に望むとおりの効果を引き起こせることを確認しつつある、これは病原体に対する防衛網づくりに役立てることが可能だ。つまり端的に言えば、ｍＲＮＡは強力なワクチンを生み出す可能性を秘めているのである。

パールマターはこの説明に耳をそばだてた。メルクは長年にわたり画期的なワクチンを数多く製造してきた、いわばワクチン大手である。これまでに、麻疹、おたふく風邪、水痘、ヒトパピローマウイルス（HPV）、ロタウイルスなどに対抗する数々のワクチンを世に送り出してきた。その際にメルクが用いてきたのは、実証済みの確かな製薬技術だ。しかし、これらの手法が必ずしも常にうまくいくわけではないことを、パールマターは実感していた。たとえば、呼吸器合胞体ウイルス（RSウイルス）のような一部ウイルスに対するワクチン開発では、苦戦が続いている。RSウイルスは通常は風邪のような症状を引き起こすが、幼児や高齢者では重症化の危険もあるウイルスだ。メルクや製薬他社の長年にわたる努力にもかかわらず、これまでに承認されたRSウイルスワクチンは存在しない。だがもしかしたら、mRNAこそが、そのカギになるのではないか。メルクが返り咲くための道の一つとなるのではないか。パールマターはそう考えた。

彼は技術面に注目しつつ、ミーティング中にバンセルがみせた能力についても見逃さなかった。バンセルは「優れたコミュニケーション力と自社技術への強い情熱をもち、モデルナに優秀な人材を引き寄せることができる」と彼は見てとったのである。

ワクチン開発という大きな方針転換

こうして締結されたメルクとの五〇〇〇万ドルの契約は、一見すると単なる追加の資金確保に思えるかもしれない。しかし、それはモデルナの大きな戦略転換を示すものだった。モデルナは当初、主に病気の人への治療にmRNAを役立てる道を模索していた。つまり、がんや心臓病、希少疾患の治療薬を開発しようという路線だ。しかし、このアプローチは技術的に険しい道のりであることがわかってきた。治療薬は多くの場合くり返し投与する必要があるが、これはときに複雑な問題を生むことになる。一つは、安全性の問題だ。投与する回数が増えるほど、薬の毒性はより現れやすくなる。もう一つの問題は、投与回数が増えるほど有効性も下がっていくことだった。

それに対して、ワクチンはそもそも健康な人を病気から守ることを目的とする。ほとんどのワクチンは一回から二、三回接種すれば済むため、副反応も限られるし、タンパク質を継続的に生成する必要もない。そこでモデルナは、ｍＲＮＡを用いた治療薬の開発は引き続き目指しつつも、より手が届きやすいワクチンでいち早い収益化を目指すという考えにシフトしていった。メルクとの契約と同じ頃、モデルナ社内にワクチンと感染症治療に特化したバレラという名の新部門が創設されたことで、この方針転換はさらに加速していく。

しかし、投資家や一部の従業員は、この動きにあまりいい顔をしなかった。科学的に最も早く成功にたどり着ける道が、必ずしも正しい戦略とはかぎらない。ブランド名を冠した処方薬、特にがんや希少疾患の治療薬は、価格も高く、得られる利益も莫大だ。一方でワクチンは接種一回分の価格が二万ドルを超えることはまれで、接種回数も一回限りか、せいぜい数回である。

モデルナの将来性に対する深刻な懸念材料とまでは言わないまでも、それはある事実をあらためて思い出させるものだった。モデルナがいかに将来有望であるとはいえ、ことはそう簡単ではないということだ。新たな技術を目指す壮大なビジョンと投資家の期待という現実とのバランスをとるには、巧みな舵取りが必要だった。

とはいえ、タミアーの直感はこの上なく正しかったことがやがて判明する。彼が取締役会でさらなる資金調達を求めてから数か月後、モデルナはメルクとの契約も含め、総額五億ドルというとてつもない額の調達に成功していた。民間のバイオテクノロジー企業が達成した資金調達額としては、当時としては文句なしに過去最高である。この資金注入によって、モデルナの企業評価額はおよそ三〇億ドルとなった。モデルナは「ユニコーン企業」となったのだ。ユニコーン企業とは、企業評価額が一〇億ドルを超える非上場企業を指す金融用語だ。モデルナの場合は、その三倍ということになる。[4]

もっと多くを築けるように、もっと資金をとタミアーは言ったが、その言葉どおりモデルナは着々と多くを築いていった。科学者とサポートスタッフをさらに一〇〇人雇い入れ、従業員数は一四五人から二四五人に増加する。さらに、数十の実験薬の研究開発も押し進めた。[5]

ただし、新たに手にした資金によってバンセルが気を緩めたかと言えば、それは違う。彼は相変わらず、猛烈なペースで結果を求め続けた。そうして二〇一五年、いまや豊富な資金を手にしたモデルナは、ついにかねてからの公約を実行に移し、ｍＲＮＡをヒトへの試験にかけることになる。

最初の臨床試験

ヒトを対象とした初めての試験でモデルナがターゲットに選んだのは、Ｈ１０Ｎ８と呼ばれる鳥インフルエンザウイルスだった。このウイルスは希少ではあるがパンデミックを引き起こす可能性があり、二〇一三年に中国で動物からヒトへの感染が確認されている。研究者らの調査によれば、このときの感染経路は生きた鳥類を扱う市場だった。感染者のうち数人が死亡したものの、大規模な感染拡大にはつながっていない。[6]

モデルナには、このウイルスのワクチンを製品化するつもりはなかった。H10N8ワクチン候補を臨床試験にかける目的は、ひとえにmRNA技術が実現可能かどうかを確かめるコンセプト実証のためである。科学者たちは、自分たちが長年ペトリ皿や動物で実験してきたことが、人間にも通用するのかどうかを知りたがった。彼らが生み出したあの発光するマウスは、人間を病から守る力強い新たな武器の誕生を予兆していたのか？　それとも、mRNAは人体の生物学的複雑さという壁に突き当たり、光はかき消されてしまうのか？

だが、一部の従業員は当惑していた。モデルナはmRNAのもつ広大な可能性を掲げて、多くの資金を集めてきた。それなのに、最初の臨床試験のターゲットに選ばれたのがマイナーなインフルエンザウイルスとは、いったいどういうことだ。市場での需要も限られているというのに。なぜ、ベストセラーになるような製品候補を試さないのか？　これではまるで、アップル社が自社のアプリストアを開始しようというとき、最初にハープシコード奏者向けのメトロノームを開発するようなものだ。

不安の声があまりにも大きかったため、最高医学責任者に就任したばかりのタル・ザクスはケンブリッジ市内の映画館を借り切って、従業員向けの説明会を行った。メガネをかけ、ウェーブのかかった茶色の髪をしたザクスは、この役職についてまだ数か月だ。生まれはイスラエルで、イスラエル軍で軍医を務めていた時期もある。アメリカ国立がん研究所やペンシルベニア大学で長年がん研究を行ってきたが、しだいに学術界に居心地の悪さを感じるようになり、製薬業界に飛び込んだ。いくつかの会社を転々とし、ケンドール・スクエアにあるサノフィの抗がん剤部門で働いているときに、モデルナに見いだされたのである。

映画館での説明会で、ザクスはいくつかの黒白写真を集まった従業員に示した。一九一八年に猛威をふるい二五〇〇～五〇〇〇万人の死者を出したスペイン風邪や、その他のインフルエンザ大流行時の写真である。モデルナの技術を活かせば、将来起こり得るパンデミックを終息させるワクチンをつくることができる、H10N8に注力するのもそのためだ、と彼は説明した。不信感を抱く人々を説得するため、ザクスはホーグの「思い出の先取り」と同じことを彼なりの形で訴えた。モデルナはいつの日かワクチンという形で人類に多大な利益をもたらすだろう、彼はそう説いた。

それは崇高な演説だった。プレゼン用スライドには「モデルナが世界を救う方法」といった感じのタイトルがつけられている。ザクスは、自分の訴えは一部の従業員には通じたと感じたが、呆れて首を振りつつ会場をあとにした者もいたと振り返る。

H10N8インフルエンザワクチンの治験は、ドイツのベルリンで二〇〇人のボランティアを対象に進められた。治験参加者はmRNA‐1440と名づけられたモデルナの試験用ワクチンを二回接種される。ただし、対照群となる一部の参加者が接種されるのは、プラセボ、つまり偽のワクチンだ。こうすることで、参加者に変化を引き起こした要因がワクチン接種であることを確実に確かめることができる。

モデルナが確かめるべきことは二つあった。まず、このワクチンが治験参加者にとって安全かどうか、そして、意図したとおりの抗ウイルス免疫反応が接種によって引き起こされるかどうかだ。これは接種から六か月後に採取される血液サンプルを調べることで確認できる。

当初、モデルナは大きな節目となるこの治験について、周囲がやきもきするほどに多くを語ろうとしなかった。治験開始から数週間が経った二〇一六年一月、バンセルは投資銀行のJPモルガン社が主催する年に一度の大型ヘルスケア・カンファレンスに参加するため、サンフランシスコに飛んだ。このカンファレンスはヘルスケア業界では欠かせない一大イベントとなっており、ユニオンスクエア・パークを見下ろす会場の老舗高級ホテルには大勢の参加者がつめかけていた。会場周辺には製薬会社やバイオテクノロジー企業の経営幹部があふれ、路上のホームレスの前を高級スーツ姿で足早に歩み過ぎていく。混み合った会議室や、人でにぎわうロビーや、満員のレストランで、商談や人材スカウトに励むためだ。鋭い目つきの警備員が参加者のIDカードをチェックしつつ、ホテルの外に集まった抗議デモ隊を油断なく見張っていた。デモ隊参加者は、ホテル内にいる人々が命にかかわる医薬品に法外な値段をつけ、そのせいで多くの人が必要な薬に手が届かない状態になっていると抗議の声をあげていた。

バンセルが発表を行うホールは、アナリストや投資家で大入り満員状態だった。人々はこの謎めいた会社がどれだけの成果をあげているのか、ついに知ることができると期待して集まったのである。だが、バンセルの口から語られたのは、モデルナがヨーロッパでｍＲＮＡ‐１４４０というコード名の感染症ワクチンの第一相試験を開始した、という情報のみだった。ターゲットとなる感染症も明かさなければ、並行して取り組みを進めているという他の一二の医薬品やワクチンの候補についても多くは語られない。バンセルはただ、今のモデルナが「臨床段階の」企業になったというシグナルを発するのみだった。秘密主義のユニコーン企業がまた代わり映えのしない発言をしている――多くの人はそんな印象を抱いた。[7]

革新のための試験方法を

それでも、モデルナはこの頃、注目の資金調達を次々と成功させていく。ビル＆メリンダ・ゲイツ財団からは、ＨＩＶ感染を予防できるｍＲＮＡベースの抗体の開発支援として、少なくとも二〇〇〇万ドルの出資を取りつけた。もし開発が順調に進めば、この額はさらに五倍に増える可能性もあった。[8]

さらに、アメリカ生物医学先端研究開発局（ＢＡＲＤＡ）も二〇一六年、モデルナのジカ熱ワクチン開発に一億二五〇〇万ドルの資金援助を行うと公約する。ワクチンの初期臨床試験については、アンソニー・ファウチ博士率いるアメリカ国立アレルギー・感染症研究所（ＮＩＡＩＤ）が実施を支援することになった。[9]

ジカ熱は蚊を媒介してジカウイルスに感染することで発症し、症状は軽いことが多い。ただし、妊婦が感染すると、しばしば脳に先天異常をもった子どもが生まれることがあり、深刻な影響を引き起こす恐れがある。ジカ熱が流行したブラジルでは、新生児の小頭症や脳障害が多数報告されていた。そのジカ熱がアメリカ南部でも発生しだしたため、ファウチらはモデルナや他の企業にワクチン開発の号令をかけたのである。

モデルナが最初に開発したジカ熱ワクチンの候補は、期待はずれに終わった。ウイルスに対する抗体はできるのだが、その量が不十分だったのだ。続いて別のワクチン候補が開発されたものの、こちらは開発スピードが不十分で、短期的に成功を収めるには至らなかった。というのも、アメリカ国内でジカ熱の流行が勢いを失ったからである。そのため、モデルナも他の製薬会社も別のプロジェクトに関心を移してしまった。それはワクチン開発ゲームに伴う一つのリスクだった。感染拡大を追ってワクチン開発を急いでいる間に流行が収束してしまったら、開発の需要も消えてしまう。そうなれば企業は、拡大したばかりのプロジェクトをスピードダウンさせるか、あるいは中止するかという難しいビジネス上の判断を迫られることになる。バンセルはのちに、モデルナのジカ熱ワクチンをめぐるこの初期の体験を「トラウマ」と称した。彼がこんなにも信じていた技術は、不十分な結果しかもたらせなかったのだ。それは落胆の結末だった。それまでの懸命の努力が報われなかったことで、モデルナの経営陣は「そもそもこのプロジェクトに挑むべきだったのか」を自問するようになる。

しかし、モデルナの仕事ぶりを見たファウチらＮＩＡＩＤ、ＢＡＲＤＡの科学者たちは、ｍＲＮＡが感染拡大へのスピーディーな対応に適していると確信する。こうして、提携は着実に広がっていった。

Ｈ１０Ｎ８ワクチンの治験は進んでいたが、バンセルはもちろん、それだけで満足はしていなかった。彼は二〇一六年後半の間にさらに四つの医薬品とワクチンを治験にかけることを目標に定めた。小規模なバイオテクノロジー企業にとっては、かなり野心的な取り組みである。だがバンセルにとって、そのねらいは単に製品をより早く開発することではなかった。これは会社にとって、医薬品開発のスピードを上げるための新たな方法を見つけだし、将来的により効率的な方法を身につけるためのトレーニングとなるはずだ。そのねらいは、大方は功を奏した。目標に掲げた四つのうち三つは年末までに治験に入り、四つ目についても一月初旬には治験がスタートする。

「一部の人は、苛立っていました」と、最高財務責任者のローレンス・キムは二〇一六年後半の猛烈な勢いを振り返る。「ああいったやり方には慣れていない人たちです。一方で、うまく対応している人たちもいました」。キム自身はこのトレーニングに賛成だった。ｍＲＮＡが真に革新的な技術であるなら、古き業界のスケジュールに固執することに何の意味がある、と考えたのだ。

開発パイプラインを着々と築きつつ、モデルナは特許ポートフォリオの強化にも乗り出した。かつてカリコとワイスマンの特許ライセンスを取得しようとペンシルベニア大学と交渉し失敗した弁護士は、この特許を「すり抜ける」方法を見つけてみせると言った。だが、どうやらそれは難しかったようだ。モデルナは結局ペンシルベニア大学と再交渉し、同大学が所有するｍＲＮＡ特許のライセンス契約を新たに締結する。これによりモデルナは三年にわたり約七五〇〇万ドルを支払うのに加えて、商品化に成功した製品についてはロイヤルティを支払うことで合意した。[10] 結局、この手続きはすり抜けようがなかったのだ。こうしておかなければ、将来モデルナがmRNA製品を販売し、その製品がカリコとワイスマンの研究に一部基づくものだった場合（そして実際、そうなる可能性は高いだろう）、特許侵害訴訟を起こされるリスクがあった。

製造の課題

同時に、モデルナはもう一つ別の課題にも取り組んでいた。製造の問題である。たとえワクチンや医薬品の完璧な設計を思いついたとしても、会社にはそれを大量生産できる手段が必要だ。モデルナはmRNAの一部を自社生産するため、ビーストという名のリムジンサイズの製造機械を建造していた。キムが会社に加わるときに聞かされた、あの機械だ。だがそれも、今モデルナが必要としている規模の製造には十分ではなかった。モデルナは治験用のmRNA製品を製造できる委託業者を探すことにした。しかし、これもまた一筋縄ではいかなかった。アメリカ国内では適切な業者が見つからず、結局チームはポルトガルの製造業者と契約を交わす。さらにバンセルは、自身の推し進める治験の大幅拡大を支えるため、そしてゆくゆくは製品化に成功した医薬品を商業規模で製造するため、自社生産能力の向上を目指した。

二〇一六年、ビーストは解体され、代わりにケンブリッジから一五マイル（約二四キロメートル）ほど離れたマサチューセッツ州ノーウッドに本格的な製造プラントを建設するための工事が始まった。一億一一〇〇万ドルの工費をかけて、かつてはポラロイドカメラのフィルム工場だった建物の内部だけを取り壊し、これを外殻として最新鋭のｍＲＮＡ生産ラインを設置する。この生産ラインは実質上、かつてのバージョンよりはるかに大型で強力なビーストを何台も並べたものだった。[11]

こうした製造面のあらゆる取り組みを統括するため、モデルナは製薬業界で長年の経験を有するベテランをノバルティスから引き抜いていた。ファン・アンドレスである。彼はノバルティスでは製造プラントのグローバル・ネットワークを率い、それ以前にはイーライリリーでバンセルとも一緒に仕事をしていた。この人事もまた、バンセルの言うところの「人員のアップグレード」の一環だった。というのも、前任者だったモデルナの元幹部は人事と業務運営を一時的に担っていたものの、その経験と専門技能はアンドレスのレベルに及ばなかったからである。

mRNAワクチンの効果の証明

一年後の二〇一七年、再び開かれたサンフランシスコの会合の場で、投資家やライバル他社の関係者たちは、ついにモデルナの治験について新たな情報を得た。このワクチン候補は希少なＨ１０Ｎ８インフルエンザをターゲットとしているらしい。また、今後開発を進めていくさらなる新薬候補として、チクングニア熱、ジカ熱、サイトメガロウイルスなどのワクチンに加え、がんや心疾患治療のための治療ワクチンが控えているという説明もあった。ただし治験の結果については、なんの公表もなかった。[12]

Ｈ１０Ｎ８ワクチンの治験結果は、その後の二〇一七年春に出そろうことになる。この治験では三一人の被験者のうち二三人が実際のワクチンを、八人がプラセボを接種された。治験結果は良好だった。モデルナは、このワクチンは全体的にみて総じて安全だとしている。一部の被験者では接種部位に反応が出たり、一般の風邪のような症状が表れたりと、軽度から中程度の副反応がみられた。さらに重要なことには、二三人中二〇人で、ある特定の抗体反応がみられたのである。これは、被験者の体がウイルスに対して防衛態勢をとったことを意味していた。プラセボを接種された被験者では、この抗体反応はみられなかった。

研究室での実験に明け暮れ、「モデルナが示せるのは研究室のペトリ皿と動物実験での結果だけだ」と常に疑いの目を向けられてきた七年間を経て、彼らはついに自社技術が人間にも有効であることを初めて示したのだ。「我々がｍＲＮＡを用いて安全で有効なワクチンをつくれることが、ここに証明されました」、バンセルはモデルナのＣＥＯとして《ウォール・ストリート・ジャーナル》紙で高らかにそう宣言した。[13]

これ以降、モデルナがＨ１０Ｎ８ワクチンの開発を進めることはなかった。

第5章

散々な船出

なぜ期待のユニコーン企業の上場はうまくいかなかったのか

ニューヨークからの短いフライトを終え、スティーヴン・ホーグの乗る飛行機はボストンのローガン国際空港に着陸した。機体は到着ゲートへとゆっくり移動していく。二〇一八年一二月のある寒い金曜日のことだ。飛行機が着陸したときにほぼ誰もがそうするように、彼は携帯電話をチェックした。

「なんて痛手だ」と彼は思った。「いったい、何がまずかったんだ」

その前夜、ホーグはマンハッタンにいた。会社の経営幹部や取締役員たち、それにモデルナの株式上場の準備を担ってきた投資銀行家たちとともに、前祝いをしていたのだ。会場は高揚感にあふれていた。それはバイオテクノロジー企業としては過去最大級の新規株式公開（ＩＰＯ）であり、モデルナがほぼ一〇年の月日をかけて、ようやくたどり着いた瞬間でもあったからだ。もちろん、通常ＩＰＯを行えば、一部のモデルナ従業員や初期の投資家はかなりの額の利益を確定できることになる。だが、モデルナの経営幹部や投資家、それに支援者たちにとって、ＩＰＯでの成功は、日の当たらない遺伝子研究から新薬やワクチンを生み出すために彼らが歩んできた長い道のりが認められることを意味していた。二〇一八年のこのときになっても、モデルナのことを疑いの目で見る者は多い。勢いはあるが職場の空気が悪く、やたらと秘密主義のスタートアップ企業、というのがモデルナに対する彼らの印象だった。ずいぶんと高尚な公約を掲げてはいるが、どうせ他のスタートアップ企業と同じく実現は難しいだろう、とみられていたのである。

株式市場は、この賛否双方の勢力を測るちょうどよいバロメーターになるだろう。企業は通常、取引開始初日に新規公開株の株価が少しばかり「跳ね上がる」か、最低でも横ばいの状態をキープすることを期待する。あまりに株価が上がりすぎたら、それは公募価格【訳注：新規公開株を投資家が上場前に取得するための価格】の値付けが低すぎたということだ。つまり企業側は、より多くの資金を得るチャンスを逃したことになる。しかし一方で株価が下がれば、それは株式用語でいうところの「公募価格割れ」だ。これはすなわち、その企業が過大評価されていると投資家に判断されたことを意味する。

疲れきったホーグがボストンの空港に到着して携帯電話をチェックする頃には、高揚感は落胆へと変わっていた。取引開始初日のその日、真新しい「ＭＲＮＡ」という証券コードとともに示されたモデルナの株価は、公募価格を一九パーセント下回っていた。[1]

ホーグは心労で気分が悪くなってきた。

いざＩＰＯへ

Ｈ１０Ｎ８ワクチンの治験成功は、モデルナにＩＰＯへの道を開いた。創業から七年、会社はすっかり変貌を遂げていた。地下の研究室に科学者一人という体制で、向こう六か月分の現金しかもたずに走り出したモデルナは、今では提携先や投資家から累計およそ二〇億ドルもの資金を集めていた。手もとにはなおも一三億ドル近い現金と投資金が残されている。ノーウッドの新しい製造プラントは二〇一八年中旬に無事オープンした。トップクラスの企業評価額を誇るユニコーン企業（企業評価額が一〇億ドルを超える非上場企業）にも名を連ねた。そしてついに、ヒトへの臨床試験も実施できるようになったのだ。

次なるステップがIPOとなるのは、自然な流れだった。上場すれば、調達できる資金は大幅に増える。会社はより多くの従業員を雇い、設備を買い入れ、さらなる臨床試験を開始し、そして最終的には、mRNAを用いた医薬品やワクチンを市場に投入するために、必要な資本をよりスムーズに調達できるようになるだろう。

ただし、IPOはタイミングがきわめて難しい。そのため、モデルナ経営陣は慎重にスケジュールを練った。バンセルが懸念していたのは、上場タイミングが早すぎることで、臨床試験の結果が予想外に悪かったりバイオテクノロジー関連株が軒並み下落したりした際に、会社が打撃を受けてしまうことだった。こうしたマイナス要因はモデルナの株価を下げ、研究開発の進みを妨げ、モデルナを大手製薬会社による買収の格好のターゲットにしてしまう。そして、買収側企業は必ずしも、mRNA技術に関してモデルナ経営陣ほどの野心的なビジョンを抱いているとはかぎらないのだ。場合によっては、この技術のもつポテンシャルを最大限に活用できずに終わってしまう恐れもあった。バンセルはこうしたシナリオを不安視するあまり、ある対策を打っている。個人投資家から五億ドルという記録的な額の資金を調達した二〇一四年後半から二〇一五年前半、モデルナは投資家たちに向けて、取得した株式を三年後かそれ以降に市場で売却できるようになるまで保持し続けるよう求めた。これは異例のことだった。一部の投資家はこの点に二の足を踏み、投資を見送っている。

だが、バンセルの用心はけっして行き過ぎではなかった。実際、モデルナが新薬・ワクチン候補の基盤を十分に固め、バンセルや取締役会が上場を決断するまでには、三年あまりの月日がかかっているのだ。上場準備に入ったモデルナは、まずは投資家の関心度合いを探るため、金融業界の習わしである「事前調査（test the waters）」の巡礼に出た。経営幹部陣が投資銀行家を伴って、投資信託やヘッジファンドのマネージャーたち、富豪の名家、外国人投資家などのもとを訪れ、もしモデルナがIPOを行うとしたら株式購入に興味はあるかを確認してまわるのだ。これだけ複雑に入り組んだ現在の金融市場においてもなお、上場の礎を成しているのは、自社のストーリーを人々に語り、出資してもいいと思わせるくらいに夢中にさせるというシンプルな営みだった。

二〇一八年秋、バンセル、ホーグ、キム、それに投資銀行家らを含めたチームは、ロンドン、パリ、ストックホルム、ジュネーブ、チューリッヒ、フランクフルト、アブダビ、シンガポール、香港、北京を二週間でめぐる過酷な出張に出た。ときには夜にホテルに泊まる間も惜しんで、次の目的地までの夜行便で睡眠をとるほどの強行軍だった。

どの目的地でも、一行は次から次へと一日中ミーティングをこなした。モデルナがどこから来たのか、そしてどこに向かおうとしているのか、その壮大な将来の見通しを彼らはアピールした。

一部の投資家は、モデルナのアピールに好意的だった。このmRNAという革新的な新薬技術は、なんらかの形でうまく機能するだろう。それに最初の一つが成功したということは、今後さらに多くの成功がもたらされる予兆でもある。モデルナ経営陣は、mRNAを用いた医薬品はどれも基盤となる構成要素は同じで、遺伝子配列を微調整するだけで新たな薬を生み出せると説明した。共通のプログラム言語から、新しいアプリをつくり出せるのと同じだ。

一方、疑いの目を向ける投資家もいた。mRNAが何に対しても機能するとはかぎらないのではないか、と彼らは指摘した。こうした人々は、この技術の限界と不確かさに目を向けたわけだ。それはすなわち、彼らが投資家として得られる利益の限界と不確かさにつながる。

「『たしかに、ワクチンはうまくいくだろうがね』と多くの人から言われたものです」、最高財務責任者のローレンス・キムはそう振り返る。ワクチンならわかる、だがmRNAを使ってがんや希少疾患を治療するというのは、ちょっと行き過ぎではないか——。モデルナ経営陣は、こうした見方をポジティブに転換しようと試みた。そうかもしれません、しかしワクチンだけに限ったとしても、IPO前時点でおよそ七〇億ドルという我が社の市場評価額は妥当なものと言えるでしょう、と彼らは指摘した。[2] そのうえ、もし、がんや心疾患やその他さまざまな疾患への治療薬開発に成功したら、モデルナの評価額はこれよりさらに上がることになる。ならば、このチャンスに賭けてみてはどうか、とモデルナ経営陣は訴えた。

一部のファンドマネージャーは、そもそもmRNAが機能すること自体を疑っていた。それも、かなり具体的なレベルでだ。彼らは事前にしっかりと勉強し、鋭い質問を浴びせてくる。mRNAが役目を果たすまで分解されないようキープする方法はあるのか。mRNAを包み込んで体内の必要な部位まで運ぶ脂質化合物に、有害な副作用はないのか。

そんな徹底的かつ疲労を伴う事前ミーティングが連日続くなか、バンセルは持ち前の疲れ知らずの話術で聞き手を魅了し続けた。モデルナの掲げるミッションを説得力あるストーリーで語り、技術面をわかりやすく魅力的に伝える。祖国であるフランスのパリでは、四〇人ほどのフランス人投資家を招待して、高級ホテルでの朝食ミーティングでプレゼンを行った。バンセルは終始リラックスした態度で、英語とフランス語を自在に切り替えながら語りかけた。モデルナが目指しているのは、合成mRNAを設計して人間の体内に導入し、その人自身の細胞をタンパク質生産工場に変えることだ。こうして目的のタンパク質を発現させることで、病気の予防や治療に役立てることができる。とはいえ、こういった話はおおまかに理解はできても、なかなかピンとこないものだ。そこで、バンセルは彼が好んで持ち出す例え話を使って、食事を楽しむ投資家たちにmRNAの仕組みを説明した。一家秘伝のおばあちゃんのレシピを思い浮かべてほしい、彼はそう切り出した。手書きのレシピの原本は、いわば遺伝物質であるDNAだ。だが、実際にチョコチップ・クッキーを焼こうというときは、レシピ原本ではなくコピーをとって、そちらをキッチンに持ち込むだろう。チョコレートや小麦粉で大事なレシピが汚れるのは避けたいからだ。このコピーが、mRNAだ。レシピのコピーもmRNAも、何かをつくるのに必要な情報を伝えてくれるのである。

バンセルはまさに「本領を発揮して」いたと、キムはのちに振り返る。フランス人投資家たちは身を乗り出すようにして、彼の語るレシピとクッキーの話を聞いていた。その様子からは、彼らがすっかり乗り気になっているのが伝わってきた。

投資家への働きかけ

二〇一八年秋、モデルナは証券規制当局に必要な申請書類を提出した。このときの書類の一つには、ｍＲＮＡ技術をフローチャート形式で示した説明図が掲載されている。ここではクッキーのレシピとはまた別の例えが使われていた。フローチャートは「ＤＮＡ」から始まり、そこから右に矢印が出て「ｍＲＮＡ」、さらに右へ「タンパク質」と続く。その下に並行して描かれたフローでは、ＤＮＡが「ストレージ」、ｍＲＮＡが「ソフトウェア」、タンパク質が「アプリ」に、それぞれ例えられていた。[3]

また、文書にはモデルナのミッションについても次のように記載されていた。「ｍＲＮＡ技術のもつ可能性を実現し、新世代の革新的医薬品を患者に提供すること」

ただし金融の世界では、これだけで終わりとはいかない。文書には投資家にとってのリスクも列挙しておく必要があった。モデルナのリスクについては、ごく平易な言葉づかいでこう書かれている。「今後新たな医薬品カテゴリーとなり得るこのｍＲＮＡ分野で、これまでに［国の保健当局によって］承認された医薬品は存在しない。そして、当社や他社の尽力にもかかわらず、結果として今後も承認されない可能性がある」。つまり、これからＩＰＯを通じて多額の資金を集めようとしているにもかかわらず、モデルナは一つの製品も市場に送り出せない可能性があるということだ。

こうして申請書類を提出したのち、チームは「ロードショー」と呼ばれる上場直前の最後の投資家説明会を行うための旅に出た。アメリカとヨーロッパ各地をめぐる慌ただしい日程のなか、投資銀行スタッフが手配したミーティングを一日に一〇件ペースでこなしていく。モデルナ経営陣は投資銀行スタッフに導かれて黒塗りの車から降り、しゃれたオフィスの役員会議室に案内される。それからまた車に戻って、次のしゃれた役員会議室に向かうのだ。どの会議室でも、モデルナ経営陣は毎回同じストーリーを語った。そして毎回、手の内を明かそうとしないポーカーフェイスを前にして、ほぼなんの手ごたえも得られないまま部屋をあとにした。ホーグは当時の心境を、まるで笑いや笑顔をみせないよう金で雇われた観衆を前にしたコメディアンの気分だったと語っている。目の前の投資家たちはIPOに乗る気があるのか、ないのか。思いをめぐらしたところで、それをうかがい知ることはできなかった。そして後日ようやく、投資銀行側から漏れ伝えられる情報を通じて、ポーカーフェイスの投資家たちが関心を抱いていたかどうかがわかるのだ。

バンセルはねばり強く投資家たちを説得した。モデルナ側の投資銀行が、オーストラリアを拠点とするプラチナ・アセット・マネジメント社のファンドマネージャー、ビアンカ・オグデンに話を持ち掛けたときのことだ。モデルナの株をIPOで買う気があるかと打診された彼女は、返答を渋った。モデルナの事業内容については気に入ったものの、彼女が懸念していたのは七五億ドルとも予測される評価額だった。市場での取引で株価が下がった場合、自分のような投資家は損失を被ることになる、とオグデンは投資銀行側に伝えた。

この会話から少し経ったある日、オグデンのもとに一本の電話があった。バンセルからだ。「評価額のどの辺りに問題が？　ぜひ話し合わせてください」、彼がそう切り出したのをオグデンは覚えている。一方バンセルとしては、科学分野での経歴をもちバイオテクノロジー業界通の投資家として知られるオグデンを、なんとしても引き入れたかった。対話のすえ、彼女はもう一度考えてみると伝えて電話を切った。それから数日後、シドニーでミーティングに向かっていた彼女の電話が鳴った。それは、またもバンセルからの連絡だった。オグデンを説得しようと地球の裏側から再び電話してきたのだ。「信じられない、またかけてくるなんて。きっとまた評価額の話ね」と彼女は思った。だが、そんなねばり強いバンセルの姿勢に触れて、オグデンは彼が強い情熱とビジョンを抱き、それを他者に伝えたいと願っていることを実感したのだった。彼女は、この話に乗った。

だが、なかにはバンセルに心動かされなかった投資家もいる。シカゴのドリーハウス・キャピタル・マネジメント社でポートフォリオマネージャーを務めるマイケル・コールドウェルは、ヘルスケア関連株を専門に扱っており、モデルナには以前から注目していた。きっかけは二年前、モデルナの最高財務責任者であるキムが、プレゼンと質疑応答のため彼のもとを訪れたことだった。コールドウェルが特に興味を引かれたのは、mRNAをがん治療に役立てるという可能性だった。モデルナが数多くの新薬・ワクチン候補の研究開発を進めている点にも感心した。しかし、IPOに向けた説明会では、モデルナはどうやら感染症ワクチンに重点を置いているようだ。コールドウェルにとって、それは将来有望な事業とは言いがたかった。すでに大手製薬会社が市場を独占しているからだ。

「我が社としては、モデルナがこの技術を用いてどこに向かうのかを見きわめるため、もう少し進展とリスク低減を待とうということになりました」とコールドウェルはのちに語っている。「開発期間が長引けば、継続的な投資は難しくなる。私たちはその点を懸念したのです」

不穏な船出

二〇一八年一二月初旬、モデルナの上場準備はついに整った。しかし、ここでいくつか、ちょっとしたトラブルが起きる。まず、モデルナは最後の最後で、投資銀行の一社であるブライアン・ガルニエ＆コー社を引受銀行【訳注：企業の発行する株式等を買い取り、投資家に売り出す業務を委託された銀行】のチームから外すことに決めた。同社がこの件に関して不正な情報提供を行っていたためだ。投資銀行は、証券規制当局に提出され投資家候補に配布される公的文書以外の形で、ＩＰＯに関する情報を公にしてはならない決まりがある。[4]

とはいえ、今回のＩＰＯで引受業務を担う投資銀行チームは一流ぞろいだ。したがってブライアン・ガルニエ一社が抜けたところで、そこまで痛手にはなるまい。だがそこに、もう一つ別のトラブルがやってくる。投資家からの注目度の高さを考慮して、モデルナと投資銀行は上場日を数日前倒しにすることを決めていた。人々が盛り上がっているタイミングをとらえたかったのだ。何事もなければ、この策はうまくいっていただろう。ところが、その数日前に死去したジョージ・H・W・ブッシュ元大統領に弔意を示すため、一二月五日の水曜日は平日にもかかわらず証券取引所が休場となってしまう。[5] 上場タイミングをめぐるこの騒動はちょっとした混乱を引き起こしたものの、そう大事には至らなかった。モデルナは結局、当初の予定どおり一二月六日の木曜日に取引所が閉まったあとにIPOの価格を決定し、翌日から取引を開始することにした。

　これらのトラブルはどれも小さいものだ。だが、投資家説明会でいくつかの質問や少しばかりの不安な空気を生み出すには十分だった。企業としては、できれば避けたい種類のものだ。IPO直前のこの時期は、飛行機が離陸するときと似ている。すべてがスムーズに、決められたとおりに進んでほしい。そこに投資銀行の除外や上場タイミングをめぐる混乱が起こったことで、一部の人は不安を覚えていた。「通常のIPOプロセスの最中に、奇妙なエアポケットが生じたような感じでした。なんとか勢いをつけて最後の日へと向かっていきたいのに」。キムはこの件でかなりナーバスになっていた。

　上場前日の一二月六日木曜日の市場は、米中の貿易戦争がエスカレートするのではとの不安から終始荒れた展開だった。[6] だがいずれにせよ、モデルナの準備はできている。投資銀行はすでに投資家からの注文を取りまとめ、適切と思われる公募価格を決めていた。この日、モデルナ経営陣と一部の取締役員は、主幹事銀行の一つであるモルガン・スタンレー社の会議室に集まった。ニューヨークのタイムズスクエアにある同社オフィスの、ハドソン川を一望できる一室である。他の取締役員や投資銀行のスタッフらも電話で参加していた。この場で、取締役会は一株二三ドルという公募価格を承認する。事前に想定していた二二～二四ドルという価格帯の、ちょうど中間の価格だ。

ただし、投資銀行側とモデルナはＩＰＯで売り出す株式の総数を増やすことにした。これにより、モデルナは当初の予定を上回る六億四〇〇〇万ドルという資金を調達できることになる。さらに、自社株式の七パーセントを市場で売り出す今回の上場によって、モデルナの時価総額はおよそ七五億ドルとなる。まだ一つの製品ももたず、収益もなく、その両方を手に入れるのにあと何年もかかるであろう企業としては、めざましい額だ。体制は盤石に思われた。[7]

「価格が決定したあの夜には、すべてがすばらしく順調にみえたのです」とキムは言う。

バンセルとホーグとキムは、ホテルのバーでＩＰＯを祝った。ただし、夜遅くまでは飲まず早々に切り上げる。立て続けに投資家説明会をこなし、ときには三時間睡眠の日々を続けてきた彼らは疲れ切っていた。それに、その夜よりもさらに祝うべき日となってほしい翌日の上場開始に備えて、体を休めておきたかったのだ。

あらゆる点からみて、このＩＰＯはそれ自体は（価格設定も、調達資金額という点でも）完全なる成功だった。モデルナが調達した資金額は、過去に上場したバイオテクノロジー企業のなかでも当時としては過去最高だ。それまでのトップ額はサンフランシスコ・ベイエリアを拠点にがん治療薬開発を手がけるアロジーン・セラピューティクス社の三億二四〇〇万ドルだったが、モデルナの六億四〇〇〇万ドルはこれを軽々と超えてみせた。さらに、七五億ドルという時価総額は、モデルナよりも長い歴史と定評をもち、自社製品をいくつも市場に出してきた一部の製薬会社にも迫るものだ。そして何より、モデルナは当初の計画よりも多くの資金を得ることに成功したのである。

それに、バンセルには個人としても祝う理由があった。彼はモデルナ株の九パーセントを所有していたが、その価値はいまや七億ドルだ。モデルナの創業を支援し、CEOであるアフェヤンがモデルナの取締役会長も務めているフラッグシップ・ベンチャーズも、モデルナ株の一八パーセントを保持しており、こちらの価値は一三億ドルを超える。さらに他のモデルナ経営陣や、共同創業者、初期の投資家たちも、貴重な持ち株から思いがけない高収入を得ることとなった。[8]

のちに公表された五八六〇万ドルというバンセルのこの年の役員報酬額は、世間を驚かせた。これはとてつもない額である。比較として、世界最大級のヘルスケア企業であるジョンソン・エンド・ジョンソンのCEOが二〇一八年に得た報酬総額は二〇一〇万ドルと、バンセルのおよそ三分の一だ。[9]

ただし、報酬額のうち二七〇万ドル分を除いたすべては、モデルナがIPOを確定させた際に付与されたストックオプション報酬だった。モデルナ取締役会は有価証券報告書のなかで、「mRNAをベースとする新たなカテゴリーの革新的医薬品を生み出すというミッションのもと、長年にわたり当社を率いてきたバンセル氏のリーダーシップに報いるために」、このストックオプション報酬を付与したと説明している。[10]

まさかの急下降

上場初日の朝、モデルナの経営陣とその家族たちは朝食会を兼ねたセレモニーに参加するため、タイムズスクエアにあるナスダック証券取引所のオフィスに向かった。会場にはモデルナの古くからの従業員や社内抽選で選ばれたスタッフたちも集まっている。これは証券取引所の伝統となっているセレモニーで、経営陣らは取引開始を告げるオープニング・ベルを鳴らすため、大きな企業ロゴを背景に演壇に上がる。そして金融ニュース放送局CNBCが生中継カメラを回している前で拍手喝采するのだ。笑顔のバンセルと他の数人の幹部たちが栄誉ある役割を担い、ベルを鳴らすボタンの上にそろって手を置いた。そして、取引開始のベルを押す。紙吹雪が降り注いだ。[11]

華やかなセレモニーが終わると、その後しばらくは特に何も起こらない。通常の取引が始まってから、新上場株式の売り注文や買い注文をトレーダーが整理するのに数時間はかかるからだ。ナスダックの電光掲示板にモデルナ株の取引開始が示されたのは午前一一時四〇分のことだった。始値は、一株二二ドル。前夜に設定された価格を一ドル下回っている。

最高のスタートとは言いがたいが、まあ、まだ始まったばかりだ。

ところが取引が進むにつれて、株価はさらに下がって二一ドルになった。それから、二〇ドルに。そして、さらにそれ以下に。経営陣から笑顔が消えた。

スティーヴン・ホーグはとても見ていられなかった。彼はIPO前のロードショーで疲れきっており、まだ寝不足の状態だった。そして今、そんな彼らの努力もむなしく、市場はモデルナが過大評価されていると裁決を下したのだ。その日の株式市場が全体として低調だったこともマイナス要因ではあったが、それはあくまでもモデルナが被ったこの下落の一因にすぎなかった。

ホーグは、祝いの場になるはずだったこのセレモニーのためにナスダックまで同行してくれた妻のほうを振り返った。「家に帰って、子どもたちの顔を見ようか」、彼は言った。こうして二人はニューヨークのラガーディア空港から定期往復便に飛び乗り、ボストンのローガン国際空港への帰路についた。空港に到着したホーグが携帯電話をチェックしたときには、モデルナ株は一九パーセント下げの一株一八・六〇ドルで取引を終えていた。それは、この年に行われたＩＰＯのなかでも最悪レベルの市場デビューだった。およそ六時間半にわたる取引の間に、モデルナの時価総額は七五億ドルから六〇億ドルに下落している。[12] この日の取引中、一秒に六万四〇〇〇ドルのペースで下落している計算だった。

至急のアフターフォロー

モデルナ首脳陣は困惑していた。やるべきことは、すべてやったはずだ。だが、実際に起こったことは、彼らの想定とあまりにも食い違っていた。「それまでの数週間から数か月間に見てきたことと、まったく対照的でした」とキムは振り返る。「私たちには、これだけ多くのすばらしい機関投資家がついている、世界各国の投資家たちが会社を支えてくれる、そう思っていました」。しかし結局、「買いの力が働かなかったのです」

この冴えない市場デビューは、話題の注目企業というモデルナのイメージに影を落とした。一部の投資家はモデルナ自身が入れ込んでいるほどにはｍＲＮＡ技術を信じていないということが、世に示されたのである。もちろん、株価は今後上がるかもしれない。だが、今回のこの公募価格割れは、モデルナが将来的に行うことになる追加の株式の売り出し（セカンダリー・オファリング）の盛り上がりを削いでしまいかねなかった。売り出しは、会社が定期的に行う資金調達手段である。

バンセルはIPOに応じてくれた投資家たちの心境を思って憂慮していた。彼自身があれだけ強く勧誘した、ビアンカ・オグデンのような投資家たちのことを。彼らは一株二三ドルでモデルナ株を買ったあげく、その価値が一日で四ドルも下がったのを目の当たりにしたのである。「IPOを終えた直後というのは、投資してくれた人に、投資して良かったと思ってほしいものです」とバンセルはのちに語っている。彼は最高財務責任者のキムと二人で上位二五人の投資家リストを半分ずつ分担し、週末返上で彼らに電話をかけた。投資家たちの落胆を受け止め、質問があればなんでも受けますという姿勢を見せるためだ。「新たに何かを伝えようというのではありません。本当にただ、『私たちは逃げ隠れはしません、皆さんの落胆はお察しします、誰もが失望しているのです』と伝えたいがためでした」とキムは言う。取引を管理している投資銀行への若干の不満は聞かれたものの、モデルナ側から連絡したことで、ほとんどの投資家は態度を和らげてくれた。

壊滅的だった上場初日以降、事態は悪くなる一方だった。二〇一八年末には、モデルナの株価は一五ドル前後まで落ち込んでいた。翌二〇一九年の春には一時持ち直して二五ドルを超えたものの、その年の夏には再び一三ドルまで急落する。上場から一年が経った二〇一九年末には、株価はなおも二〇ドルを割り込んでいた。いまやモデルナの株を買うのは、株価が下がることを当て込む空売り筋だった。[13]

この間、モデルナには「大きなことを言うが、それだけの会社」というイメージが絶えず付きまとうことになる。なにしろIPOから一年、創業から九年が経つというのに、モデルナの医薬品やワクチンはただの一つも規制当局の承認を得ていないのだ。投資家たちは依然として、モデルナのもつポテンシャルが儲けの少ないワクチン分野に限定されてしまうことを案じていた。さらに懐疑的な層は、モデルナが開発中の医薬品・ワクチン候補の見込み売上高をすべて計算したうえで、現在の莫大な評価額はこれに見合ったものではないと断じた。短期的に最も見込みのある製品候補は、ごく一般的なウイルスであるサイトメガロウイルスに対するワクチンだが、これも市場に出るのはまだ数年は先の話だ。

結局はモデルナもまた、セールストークはうまいが実行力に欠ける広告過剰なユニコーン企業の一つにすぎないのではないか。秘密主義で強硬と噂される企業文化も、実は王様が裸であることを隠し、うわべを取り繕うための手段なのではないか。噂のやっかいなところは、そうではないという確固たる証拠がないかぎり完全には払しょくできないことだ。そして一部の投資家からみれば、モデルナがけっして失敗しないと言える証拠はこの時点でほぼゼロだった。自社製品がなければ、当然収益は得られない。そのうえモデルナは研究開発と事業費に年間四億ドル以上を費やしているのだ。バンセルは会社をここまで成長させるために厳しく鞭を振るってきた。自社の科学者たちに限界までプレッシャーをかけ、ときに燃え尽きるまで酷使することで多額の資金を調達し、根深い不信の目に耐え、秘密主義的で要求の厳しい企業文化への否定的なニュース記事に耐え、そして共同創業者のデリック・ロッシを失った。それらすべてを乗り越えて、ヒトへの試験に成功するところまで会社を導き、確固たる製品候補のパイプラインを整えたのだ。それでもなお、投資家たちは言う。「いいから、その技術が成功すると証明してみろ」と。「その技術は本当に機能するのか？　いつ製品を市場に出せる？」と彼らは問いつめてくる。

ホーグは今でも覚えているのだが、あの悲惨なＩＰＯのあと、彼はとにかく世界とのつながりを断ちたかった。今何よりも必要な休息を与えてくれるクリスマス休暇まで、なんとか持ちこたえることだけを願っていた。二〇一三年にモデルナの経営陣に加わったホーグ自身には、まだ価値の高い持ち株と報酬パッケージがある。だが彼が気を揉んでいたのは、自分の勧誘に応じて新たに会社に加わった従業員たちに、この期待外れの株価が及ぼす影響だった。彼らのなかには報酬としてストックオプションを受け取っている者もいる。だが、いまやそれはアンダーウォーター状態、つまり権利行使価格が市場価格を上回っている状態なのだ。ホーグはこう語る。「私は思っていました。自分がこれまで会社に引き入れてきた人たちのことを考えてもみろ、あれだけ未来を請け合っておいて、結局実現できていないじゃないか、と」

ただでは起きない、その矢先に……

バンセルやホーグの深い落胆はたしかに理解できた。傍から見れば、ＩＰＯは単なる一つのイベントにすぎない。部外者として市場の下した裁決を受け入れるのは、なんの苦もないことだろう。だが、もし自分が八年もの歳月をかけて会社を築き上げ、身を削るような努力を重ね、資金調達と人材確保に励み、失敗と成功、公約と方針転換をくり返して、すべてはこの日のためにと努力してきたのなら、その裁決はみぞおちへの痛烈な一撃に感じるはずだ。

心をかき乱されつつも、モデルナ幹部陣は市場の裁決をおとなしく甘受する気はなかった。IPOを通じて資金は十分に確保できたのだ。株価は低迷していたが、モデルナは奮闘を続けた。二〇一九年には、会社が擁する新薬・ワクチン候補は二〇を超えていた。研究開発段階もさまざまだが、いくつかは臨床試験に入ったものもある。アナリストとの対話のなかで、バンセルはそのなかの何点かを、将来のブロックバスター（画期的新薬）となり得る候補として取り上げている。なかでも最も有望で、おそらくはモデルナが市場に投入する初の製品となるであろう候補が、サイトメガロウイルス（CMV）のワクチンだ。サイトメガロウイルスは一般によくみられるウイルスだが、免疫機能の低下した人が感染すると重篤化する恐れもあるほか、妊婦が感染すると胎児に影響を及ぼすリスクもある。バンセルはこのワクチン候補を「会社を築くもの」と呼び、最大五〇億ドルの年間売上を生み出す可能性があると語った。初期試験の結果は良好だった。次なるステップは、規制当局からの承認を得るのに十分なエビデンスを得るための、大規模な後期臨床試験だ。[14]

頭の中はCMVワクチンでいっぱいのまま、バンセルは二〇一九年末、休暇のためカンヌに旅立った。このワクチンは必ずや国から承認を受け、モデルナで最初の製品となるだろう。願わくは、あと数年で。彼はそう信じていた。
そして、二〇二〇年がやってきた。

第6章

新型コロナウイルスの脅威

ワクチン開発を成功させよ

二〇二〇年の最初の三か月、バンセルはダボスからワシントン、ワシントンからケンブリッジへと駆け回っていた。新たに現れた疾病Xのワクチン開発に向けて支援を（そして資金も）集めるためだ。政府機関である国立アレルギー・感染症研究所（NIAID）のアンソニー・ファウチ所長や幹部とも面会した。NIAIDは迅速なワクチン開発のためにモデルナと共同で進めることにしていた「ストップウォッチ演習」について、当初対象とする予定だったニパウイルスに代えて、疾病Xをターゲットに協力を進める用意があると伝えてきた。

バンセルはモデルナの取締役会や経営陣ともミーティングを重ねたが、こちらの反応はあまり芳しくなかった。会社として大きな方向転換となることや、他の新薬候補プロジェクトの進行に支障をきたすことなどがその理由だ。彼らはモデルナがジカ熱ワクチン開発に取り組んだときのことを覚えていた。すべり出しは開発がうまくいかずにつまずき、最終的には流行が収束したためワクチンの必要性がなくなってしまった、あのときの経験を。そのうえ、モデルナの株価は依然として低迷していた。

結局、バンセルは取締役会と経営陣を説得し、プロジェクトは開始されることになる。しかし、そこには一風変わった状況が生まれていた。急速に増えていく感染者数に懸念を深めていた研究者たちは、幹部たちが慎重論や反対の声をあげて議論している間に、すでに動き出していたのだ。

モデルナがワクチン開発に本格的に関わることを決めるより前に、同社とＮＩＡＩＤの一部の科学者たちは、疾病Ｘの正体とその対処法を探ろうと調査を始めていた。

まずは、このウイルスについてもっと情報を得ることが必要だった。どのウイルス科に属しているのか？　ウイルスのどの部分をワクチンのターゲットにするのが最適か？

まだカンヌで家族と休暇を過ごしている間に、バンセルはＮＩＡＩＤの経験豊富なワクチン研究者バーニー・グレアムにメールを送り、ウイルスの遺伝子配列が判明したかどうかを問い合わせていた。遺伝子配列がわかれば、然るべき免疫反応を引き出すようにｍＲＮＡの配列を設計し、これをワクチンに用いることができる。

グレアムは、現在こちらのチームが解析中だと返信してきた。「もしこれがＳＡＲＳウイルスに似たコロナウイルスであれば、対処法もすでにわかっているし、ｍＲＮＡが非常に少ない投与量でも効果があることが実証されている（……）増産可能なワクチンをどれだけ迅速に用意できるかを試す演習としては最適でしょう」、メールにはそう書かれていた。

「進捗があれば随時教えてください」とバンセルは返信する。「私はチームに伝えて、配列をいただいたらすぐに作業を開始できるようにしておきます」[1]

遺伝子配列は、数日で明らかになった。中国の研究者たちが謎の病気に感染した人から採取したサンプルを分析したのだ。この当時、アメリカでもヨーロッパでもまだ感染者は報告されていなかった。確認されていた感染例は数十件で、そのほとんどが中国の武漢居住者か、武漢に滞在し帰国したアジア数か国の人々だったのである。

グレアムとバンセルは、中国の研究者がこのウイルスを新種のコロナウイルスと突き止めたことを知った。グレアムが考えたとおり、二〇〇三年に大流行をもたらしたSARSウイルスに類似しているという。

中国人研究者らはオーストラリアの科学者との協力のもと、二〇二〇年一月一〇日、ウイルスの遺伝子配列をvirological.orgというサイト上に公開した。「このデータのダウンロード、シェア、使用、分析は自由です」と投稿には書き添えられている。これは、中国の秘密主義に慣れてきたアメリカの科学者たちを驚かせた。中国の科学者たちが遺伝子配列を公開するとは、状況はかなり深刻なのに違いない、と思った人もいた。[2]

新型コロナウイルスの遺伝子を分析する

NIAIDのワクチン研究センター（VRC）に勤務するキズメキア・コーベットは、中国のウイルスに関するあらゆるニュースをキャッチするため、スマートフォンにグーグル・アラートを設定していた。一月一一日土曜日の朝、目覚めた彼女の目に一件のアラートが飛び込んでくる。新型ウイルスの遺伝子配列がジェンバンクにアップされたのだ。ジェンバンクは国立衛生研究所（NIH）が運営するデータベースで、すべての公開済み遺伝子配列が蓄積されている。

ジェンバンクに投稿されていたのは、私たち一般人の大半には一見めちゃくちゃに思える文字の羅列だった。キーボードに触ることを覚えたばかりの小さな子どもが適当に打った文字のようだ。とりとめのない文字が長い鎖のように連なるそれに、明らかなパターンは見いだせない。含まれているのは、A、T、G、Cの文字を組み合わせた文字列だ。この四つの文字は、DNAを構成する四つの核酸塩基を示している。投稿された遺伝子配列の一部を以下に紹介しよう。このような文字列が何百行にもわたって続いているのだ。[3]

2701 cttcacactc aaaggcggtg caccaacaaa ggttactttt ggtgatgaca ctgtgataga
2761 agtgcaaggt tacaagagtg tgaatatcac ttttgaactt gatgaaagga ttgataaagt
2821 acttaatgag aagtgctctg cctatacagt tgaactcggt acagaagtaa atgagttcgc
2881 ctgtgttgtg gcagatgctg tcataaaaac tttgcaacca gtatctgaat tacttacacc

コーベットのような訓練を積んだ科学者にとっては、この配列はウイルスとの戦いに必要不可欠な重要な手がかりを書き記したものだった。彼女は大急ぎで研究室に向かった。研究室はメリーランド州ベセスダの広々としたNIH構内の四〇号館にある。その土曜の朝、やはり集まってきた他の科学者たちとともに、彼女はこの遺伝子配列を詳しく調べた。

コーベットはこのとき三三歳。ワクチン研究センターの上席研究員をすでに六年務めており、SARSやMARSなどのコロナウイルスについても同様の分析を行ってきた。これらのコロナウイルスの流行は限られたものだったが、コーベットはこうしたウイルスが再び感染拡大を引き起こす脅威となり得ることを理解していた。したがって、ウイルスの構造を研究し、治療薬やワクチンのターゲットになりそうな脆弱性を見つけておくことが重要なのだ。

コーベットがすぐに気づいたのは、この新しいウイルスには、これまでのコロナウイルスと遺伝子的に一致している部分がかなりあるという点だった。その一例が、特徴的なスパイクタンパク質である。スパイクタンパク質は、コロナウイルスの表面から突き出ている茎状の構造体だ。イラストなどではよく薄い色で描かれたウイルス表面から突き出た、赤い小さな塊状の突起として描かれている。モデルナの社長であるスティーヴン・ホーグは「不気味な指が突き出ている」とか「きのこみたいな」などと表現していた。

機能的には、スパイクタンパク質はロッククライマーが岩の壁に打ち込むハーケンのようなものだ。ウイルスが人間の細胞に結合し、細胞内に入り込むのを助けるのがその役目である。こうして細胞内に侵入したウイルスは、そこで増殖していく。そして十分に増殖すると感染が生じ、ウイルス量に応じては症状が出たり、死に至ることもあるというわけだ。

新たなウイルスに立ち向かううえでは、このスパイクタンパク質をターゲットとする戦略が最も有効なのではないかとコーベットはみていた。

コーベットがベセスダで猛然と動きだした頃、モデルナの研究者たちもウイルスの遺伝子配列をコンピューターにダウンロードして、他のウイルスの配列と比較していた。そのための手法の一つが「ＢＬＡＳＴ（basic local alignment search tool）」というツールである。これはＮＩＨが提供しているオンライン・サービスで、さまざまな有機体や病原体の遺伝子配列の類似性を見つけるためのツールだ。さらに、モデルナの研究者たちは３Ｄソフトウェアも駆使してタンパク質の構造を調べた。

作業は、場所も時間も問わずに行われた。モデルナの研究者たちはケンドール・スクエアの本社オフィスから在宅勤務の同僚たちと連絡を取り合い、夜も遅くまで自宅のソファーで仕事に勤しんだ。モデルナとＮＩＡＩＤの間でも電話やメールが飛び交った。そのなかで主に議題となったのは、スパイクタンパク質のどの部分をワクチンのターゲットにすべきかという点だ。

ワクチン開発者は、人体の免疫系をうまく操る方法を常に探し求めている。彼らはスパイクタンパク質の一部分をコピーして免疫系に届ければ、ウイルス全体を使わないため感染のリスクを冒すことなく、このスパイクタンパク質を撃退するための免疫反応を引き出すことができると考えた。要するに、害のない形のスパイクタンパク質を用いて、この侵入者への対処法を体にあらかじめ教えておくのだ。こうすることで、理論上はウイルスが人の細胞に侵入しようとする段階でこれを食い止め、増殖を阻止することができる。

コーベットと同僚たちは、新型コロナウイルスのパンデミックが起こるよりも以前から、いくつかの重要な知見を蓄えてきた。その一つが、実物のスパイクタンパク質を複製して、その複製物や遺伝子コードをそのままの形でワクチンに入れても、効果は期待できないということだ。というのも、ウイルスが細胞に結合し内部に入り込む過程で、スパイクタンパク質は形を変える。ワクチンとして接種したスパイクタンパク質も同様だ。すると、変化前のスパイクタンパク質に対する免疫反応が引き出されず、ウイルスへの防御効果が下がってしまうのだ。コーベットらは、スパイクタンパク質の設計に修飾を加えることで、細胞への結合核も構造変化前《プレフュージョン》の形状を固定できることを発見した。この修飾は二つのプロリン（アミノ酸の一種）を置換するため、「2P置換」と呼ばれる。これにより、免疫系により正確なターゲットを示すことができ、より強力な免疫反応を引き出せるのだ。要するに、免疫系に示すターゲットとして古い形のハーケンを使っても意味がないということだ。正しい長さや鋭さのものを用意しなければいけない。あくまでも理論上の話だが。[4]

スパイクタンパク質をベースとしたワクチンを機能させる一つの方法は、タンパク質自体のクローンをつくって、免疫反応を引き出すのに十分な量を注射することで、免疫系にその撃退法を学ばせるというものだ。いくつかの企業や研究者たちは、新型コロナワクチン開発において最終的にこのアプローチを選択している。ただし、成功の度合いはまちまちだった。この手法で難点となるのは、十分な量のタンパク質を巨大なステンレス製のタンクで製造するのに、とても時間がかかることだった。

一方、mRNAを利用したアプローチは（そこがこの手法のすばらしいところなのだが）、実に巧みに人間の体をスパイクタンパク質製造工場に変える。mRNAワクチンはスパイクタンパク質の遺伝情報を人間の細胞に送り届け、構造変化前のスパイクタンパク質を生成するよう指示するのだ。すると、免疫系は生成されたスパイクタンパク質を侵入者ととらえ、然るべく防衛反応をとって抗体やその他の細胞をつくりだす。この警戒態勢はその後も消えずに残るため、のちに実際のウイルスにさらされた際にも、免疫系がそれを検知し撃退してくれるというわけだ。

また、DNAワクチンというもう一つの選択肢と比べても、mRNAにはメリットがあった。

DNAワクチンは、DNAにワクチン成分の「設計図」を組み込んで直接接種するものだ。この手法ではDNAを細胞の中心である細胞核まで送り届ける必要があるが、これはときに困難を伴う。たとえば、いくつかの実験段階のDNAワクチンでは、DNAを細胞核にうまく入れ込むために接種後に電気装置を使って被験者に軽い電気ショックを与える必要があった。特に痛みを伴うものではないが、大勢の人に接種するワクチンとしては実用的とは言えない。

一方、mRNAは細胞質（細胞膜と細胞核の間の部分）に入れるだけでよく、より簡単に導入できる。

それは、実りある週末だった。遺伝子配列が投稿されてから三日後の一月一三日の月曜日までに、コーベットとワクチン研究センター（VRC）の研究者たちは、これこそワクチンに用いるのに最適なスパイクタンパク質の遺伝子配列だと思われるものにたどり着く。モデルナの科学者たちもこれに同意した。

わずか三日間でワクチンの設計に関して合意した彼らは、続いて試験に向けての全体計画の策定にかかった。この計画では、モデルナはワクチンの初回バッチを製造してNIAIDに送り、コーベットたちはそれを用いて動物実験を行う。さらに重要な点として、モデルナはNIAIDが九〇日以内に最初の臨床試験を開始できるように、ヒトへの試験用バッチを迅速に製造することになった。これは、新たに出現した感染症に対するワクチン開発のスピードとしては記録的な速さとなる。通常、新しいワクチンを開発するには、動物実験のフェーズだけでも六か月から一二か月はかかるのだ。

スパイクタンパク質のターゲット部位を決める

「ストップウォッチ演習」は、もともとはｍＲＮＡワクチンが迅速に設計・製造可能であることを証明するためのコンセプト検証を目的としていた。ところが、それはしだいに、恐ろしい毒性の兆候を示すこの感染症に立ち向かううえで必須のレースへと変わっていく。

そのことが、多くの関係者の心にこれまでとは別のレベルの不安や迷いを引き起こしていた。ＮＩＡＩＤのワクチン研究センター副所長であるバーニー・グレアムは、スパイクタンパク質をターゲットにするという新たなワクチンの設計にはある程度の自信があった。ＭＥＲＳなど他のコロナウイルスも、似たようなスパイクタンパク質を備えている。その点で、二〇二〇年初めに現れた新しい病原体があまり解明の進んでいない他の種類のウイルスではなくコロナウイルスだったことは、研究者にとって幸運だった。おかげで今回の新たなコロナウイルスに対しても、ワクチンで対処しやすくなる。

ただし、スパイクタンパク質にはターゲット候補となる部位がいくつもあった。そのうちの一つを選んだら、あとは正しいものを選んだことを祈るしかない。もし間違っていたら、最初からやり直しだ。貴重な時間が失われてしまう。自分たちのアプローチは正しいという当初の自信とはうらはらに、グレアムの心にはしだいに疑念が広がっていった。チームはスパイクタンパク質の配列に関するほとんどの決定を全員一致で決めていた。しかし、重要な一点について一致に至らず、最終決定はグレアムにゆだねられたのだ。決定を下したあとも、それは彼の心に重くのしかかった。

「おそらくは何十もの別の選択肢があったなかでの決断で、私は少しパニックに陥っていました」とグレアムは回想する。同僚の前では迷いをみせなかったが、家に帰ると心をかき乱され、考え込み、眠れなくなった。精神科医である妻は、彼の心を落ち着かせようと気を配ってくれたという。

ボストンでは、モデルナの最高医学責任者のタル・ザクスが、NIAIDとワクチン設計で合意した直後に同じく心をかき乱されていた。彼の妻はアーティストだが、もともとは生化学者だ。その妻がある夜、突然彼を揺り起こした。「ねえ、この形で製造を決めたというけれど、そもそも遺伝子配列が正しいことは確かなの?」と妻は尋ねた。中国の研究者がインターネットに投稿したスパイクタンパク質の遺伝子配列が正しいものであることを、モデルナはどうやって確かめたのか、というのだ。

「しまった! 君の言うとおりだ。そのことを聞いてなかった」、ザクスはそう言うとベッドから抜け出し、その夜のうちにモデルナの同僚にメールで妻の疑問を伝えた。

翌日、ザクスはメールを受け取った。選択したのは他のタイプのコロナウイルスに関する過去の研究結果に基づいた、ワクチン製造に最適な配列だという説明だった。こうしてザクスもグレアムも多少は安堵したわけだが、胸に抱いた疑念を完全に振り払うまでには、結果が出るまでもうすこし時を待たねばならなかった。

こうして設計も決まり、モデルナは動物実験とヒトを対象とした臨床試験に向けてワクチンを製造する段階に入る。数年前に製造機械の「ビースト」を解体し一億ドル以上を投じてノーウッドに製造プラントを建設したのは、先見の明があったと言えるだろう。ワクチンを製造するために委託メーカーを探し、契約を交わし、その後メーカーの業務を監督するのに貴重な時間を使わずにすんだからだ。

製造プラントでは、白衣を着てヘアネットと安全保護メガネをつけた従業員が換気フードやロボットやスチール製のタンクに囲まれて、治験用のワクチンや医薬品の製造にあたっていた。一部のエリアでは、機械操作を担うオペレーターがセンサーを装着していた。後日なんらかの問題が生じて原因を究明したり、生産プロセスの効率向上を図ったりする際に、オペレーターの動きを調査分析するためだ。

さらに製造部門のリーダーたちは、時間を節約するため、すでに設置されている専用ロボットの一部を転用することを思いついた。がんのワクチン製造プロジェクトに用いていたものだ。新しい設備の導入を待つよりも、そのほうが速いと判断したのだ。

一〇〇人もの製造スタッフや品質管理スタッフが新たなワクチンの製造に動員され、多くの人が夜も週末も働いた。

一月下旬、モデルナ幹部がまだこのプロジェクトに身を投じることのメリットを議論している間に、製造部門はバイアル瓶一二本分のワクチンを完成させていた。マウスを使った動物実験用にNIAIDに送るためのものだ。二月の初め、ウイルス免疫学専門家のキズメキア・コーベットは数百匹のマウスにこれを投与した。

およそ二週間後、コーベットとスタッフたちはマウスの血液サンプルを調べるために実験台のまわりに集まっていた。血液サンプルは染色液に通されている。この色が黄色に変われば、血液には新型コロナウイルスへの抗体が含まれているということだ。

「私たちはそろって実験台を取り囲んで、あの鮮やかな黄色が現れるのを見守っていました」とコーベットは語った。「誰もが興奮していました」

この間に、モデルナはさらにバイアル瓶およそ五〇〇本分のワクチン製造にかかっていた。こちらはヒトに接種するためのものだ。ワクチンが完成したのは、二月七日の金曜日だった。通常、会社は土日は休みのため品質検査は月曜日からとなる。しかし、一〇人以上のスタッフが休みを返上して、ワクチンの効力を調べる力価試験やその他特性の検査にあたった。バッチはその週末中にほとんどの試験をクリアする。しかし、そこからさらに二週間を無菌試験に費やさなければならなかった。ワクチン在庫はマイナス七〇度で冷凍庫に保管された。ワクチンの効力を保つためだ。さらに、微生物や毒素による汚染がないことを確認するためサンプル試験も行う。製造されたバッチからmRNAのサンプルを採取し、これを特別の装置に通して、遺伝子配列が設計どおりであることも確認した。

モデルナは相変わらず、最初のうちは新型コロナワクチン開発の取り組みについて公の場で多くを語らなかった。しかし、同社がヒトへの臨床試験開始に向けてワクチン製造を終えた二月七日、ワシントンでの記者会見で、NIAIDのアンソニー・ファウチから一連の工程について説明があった。ファウチは現在に至るまでの歩みをすべて説明し、マウスの動物実験で良好な結果が得られたことや、今後の治験の計画についても語った。「幸いなことに、今までのところ何のトラブルもありません（……）実際、ここまではすべてうまくいっており、現状何の問題もありません。このまま順調に進むとは思いますが、そればかりは誰にもわかりません。もしうまくいけば、ヒトを対象とする治験の第一相試験が二か月半以内に開始されることになると思います」[5]

数日後、モデルナは有価証券報告書の情報に軽く変更を加えている。それは、株式の追加売り出しに向けた準備の一環だった。新たに書き加えられたのは、二月七日時点でヒト試験用のワクチン初回バッチの製造が完了したこと、そして出荷前の検査が行われていることの二点のみだ。[6]この株式売り出しで、モデルナはおよそ四億七八〇〇万ドルの資金を調達する。しかし、売り出し価格は一株あたり一九ドルで、いまだにＩＰＯ価格を四ドル下回っていた。[7]これまでのモデルナの資金調達をみても、前回ラウンドより低い価格で株式を売り出すというのはごくまれだ。投資家たちは、なおも懐疑的だった。新型コロナワクチン開発に乗り出すことに関してモデルナ幹部の間にためらいや激しい議論があったのも、一つにはこれが理由である。二〇二〇年二月、モデルナがワクチン開発に乗り出したことを知ってもなお、投資家たちにとってモデルナはもはや「神童」ではなかった。

試験結果を待つ間

それからしばらくは、待ちの日々が続いた。モデルナは二〇二〇年二月の大半を、製造したワクチンが無菌試験を終えるのを待つのに費やしている。一方NIAIDは、ヒトを対象とする初の試験の開始に向けて、アメリカ食品医薬品局（FDA）から承認が下りるのを待っていた。

この待ち続ける日々のなか、私はマサチューセッツ工科大学のキャンパスを見下ろすケンドール・スクエアのモデルナ本社を訪れ、その六階にあるオフィスでバンセルと面会した。目的は、モデルナという会社とそのワクチン・プロジェクトについて、より詳しく知ることだった。《ウォール・ストリート・ジャーナル》紙に記事を書くことになっていたからだ。バンセルのオフィスの壁には、サルの絵と海岸線の写真が飾られている。デスクには娘たちの写真が並び、さらにその向こうの壁面は本棚になっていた。棚の一つには、透明な長方形のペーパーウエイトがずらりと並んでいる。ガラスの中に小さなバイアル瓶が埋め込まれたものだ。それぞれのペーパーウエイトには、モデルナの未来の製品となるかもしれない新薬候補の名と、治験が開始された日付が刻まれている。モデルナは新たな治験が始まるたびに、従業員一人一人にこのペーパーウエイトを贈ることにしていた。私が訪問したその二月の午後、ペーパーウエイトは一六個あった。それはモデルナの進化を示す記念碑であると同時に、いまだ実現されていない可能性の大きさを知らしめるものだった。というのも、これらの薬やワクチンはどれもまだ承認・販売に至っていないからだ。新型コロナワクチンの治験開始を記念するペーパーウエイトがもうすぐ加わることを願っています、と彼は語った。

バンセルはグレーのタートルネックのセーターを着て、スタイリッシュなフレームのメガネをかけていた。例のクッキーのレシピなどのお気に入りの例えを用いてｍＲＮＡについて説明し、モデルナのこれまで歩んできた道を語る。このような蓄積のおかげで、モデルナは遺伝子配列を決めてからわずか二五日という驚くべきスピードで新型コロナワクチンの最初のバッチを製造することができたのです、と彼は私に説明した。バンセルは壮大な表現を好んだ。「もし、この技術を活かして新型コロナワクチンの開発に成功すれば、人類への大きな貢献となります」

ただし、チームの戦略担当者たちの間で激しい議論となった不確実性についても、けっして忘れてはいなかった。「これから一年後にこのウイルスがどうなっているか、実際のところ誰にもわからないのです」と彼は言った。モデルナが新型コロナワクチンの開発製造を進めるために、他のプロジェクトから資金や人員を割いていることも認める。それでもなお、ワクチンがうまくいくかどうかは、バンセルにもまったくわからないのだ。

「うまくいくかもしれません。でも、とにかく成り行きを見守るほかありませんよ」。バンセルは幸運を祈るように木の机をこつこつと叩いた。

モデルナがワクチンの無菌試験が終わるのを待っていた二月の間も、ウイルスは待ってはくれなかった。中国では、このウイルスの危険性についていち早く警鐘を鳴らし、そのために逮捕された医師が、感染のすえ死亡した。世界中で感染者が急増していた。わずか数週間の間に、世界の新規感染者数は数千人レベルから三万一〇〇〇人にまで拡大する。死者数は六三〇人にのぼったが、そのほとんどはまだ中国国内に限られていた。[8] さらに二週間が経つ頃には、死者数は二二〇〇人、新規感染者数は七万六〇〇〇人に膨れ上がる。[9] そのほとんどを占めるのは、やはり中国だった。しかし、この頃になると世界各地で感染拡大の兆候が表れはじめる。アメリカも例外ではなかった。ワシントン州、カリフォルニア州、テキサス州、その他いくつかの地域で一五人の感染が確認された。[10] 当局は中国から帰国した人すべてについて二週間の隔離を始め、一部の人には軍の施設が提供された。[11] 乗客と乗組員およそ三五〇〇人を乗せたクルーズ船ダイヤモンド・プリンセス号では集団感染が発生。船は日本の港に入港し、感染者も含めた数百人のアメリカ人乗客がチャーター機で救助され、帰国した。[12]

スピードというmRNAの利点

モデルナとNIAIDにできることは、承認を待つことだけだった。二月の半ば、ケンブリッジにバンセルを訪ねてから一週間後、私はワシントン郊外のNIH施設内にあるアンソニー・ファウチ博士のオフィスを訪ね、新型コロナウイルスへの取り組みについて聞いた。私たちは握手を交わした。あの頃は、まだそれがあたりまえだったのだ。

ファウチは、当時は有名人でもなければ政治的な責任を背負う立場にもなかった。HIVとエイズを専門とする主導的研究者として、そしてNIAIDの所長として、感染症の世界ではよく知られ、高く評価されている人物だった。彼はエイズ感染者が爆発的に増えた一九八四年にNIAIDの所長に就任している。

ブルックリンに生まれ、このとき七九歳を迎えていたファウチは、それまでのキャリアのほとんどをＮＩＨに捧げていた。そのキャリアを通じて、少なくとも七人の大統領に感染症問題で助言をしている。ファウチはコミュニケーション能力にすぐれ、複雑な医学的テーマをわかりやすい言葉で、ジャーナリストや一般人、それにＮＩＨの予算を決める議員たちに語った。ＮＩＡＩＤの所長として、二〇二〇年一月末に発足したホワイトハウスの新型コロナ対応タスクフォースの主要メンバーにも名を連ねている。その仕事の一環として、毎日のように電話を通じて、あるいはホワイトハウスの危機管理室（シチュエーション・ルーム）まで出向いて、保健福祉省アレックス・アザー長官などの政府高官との会議をこなしていた（二月にはマイク・ペンス副大統領がこのタスクフォースの議長に任命されている）。この頃、タスクフォースは主に急を要する具体的な措置に関する決定を担っていた。たとえば、ダイヤモンド・プリンセス号の乗客をどうするか、感染者をアメリカに帰国させるべきかどうか、帰国させる場合は、特別の区画を設けた飛行機で移動させるのかどうか、などの問題である。

中国での感染拡大が深刻さを極めるこの時期に至るまで、新たなウイルスの正式な名称は決まっていなかった。このことは、感染拡大の初期における混乱や複雑な状況を如実に示している。ファウチや他の専門家はもっぱら、このウイルスのことを「新しい（new）」または「新型の（novel）」コロナウイルスと呼んでいた。二月一一日、国際ウイルス分類委員会は、このウイルスを正式にＳＡＲＳ‐ＣｏＶ‐２と命名する。重症急性呼吸器症候群（ＳＡＲＳ）を引き起こす第二のコロナウイルスという意味だ。二〇〇三年に流行したＳＡＲＳと区別するための名称である。さらに世界保健機関（ＷＨＯ）は、ＳＡＲＳ‐ＣｏＶ‐２が引き起こす病気をＣｏｖｉｄ‐

19と呼ぶことにした。これは新型コロナウイルス感染症（coronavirus disease-19）の略語で、19はこのウイルスがはじめてヒトで確認された年である。[13]

ファウチは自身のオフィスに隣接した小さな役員用会議室で、ウイルスへの新たな取り組みについて語ってくれた。壁際の木製の本棚には『完治：HIVに勝利した二人のベルリン患者の物語』、『ナイジェリアのエイズ』、『バイオテロリズム』といったタイトルの本が並ぶ。向かい側の壁には、彼のすばらしいキャリアを示す品々が飾られていた。ウェイクフォレスト大学名誉学位記念やその他の表彰盾、ビル・クリントン元大統領と握手している写真などだ。

会議用テーブルの上座に座ったファウチは、新型コロナウイルスのワクチンが絶対に必要だという信念を語った。「古典的・歴史的にみて、大流行が収束するのをただひたすら待つのではなく、介入して完全に抑え込もうとするのなら、その唯一の方法はワクチン接種です」と彼は説明する。「私たちは天然痘を根絶しました。ポリオもワクチン接種を進めたことで、世界のほとんどの国でほぼ撲滅されている。麻疹だって本来であればとっくに根絶されているべき病です。現状そうでないのは、母親たちが子どもにワクチンを受けさせないからです」。ファウチが示唆したのは、アメリカで一部の親たち（母親だけでなく、父親もだが）の間にワクチン反対の運動が広がり、その結果、麻疹の流行が勃発したことだった。二〇一九年には一二八二人と過去二七年間で最大の感染者が出ているが、そのほとんどはワクチン接種を受けていない子どもたちだった。

ファウチは、国内で感染が拡大しようがしまいが、アメリカ政府は新型コロナウイルスの開発を主導すべきだと述べた。「私たちはグローバルな共同体の中で生きている。そして私が勤めるこの研究所は、アレルギー・感染症研究所です。感染症に国境はない。南アフリカでのジカ熱の大流行も、アフリカのエボラ熱も、カリブ海地域のチクングニア熱も、世界中に広まるエイズも、そして今は新型コロナウイルスも（……）すべては、相互につながっているのです」

ファウチのリーダーシップのもとに、ＮＩＡＩＤは何年も前からグラクソ・スミスクラインと協力してエボラ熱のワクチン開発を進め、ジカ熱ワクチンではモデルナと共同で治験を運営してきた。そのどちらも、アメリカへの脅威であることは確かだが、犠牲者の圧倒的多数は国外の人々である。

「こうした活動は重要です。なぜなら、私たちは公衆衛生と研究における世界のリーダーだからです」とファウチは続けた。「そして同時に、これは自国の国民を守るためでもある。大流行への対策に取り組むのは、豊かな国の責任です。自国に到達しそうにない感染症でも変わりはありません」

ファウチはＮＩＡＩＤとモデルナの協力について熱心に語ったが、いくぶんかの但し書きも付け加えた。ｍＲＮＡは「たしかにワクチン学を変えました」と彼は言う。それは、すばやい対応が可能になることを意味していた。モデルナの新型コロナワクチンに対する最初の臨床試験は三か月以内、もっと言えば、四月の終わりには始めることが可能だ、とファウチは明言した。これが「ワクチン開発における世界記録になることは間違いない」とも述べている。これに対して従来の技術では、ヒトへの試験を始めるだけでも一八か月から二年はかかるだろう。「モデルナと提携した理由は、ｍＲＮＡプラットフォームに現実的な可能性があったからです」と彼は語る。

ただし、それは三か月でほとんどの人がワクチン接種を受けられるようになる、という意味ではない。いくらmRNAのおかげで迅速な開発が可能になるとはいえ、ワクチンを広く使用できる状態までもっていくには、さらに臨床試験を重ねる必要がある。それには少なくとも一八か月はかかるだろうとファウチは考えていた。つまり楽観的に見積もっても、ワクチンが広く一般に使用可能になるのは二〇二一年の半ばということになる。

ファウチは、mRNAはたしかに完全に検証された技術ではないが、賭けてみる価値はあると語った。従来のワクチン技術のように「古くから実証されてきた技術ではない」ものの、「迅速に治験までもっていけるスピード感と、すばやく大量生産に移行できる点は実に有望です」と彼は言う。「過去六〇年から七〇年は、ワクチンといえば卵の中で培養してつくるものでした」。いくつかのインフルエンザワクチンは、まさにこうしてつくられてきた。「もちろん、二〇億個の卵をくれれば、それだけのワクチンをつくることはできます。時間は五倍かかってしまいますが、ワクチンをつくること自体は可能です。一方で、迅速にワクチンを得たいと思うなら、昔ながらの標準的で確実な技術ではない、いわば時代遅れではないやり方が必要になります」

ファウチはまた、動物実験の不確実性にも触れ、この段階での成功を過大に受け止めないほうがいいと述べた。「マウスにだまされることも多いんですよ」と彼は言う。「マウスは良い結果を出してくれることが多い。それで一見、実験がすばらしくうまくいったように見えるのです。より人間に近いサルの実験に移行してはじめて、必ずしもそうではないとわかるわけです」

二〇二〇年二月の段階では、モデルナの新型コロナワクチンの安全性が治験で確認されても、その後ワクチンをどのように展開することになるかは明確でなかった。もしも最終的に流行が限られたものになれば、ワクチンが承認されても医療従事者や救急隊員などの初期対応者だけに接種することになるかもしれない。一方、もしさらに感染が拡大していれば、高齢者や慢性疾患のある人などハイリスク層の人を優先しつつ、すべての国民に接種を進めることになる、とファウチは説明した。

しかし当時は、中国での感染者数こそ不穏ではあったものの、そこまでの状況になるとはあまり思えなかった。ファウチにしても、私の手の届くほど近くに座っていたのにマスクもしていない。

「アメリカで感染が拡大しないかぎり、今すぐにワクチン接種を開始することは考えていません」とファウチは言った。

治験ボランティア募集開始

ファウチは、重症急性呼吸器症候群（ＳＡＲＳ）の感染が拡大した二〇〇三年のことを覚えていた。ＮＩＡＩＤは当時、ウイルスの遺伝子配列が明らかになってからおよそ二〇か月後にワクチン候補の治験を開始している。この間に公衆衛生上の対策により感染は抑え込まれ、ワクチンが実際に感染を予防するかどうかは結局わからずじまいとなった。また、感染が抑え込まれたことで、製薬会社はＳＡＲＳワクチンの開発に多大な投資をしようという意欲を失ったのである。

しかし、今回の新たなコロナウイルスは少し様子が違っており、製薬会社もワクチン開発に積極的なようだ。その理由として、ファウチはこう指摘する。「このウイルスがすぐに収束するとは思えないからです」。感染率は下がるかもしれないが、それでも次の冬には再び流行が拡大するだろうと彼は予想していた。「冬に再び流行するとなれば、ワクチンを打ちたいと思う人も増えるでしょう。このウイルスがインフルエンザのように季節性のものになれば、人々はインフルエンザワクチンを打つのと同じように、新型コロナウイルスのワクチンを打つようになる。夏の間は感染者が減っても、使用可能なワクチン開発に向けた取り組みは立ち消えにはならないと私は考えています。このウイルスが真にグローバルな健康上の脅威と危機になることへの懸念は非常に強い。それだけに、ワクチン開発をゴールに導くための投資は引き続き行われるものと、私は確信しています」

ファウチは、モデルナワクチンの最初の臨床試験に向けて、健康な成人のボランティアを募集するとも述べた。ＮＩＡＩＤはこのボランティアにワクチンを接種して、後日、血液サンプルを採取する。そして、ワクチンの働きによって免疫系が新型コロナウイルスに対する抗体をつくり出したかどうかを確認するのだ。さらに、治験参加者に副反応が生じないか、安全性に問題はないかもモニタリングする。

もし、この最初の試験でワクチンの安全性が確認され、望ましい免疫反応が生じることがわかれば、その後はさらに規模を拡大した試験を、感染が拡大している地域で行う必要がある。ワクチンに感染や発症を予防する効果があるかどうかを調べるためだ。地域としては、タイ、日本、香港、シンガポールが考えられるだろう。

ファウチはこの時点で、アメリカがモデルナワクチンの大規模な試験場になることは想定していなかった。もっとも、彼の口調からは、それがウイルス学というよりも希望的観測に基づく見立てであることが伝わってきたが。「大規模な治験は感染が起きている地域で行う必要があります。そして我々は、アメリカで感染が拡大するとは考えていません。そうはならないことを願っています。まあ、もしそうなれば、すべての治験をアメリカで行えますがね」、ファウチはそう言って、さらに続けた。

「そうならないことを望みたいものです」

第7章

mRNA−1273

なぜ異例の速さで新型コロナワクチン開発を進められたのか

ニール・ブラウニングは四六歳、マイクロソフトのネットワーク・エンジニアだ。褐色の髪は短く刈り込み、前髪の中央をやや尖らせている。小さな娘たちには、注射はこわくても子ども向けのワクチン接種や季節ごとのインフルエンザ予防接種は受けなくてはいけないよ、といつも言い聞かせてきた。そして二〇二〇年三月、彼は自分自身がワクチン接種に向かおうとしていた。インフルエンザワクチンのような、効果と安全性がすでに実証されたワクチンではない。まだ未知数の、新しい病気に対するワクチンだ。娘たちがワクチン接種を不安がるたびに、彼はこう説明してきた。ワクチンというのは、たくさんの人に接種する前に信頼できるシステムで試験をしているんだ、ちゃんと安全で効果があるかを確かめるためにね、だから何の心配もいらない。

ブラウニングは、自分が良い行いをすることで娘たちの手本になれればと思っていた。世界に良い変化をもたらすチャンスがあれば、自分にできることをするべきだと教えたかった。それが、彼が今回モデルナの新型コロナワクチン治験にボランティアとして参加し、治験薬を接種される最初の人間の一人になることを決めた理由だ。そのワクチンは、わずか二か月前に設計された。ワクチン開発の通常のスケジュールから考えると、驚くべきスピードである。

この当時、ブラウニング家にとって新型コロナウイルスの脅威はより身近なものになっていた。ワシントン州ではアメリカで初となる深刻なクラスターが発生し、三月初めまでに二七人の感染と九人の死亡が確認される。[1] このとき数人の死者を出した高齢者施設は、ブラウニングの自宅からわずか数キロメートルのところにあった。[2] ワシントン州ではアメリカ全土に先駆けて学校閉鎖が始まっていた。

ブラウニングはしだいにニュース報道に気を配るようになった。そして、感染拡大を抑えるために自分に何かできることがあればしたいと考えるようになる。こうして彼は、医学研究に不可欠な要素の一つである治験への参加を決めたのだった。治験とは、新しい医薬品候補やワクチン候補、医療器具について安全性と有効性を調べ、それらが国の規制当局に承認され広く市販されるに足るレベルかどうかを確かめる実験の場だ。製薬会社や医師たちが、なんらかの疾患をもつ患者（あるいは、ブラウニングのように健康なボランティア）を募り、まだ実験段階の新しい薬や治療法を試してもらうのだ。

三段階の治験過程

ほとんどの医薬品やワクチンは、三つの段階から成る治験を経て、はじめて安全とみなされる。一つ目の段階である第一相試験は、一〇〇人程度の少人数を対象とするものだ。ここではさまざまな量の医薬品候補を投与し、それが健康になんらかの問題を引き起こすかどうかをチェックする。このプロセスには数か月はかかるのが普通だ。また場合によっては、意図したとおりの効果があることを示す初期の兆候がみられるかどうかもチェックの対象となる。第一相試験が終了したら、続いて第二相試験だ。この試験では投与量を一定範囲に定め、参加者の数も数百人ほどに増やす。ときには二年ほどかかることもあるこの第二相試験の目的は、安全性を継続的にモニタリングし、有効性についてさらに多くのエビデンスを得ることだ。

実験段階の薬やワクチンは、必ずしも良好な結果を出せるとはかぎらない。当然ながら、次の段階に進めるチャンスは治験が進むにつれて小さくなる。第一相試験に入った医薬品のおよそ七〇パーセントは第二相試験に進むが、第二相から第三相に進むのはわずか三三パーセントだ。第三相試験は最も重要なフェーズで、通常は承認に向けた治験の最終段階となる。[3]

第三相試験には数千人が参加し、期間は数年に及ぶこともある。この試験の結果によって、医薬品やワクチンが規制当局の承認を受けられるかどうかが決まるのだ。第三相試験では多くの場合、比較のための「対照群」が設けられる。治験対象の薬を投与される患者とは別に、一部の患者には対照群として、プラセボ（偽薬）か、あるいはすでに広く使われている別の医薬品が投与される。その後、参加者の状態を詳しく追跡し、治験薬の投与を受けたグループが対照群に比べてより良い結果を示すかどうかを調べるのだ。

たとえば、がんの治験では、新しい治療を受けた患者のほうがそれを受けなかった患者より生存率が向上したかどうかを追跡調査する。心臓血管系の疾患では、コレステロールを下げる薬を投与した場合に心臓発作や脳卒中が起こりにくくなるかどうかをチェックする。

ほぼすべての新薬やワクチンは、この一連の治験プロセスを経ることになる。最終的な承認を下すのはアメリカ食品医薬品局（ＦＤＡ）だが、ＦＤＡ自身が治験を運営することはほとんどない。

FDAの役割は、治験の依頼者である製薬会社や治験実施医療機関から提出された治験結果を分析することだ。

ほとんどの大手製薬会社は、治験の運営に関して何十年にもわたる豊富な経験を有している。たとえばメルクは、ヒトパピローマウイルス感染症ワクチンのガーダシルの治験を世界数十か国で実施し、二万七〇〇〇人にのぼる女児や女性にこれを接種した。その結果、子宮頸がんを導く恐れのある前がん病変の出現が著しく減少したことが確認される。FDAは二〇〇六年にこのワクチンを承認した。最初の治験開始から実に九年後のことだった。[4]

さらに大手製薬会社には、一連の治験に何億ドルもの費用をかけられるだけの資金力もある。それに、もし治験が失敗すれば、その費用を損失として負担できるだけの力も。二〇〇六年、ファイザーは革新的な心臓病治療薬の治験を中止し、製薬業界を驚かせた。その薬は、ブロックバスター（画期的新薬）になると期待されていた。しかし、一万五〇〇〇人の患者を対象とした第三相試験は、惨敗だった。治験薬を投与することで心臓発作と死亡のリスクが高まることがわかったのだ。それまでの研究では出現しなかった想定外の因果関係によるものだった。ファイザーは結局、販売されることのない薬の開発と治験に八億ドルをつぎ込んだことになる。[5]

一方、モデルナが二〇二〇年までに実施した治験の総参加者数は、わずか一五〇〇人あまりだ。これまでの治験はどれも、薬やワクチンの安全性を確かめ、さまざまな投与量を試す初期臨床試験だった。なかには、H10N8鳥インフルエンザワクチンのように、単に基盤となる技術の有効性を見きわめるコンセプト実証のために行われた試験もある。そのうえ、ほとんどの試験は安全性と免疫反応の有無を確かめるだけのものに留まっていた。ワクチン接種後に血液検査を行い、血液中に抗体ができているかどうかを調べるのだ。[6]しかし免疫反応がみられたからといって、病気から守られているとはかぎらない。それは単に、体が病気と闘うために、こちらが望むとおりの行動をしているというサインにすぎないのだ。

たとえばH1N8の場合、流行はそれほど広がらなかったため、ドイツで行われた治験に参加した人々が日々の生活でこのウイルスに接触する可能性は少なかった。つまり、病気の予防やリスク低減といったワクチンの最終的な効果を証明できるチャンスは、ほとんどなかったということだ。理論的には、ワクチン接種によって免疫反応が引き出されたとしても、実際の感染から身を守れるほどの効果は得られていない可能性もある。

新型コロナワクチンの治験を開始した時点で、モデルナは主にこうした限られた治験結果から、mRNAワクチンが人体に免疫反応を引き起こすことは確認していた。しかし、それが感染を予防するという直接の証拠は、まだ得られていなかった。

治験用ワクチン初出荷

二〇二〇年二月にモデルナのノーウッド工場で製造されたバイアル瓶五〇〇本分のバッチには、mRNA-1273というコードネームがつけられた。二月二四日、このバッチはついに無菌試験をクリアし、メリーランド州にあるNIAIDの契約施設に向けて出荷される。ワクチンはこの施設で、mRNAの安定性を保つためマイナス七〇度で保管される。そして、そこから治験が行われる数か所の医療機関に数週間以内に輸送されるのだ。

モデルナの治験用ワクチンが出荷されたというニュースは《ウォール・ストリート・ジャーナル》紙によって報じられた。この報道を受けて、モデルナの株価は二八パーセント上昇し、ついにIPO時の二三ドルを上回る価格まで回復する。[7]

市場の反応はすばやかったが、一方で、喜ぶのはまだ早いと考える慎重な科学者たちもいた。セービンワクチン研究所のグローバル予防接種部門のトップであるブルース・ゲランは、「最後まで見届けることなく判断することはできない」として、こう述べている。「一連の試験は、有効なものだけを選り抜き、そうでないものを振り落としていく設計になっています。だからこそ、可能性のありそうなものをできるだけ数多く試験することが重要なのです。すべての馬がレースを最後まで走り切れるとはかぎらないのですから」

治験用ワクチンが出荷されたのと同じ頃、保健当局はウイルスについての警告を強めていた。世界保健機関（WHO）は、世界的な感染拡大を阻止するのは不可能かもしれないと警告。アメリカ疾病予防管理センター（CDC）の高官は、ウイルスはアメリカ全土に広まり、学校閉鎖など日常生活に大きな混乱をもたらすかもしれないと述べた。こうしたニュースは、恐怖と懐疑、そして当惑の入り混じった気持ちで受け止められた。株式市場は急落し、二〇〇八年の金融危機以来最悪の週となる。[8]

選挙の年を迎えていたトランプ大統領は、国民の間に広まる懸念を抑えようとした。アメリカで最初の感染者が報告されたとき、大統領は事態はコントロール下にあると発言している。それから数週間が経ったこの時期、彼はなおも記者会見の場で、確認された感染者はわずか一五人で「数日中にはゼロに近い数まで下がるだろう」と述べていた。[9]

しかし、そうはならなかった。トランプ大統領はまもなく方針を変えた。ワクチン開発が大車輪で進められていることを強調し、救いの手はもうすぐそこまで来ているというシグナルを送ろうと試みる。さらにホワイトハウスでは、報道陣向けに格好のアピールとなる集まりが開かれた。それは、のちに立ち上げられることになる国を挙げての大々的なワクチン開発プロジェクトを予兆するものだった。

三月の初め、新型コロナウイルスのワクチンや治療薬の開発を進める製薬各社のトップがホワイトハウスに招かれ、大統領に自社の取り組みを説明するための会合が開かれた。バンセルも数日前に招待状を受け取り、ホワイトハウスへの入館許可を得るのに必要な個人データを提出していた。会合当日、バンセルは少し早めにワシントンDCに到着し、まず生物医学先端研究開発局(BARDA)を訪問した。ワクチン開発プロジェクトへの国のさらなる資金援助を求めるためだ。

その後バンセルはホワイトハウスに向かったが、入り口で警備員に止められた。彼の分の入館許可が出ていないというのだ。バンセルは入り口脇によけ、次々と入館していく他社のトップに手を振って挨拶するはめになった。グラクソ・スミスクライン、キュアバック、ジョンソン・エンド・ジョンソンといった会社の幹部たちは、誰もが特に問題なく入っていく。なぜ許可が出ていなかったのかはわからないが、提出した社会保障番号に何か問題があったのかもしれない、とバンセルは考えた。フランス生まれの彼はアメリカ国民ではないが、グリーンカードを取得しており、社会保障番号も保持している。

結局、会合開始の五分ほど前にバンセルはようやく中に入れてもらえた。大統領執務室につながる閣議室に案内され、長い楕円形をしたマホガニー製の会議テーブルを囲む革張りの椅子の一つに座る。ジョージ・ワシントンとベンジャミン・フランクリンの胸像が暖炉の両脇に並び、大統領席の後ろにあるカーテンに縁どられたフランス窓からは自然光が差し込んでいた。

バンセルは、大統領の向かいに座っていた。大統領の左手三つ隣りの席にはアンソニー・ファウチが座る。招待された製薬会社トップは順番に発言していった。自社について簡単に紹介したのち、ウイルスとの闘いにおける取り組みについて説明する。誰もが言及したのは、資金、研究、そして時間だった。イノビオ・ファーマシューティカルズ社のＣＥＯは、ワクチン製造施設を拡大するには国の支援が必要だと述べた。ノババックス社のＣＥＯも資金が必要だとし、ＦＤＡが新たな治験開始の承認を迅速化してくれれば助かると発言する。[10]

バンセルの順番が回ってきた。彼は大統領に、モデルナはファウチ博士のチームとの協力のもと共同設計したワクチンのバッチをすでに出荷済みで、今は最初の治験が始まるのを待っているところだと説明した。数年前から続いてきたＮＩＡＩＤとの協力体制のおかげで、迅速に動けているとも付け加える。「だからこそ私たちは、何回かの電話でのやり取りに始まって、ワクチンを製造し治験に向けて準備を整えるところまで、本当にスピーディーに進むことができたのです」とバンセルは語った。

トランプは、どのくらいスピーディーなのかと問い詰めてきた。「するど、どのくらいのスケジュールを考えているんだ?」と、腕を組んで低い声で尋ねてくる。

バンセルはＮＩＡＩＤとの協力を意識して、テーブルの向こうに座っているファウチに視線を送りながら答えた。「第一相試験をまもなく開始できればと思っています。現在、ゴーサインを待っているところです」。さらに、右手をファウチに向けて振りながら、こう続ける。「ワクチン治験薬はすでにＮＩＨに渡っています」。第一相試験が始まれば、結果がでるまで数か月かかること、その後は最適な投与量を選んだうえで第二相試験を始められることを、バンセルは説明した。

「つまり、向こう数か月ということかね? それでワクチンができあがると?」とトランプは尋ねた。

「そうです」とバンセルは答えたが、すぐに付け加えて、第二相試験が数か月中に始められるということです、と言い直す。

ファウチがすばやく手をあげて割り込んできた。「ワクチンができあがるということではありません。ワクチンの試験が始まるということです」。治験の次のフェーズに進む準備ができるということと、ワクチンを広く一般に使用する準備が整うということは違うのです、とファウチは説明し、その違いをトランプに確実にわからせようとした。トランプは身を乗り出してファウチの説明を聞いている。

「では、それはどのくらいかかるのかね?」とトランプは聞いた。

「第二相試験は数か月です。その後さらに第三相試験があります」とバンセルは言った。

「わかった。それではつまり、一年以内ということかな」と、トランプはおおまかな期間を示すように手を動かしながら言った。

ファウチがまた口をはさんだ。「一年か一年半です」

こうしたやり取りがしばらく続いたあと、トランプは後ろに身をそらして腕を組んだ。「正直言って、数か月というほうが耳に心地いいな」

これは少し混乱をよぶ発言だった。スピードアップのために資金を出してもいいという意味にも聞こえたが、バンセルにはその真意は測りかねた。最終的にトランプは、製薬会社が連邦政府の資金援助を必要としているとは思わないと言った。「製薬会社は金持ちで、連邦政府にお金を貸すことだってできるほどだ」と言い、それよりもっと必要なのは、製薬会社が承認プロセスをできるだけ早く終えることができるように、ファウチのような政府機関の人間が面倒をみることだろう、とも述べた。

異例の治験前倒し

ＮＩＡＩＤは、モデルナワクチンの最初の試験をスムーズに進めるうえで欠かせないインフラを有していた。ワクチン治験実施施設のネットワークを傘下におき、過去五〇年間で数百件の治験を実施してきた。インフルエンザワクチンの効果を確認するための治験や、天然痘ワクチンの緊急使用に向けた治験もその一部である。NIAIDはこうした事業を円滑に進めるための官民協力に慣れていた。製薬会社はしばしば、設備やスタッフのそろった大規模な研究所付属の医療施設と提携して治験を行う必要があるのだ。

当初の計画では、治験の設計と治験用ワクチンの製造を三か月間で終える予定だった。つまり、治験開始は四月ということだ。しかし、NIAIDはこれをさらに前倒しし、三月に治験を開始することを決めた。サルへのチャレンジ試験と並行して行うことにしたのだ。チャレンジ試験とは、ワクチンを接種したサルを新型コロナウイルスに意図的に感染させ、ウイルスに対する免疫反応が現れるかを確認するものだ。

このように動物実験と並行して治験を行うのは異例のことだ。だが、こうすれば開発スケジュールを数か月短縮することができる。感染拡大の危機が高まるなか、それは必要なことに思われた。

アカゲザルを使って行われたチャレンジ試験の結果は、良好なものだった。一六頭のサルにワクチンを投与したなかで、肺に検出可能なウイルスゲノムが認められたのは二頭のみだ。一方、ワクチンを投与しなかった八頭のサルすべてで、肺からウイルスが検出された。また、ワクチンを投与した一六頭のうち五頭で鼻からウイルスが検出されたが、ワクチンを投与しなかった八頭のなかでは、その数は六頭にのぼった。さらに、ヒトを対象とする大規模治験の第三相試験で採用されることになる投与量一〇〇マイクログラムを投与したサルでは、ウイルス暴露から二日目の時点で鼻からウイルスが検出されたケースはなかった。

ＮＩＡＩＤの研究者でワクチン設計に携わったキズメキア・コーベットは、のちに《ニューイングランド・ジャーナル・オブ・メディシン》誌に掲載された共同執筆論文のなかで、この結果はワクチンが新型コロナウイルス感染症の予防に有効であるだけでなく、ウイルスの伝播を予防したり制限したりする効果も期待できる可能性があることを示すものだと述べている。[11] とはいえ、第一相試験開始の時点では、こうした実験結果はまだ判明していなかった。

第一相試験は予定より一か月早く始まったわけだが、それでもファウチはスケジュールについての懸念を口にしていた。彼は三月の段階で、新型コロナワクチンの安全で有効な利用に向けて十分なエビデンスを得るには、少なくとも一年から一年半はかかると考えていた。これはつまり、二〇二一年の半ばか年末になるまで、ワクチン接種を開始できないことを意味していた。

参加者を集める

第一相試験では、投与量を段階的に増やしていく計画だった。万一、安全性に問題があった場合に、問題のあるワクチンにさらされる人数を最小限にするためだ。まずは四人の被験者に、最小量のワクチンを接種する。続いて、さらに四人が中程度量の投与を受ける。ここまでで深刻な副反応がなければ、さらに人数を増やして最小量と中程度量で試験を続ける。そして、このある程度大きなグループで深刻な副反応がないことを確認できたら、新たな被験者グループに最大量の投与を行うのだ。

国立衛生研究所（ＮＩＨ）が作成した一八二ページに及ぶ文書には、治験実施についての詳細が記されている。そこに記載されている治験実施理由は次のとおりだ。「現在、新型コロナウイルス感染症のワクチンは存在しない。新たな介入手段の迅速な開発は公衆衛生上の緊急課題である」

この治験実施計画書には、次のような記述もある。「治験参加者が得られる直接的な利益はない。ただし新型コロナウイルスの急激な感染拡大という脅威を考慮すれば、本件で得られる知見は、社会にとっての潜在的利益となる。ｍＲＮＡ-１２７３の接種は新型コロナウイルス感染を予防するかもしれないし、しないかもしれない。その効果が継続する期間は、現在のところ不明である[12]」

カイザーパーマネンテは、主に西部の州で大規模な健康保険システムを展開する医療保険機関だ。健康保険に加え、病院や医療施設も運営している。その施設の一つであるシアトルの医療研究所、カイザーパーマネンテ・ワシントン・ヘルス・リサーチ・インスティテュートが、モデルナワクチンの第一相試験の運営にあたることになった。その事務所はシアトルの市街地の、スターバックスやシェアオフィスも入居するビル内にあった。ＮＩＡＩＤがモデルナワクチンの治験の委託先として、治験ネットワークに属する数ある医療機関の中からこの施設を選んだのは、こういった類の治験の運営に慣れていたからだ。二〇〇九年の新型インフルエンザ大流行のときも、非常にタイトなスケジュールでの治験運営に対応している。だが実際に治験が始まると、シアトルが初期の感染多発地域となったこともあり、治験をめぐる切迫感はさらに増すこととなった。

リサ・ジャクソン博士は、カイザーパーマネンテで第一相試験を担当した治験責任医師だ。内科医として訓練を受けており、公衆衛生学の修士号を有している。彼女はワクチン開発分野で長い間、きわめて重要だが地味な仕事に携わってきた。カイザーパーマネンテの施設では、肺炎球菌感染症やインフルエンザ、ジフテリアなど数々のワクチン治験を運営してきた。新型インフルエンザでは迅速な治験を実施し、早期の承認に貢献した。このときは多くの人がワクチンの接種を受ける前に流行は収束している。それでも、当時の経験があったからこそ、今回の治験で求められるスピード感についても多少は心構えができていた。

ジャクソン博士とそのチームがまず取り組んだのは、年齢一八歳から五五歳の健康な大人でワクチン接種に同意する人をおよそ四五人、シアトル大都市圏で見つけることだった。この年齢層をターゲットとしたのは、ワクチンに対する免疫反応が最も顕著で、副反応への耐性も強いと思われるからだ。もしこの年齢の人で免疫反応がみられなければ、さらに年齢層を広げてもあまり意味はないだろう。治験に参加するボランティアには、四週間の間隔を空けて二回の接種を受けてもらったのち、カイザーパーマネンテの医療機関に定期的に通って血液検査を受け、健康状態をチェックすることに同意してもらう必要があった。二回目の接種が終わったあとは、一二か月間にわたり、電話で様子を聞くなどしてモニタリングを行う計画だ。ただし、安全性と免疫反応に関する暫定結果はもっと早い時期に得られるだろうとチームは期待していた。

シアトルで感染が急速に拡大したことで、治験ボランティアの募集はある意味では楽になった。

人々がウイルスの脅威を身近に感じるようになったからだ。治験のボランティアとして求められる健康な人たちの間では、この大流行を終わらせてくれるかもしれないワクチン研究に貢献しようというモチベーションが高まっていた。しかし一方で、シアトル大都市圏での感染拡大は、NIAIDワクチン研究センターのバーニー・グレアムの言葉を借りれば、「予期せぬやっかいな問題」を引き起こしていた。治験期間中、参加者の安全を確保し、隔離されるような事態を防ぐ必要が出てきたのだ。

治験参加者を集めるため、ジャクソン博士のチームはカイザーパーマネンテのデータベースをふるいにかけていった。対象年齢の人で、定期的な検診が負担にならないように、なるべく近くに住んでいる人がいい。チームは条件に合った人々に参加を呼びかける手紙を出した。以前に治験に参加してくれた人のもとを訪問し、本人や家族に参加してもらえないかと頼んで回ったりもした。

治験に関する広告も打った。参加者には治験に関する通院一回ごとに一〇〇ドルの謝礼が出ること、予定された回数通院すれば合計一一〇〇ドルになることも周知した。[13]

最初の接種者たちの一人

募集にはソーシャルメディアも役立った。マイクロソフトのエンジニア、ニール・ブラウニングが治験に参加するきっかけとなったのも、ソーシャルメディアだ。二〇二〇年三月初め、フェイスブックを眺めていたブラウニングは、友人の一人が新型コロナウイルスのことを話題にしているのを目にした。その友人は妻がカイザーパーマネンテの研究所で働いているため、ワクチン治験がまもなく始まるという情報を得ていたのだ。友人はブラウニングがよく献血をしていて、注射も怖がらないのを知っていた。それで、もしかしたら治験に興味があるかもしれないと、情報を転送してくれたのだった。

ブラウニングは治験には一度も参加したことがなかった。[14] そこで、心を決める前に少しリサーチしてみることにした。グーグルで「mRNA」と検索したところ、このワクチンにはウイルスを殺したものや弱毒化したものは入っていないらしい。mRNA技術は「優れた攻撃ベクトル【訳注：ハッカーがシステムへの侵入に用いる手段や経路】」だと彼は感じた。こうして、ブラウニングは治験に登録した。

ブラウニングは、インフォームドコンセントの書類にサインした時のことを振り返る。そこにはワクチンの説明とともに、起こり得るリスクがずらりと書き連ねられていた。過去に他の疾患に対するmRNAワクチン治験で生じた副反応として、発熱、接種部位の痛み、接種後の頭痛などへの警告もあった。人によってはアレルギー反応が出る可能性があること、さらには治験中の採血で失神や内出血が起こり得るといったことまで書かれている。

副反応の長いリストは、よくある処方薬のテレビコマーシャルで必ず読み上げられる、副作用に関する警告の数々を思い出させた（こうしたCM内の警告のなかには、「胃や腸の断裂が起こり得る」とか「死亡のリスクが高まる可能性がある」といった恐ろしいものもある）。それらと比べたら、新型コロナワクチンの潜在的リスクはまだ我慢できそうだった。看護師である婚約者も、インフォームドコンセントに目をとおし、サインしてもいいだろうと言ってくれた。そこまで難しい決断ではなかった。それよりも、ウイルスのほうがずっと恐ろしい。その脅威を彼はすでにシアトルで目の当たりにしていた。

「ウイルスがすぐそこまで迫っているのはわかっていました。パンドラの箱は開いてしまったんです」とブラウニングは語る。彼は段階的に進められる第一相試験で、最初に接種を受ける四人のうちの一人となった。三月一六日、よく晴れた肌寒い月曜日のその日、彼はカイザーパーマネンテの施設を訪れた。この頃には、新型コロナウイルス感染症はもはや中国だけの問題ではなくなっていた。アメリカでは四五〇〇人以上が感染、少なくとも八八人が死亡している。世界全体での感染者数は一六万七〇〇〇人以上、死者は累計で六六〇〇人に達していた[15]。ウイルスは、大統領予備選挙にも影を落としはじめていた。ワシントン州では一週間前に予備選挙を終えていたが（民主党では前副大統領のジョー・バイデンがバーニー・サンダース上院議員を僅差で破っている）、感染拡大の影響で予備選挙を延期する州もでてきた[16]。

なんの変哲もない病室で、ブラウニングはまずバイアル瓶二〇本分ほどの採血をされた。この血液サンプルは、のちに採血でワクチン接種後に免疫反応が出ているかを確認するための比較基準となる。

ブラウニングは、自分がワクチンを接種する最初の人間になるのだと思っていた。治験参加者番号が1だったからだ。しかし実際は別の人がすでに接種を受けており、ブラウニングはアメリカで二番目に新型コロナワクチンの接種を受ける人間になった。バイアル瓶二〇本分の採血をすませてから三〇分ほどして、白衣と青い手袋を身につけた治験担当の薬剤師が部屋に入ってきた。ブラウニングはグレーの襟付きシャツの袖をまくり、右肩を出す。薬剤師は消毒用アルコールでブラウニングの皮膚をぬぐった。それから、シリンジの針をmRNA-1273ワクチンの入ったバイアル瓶のゴム蓋に刺し、一回分の量を吸い出す。

薬剤師はブラウニングの肩の筋肉に針を刺し、薬を注入した。一〇秒もかからず、すべてが終わる。注射の間もブラウニングの表情が変わることはなかった。普通のインフルエンザワクチン注射よりも痛くなかった、と彼は言う。ブラウニングからすれば特段どうということもないその一連の処置は、モデルナにとって、そして広く公衆衛生にとって決定的な瞬間だった。もし、カイザーパーマネンテが記録のために呼んでいたAP通信のカメラマンや映像担当者がその場にいなかったら、彼はそれがいかに重大な瞬間かも忘れていただろう。

ブラウニングはその後、即時の副反応が出ないかどうかを確かめるため、一時間ほど病院内に留め置かれた。体調に特に変化はなかった。彼は立体駐車場の駐車券に割引スタンプを押してもらい、自分で運転して自宅に帰った。その日は在宅勤務で、マイクロソフトの社内コンピュータネットワークを構築する業務をこなした。感染拡大によって突如生じた在宅勤務者の増加に対応するためだ。

次の朝目覚めると、肩に軽い痛みを感じたが、その痛みもすぐに消えた。そのほかに気になる症状はなかった。

マイクロソフトの社内では、ブラウニングがモデルナワクチンの治験に参加し、最初の接種を受けた一人になったことが知れわたっていた。メールの受信ボックスは、世界中の同僚が送ってくるお祝いや応援のメールであふれた。さらにワクチン接種日にAP通信が撮影した写真が注目されたことから、メディア出演の依頼も殺到する。あるテレビインタビューでは、「人間モルモット」になるという勇気ある行動を称賛された。近所の人たちはブラウニングをニュースで見かけるたびに、通りの向こうから声をかけてくれた。

ブラウニングは八週間の間、週に一回カイザーのクリニックに通院して、免疫反応をチェックするための採血を受けた。この間、彼は自分がワクチンに守られているとは考えず、身を守るために慎重に行動し続けた。ワクチンは効いていないものと考え、ガイドラインどおりにソーシャル・ディスタンスを守り、マスクをつけて過ごす。そして、四週間後の二〇二〇年四月半ばに二回目のワクチン接種を受けた。このときも体調に変わりはなかった。

感染拡大、副反応の発生

この頃になると、感染拡大に伴う制約はいよいよ本格的なものになっていく。全米大学バスケットボール大会「マーチ・マッドネス」は取り止めになり[17]、他のスポーツ・イベントの中止も相次いだ。コンサートもなくなった。レストランは店を閉め、その多くは二度と開店することはなかった。学校はほぼ一夜にして休校に追い込まれ、リモート授業に移行する。三月時点で、勤務先の操業停止により職を失った人の数は暫定値で七〇万人にのぼった。世界金融危機以来の大きな落ち込みである。[18] 四月の総計は、さらに悪化するものと思われた。

製薬・バイオテクノロジー業界は対応に苦慮していた。ファイザー、イーライリリー、ブリストル・マイヤーズ スクイブなどの各社は、新型コロナ関連以外の医薬品やワクチンの新規治験を延期し、進行中の治験への参加者登録についても一時停止を余儀なくされた。治験参加者に病院に来てもらうのが難しくなったからだ。[19] カイザーパーマネンテの研究施設でも、ソーシャル・ディスタンスの確保などを考慮し、さまざまな呼吸器系ウイルス疾患に関する高齢者への治験を一時中断している。モデルナも有望ながんワクチン候補の治験を延期した。

新型コロナ関連の治療薬やワクチンの開発に取り組んでいる各社は、開発と製造のスピードをできるかぎり維持すると同時に、従業員を守り、感染拡大による混乱を避けるため、さまざまな異例のやり方を考案していった。たとえばイーライリリーでは、研究室で働く病理学者の一人が新型コロナウイルス検査で陽性となり、自宅隔離になってしまった。そこでチームのスタッフは車輪付きのロボットにｉＰａｄを搭載し、動画をライブストリーミング配信できるようにした。このロボットを病理学者が自宅から操作して、研究所内のあちこちに移動させることができる仕組みだ。[20] こうして、イーライリリーは新型コロナウイルスの治療薬開発を無事続けることができた。ギリアド・サイエンシズ社やリジェネロン・ファーマシューティカルズ社なども同様だった。

このように、ワクチン開発ほど華々しく注目されてはいなかったものの、すでに感染した人に対する治療薬の開発競争はワクチンをめぐる探求と同時並行で進んでいたのである。

カイザーパーマネンテ施設への通院もすっかり様変わりしていた。ブラウニングのような治験参加者には、病院内でのマスク着用が求められた。エレベーターから降りると、処置室に入る前にまず看護師に出迎えられ、感染の兆候がないかチェックされて検温を受ける。スタッフの体調も常にモニタリングされていた。院内で感染が拡大して治験の継続が危ぶまれるような事態を防ぐためだ。ワクチンの打ち手や、接種後に通院してくる治験参加者の採血などに対応できる人材にすでに余裕はなかった。

治験担当の医師や看護師、薬剤師のなかには、引退していたが頼まれて職場に戻ってきた人もいた。この治験は自分のキャリアを通じて最も大切な仕事になるかもしれない、と参加者に語った人もいる。

治験の現場でこうした異例のアプローチが取られるなか、治験責任医師のジャクソン博士は新型コロナウイルスがもたらす脅威の深刻さをますます強く実感していた。二〇〇九年に新型インフルエンザのワクチン治験に奔走していた当時でさえ、彼女の感覚はあくまでも「既知のウイルスと戦っている」というものだった。ジャクソンは、新型コロナウイルスのことを「インフルエンザのようなもの」と呼ぶことを嫌った。「これはインフルエンザよりはるかに大きな脅威です」と、二〇二〇年四月のあるインタビューで彼女は語っている。「現時点でわかっていることは、どれもきわめて心配なことばかりです」。その感染力の強さと一部ケースにみられる深刻な症状から、彼女はこのパンデミックを「世界の歴史においても前例のないもの」と感じていたのである。

誰もがニール・ブラウニングのように問題なく治験を終えたわけではない。イアン・ヘイドンは二九歳、ワシントン大学のサイエンス・コミュニケーション専門家だ。同僚から話を聞いたのがきっかけで、モデルナのワクチン治験に参加した。二〇二〇年四月の初め、彼はカイザーパーマネンテの施設で最初のワクチン接種を受ける。そして五月の初めには、二回目の接種を受けた。

二回目接種後の夜、ヘイドンは寒気と吐き気、そしてひどい頭痛で目覚めた。熱が三九度もある。ガールフレンドがカイザーパーマネンテの治験参加者用ホットラインに電話してくれた。ジャクソン博士から救急センターに来るように指示された彼は、そこで診察と点滴を受け、解熱剤のタイレノールを処方される。そのあと家に戻って、もう少し寝ようとしたが、辛さが和らぐことはなかった。彼はついに嘔吐して気を失い、床に倒れ込んだところを危うくガールフレンドに支えられる。彼女はもう一度ジャクソン博士に電話をしてくれた。また病院に来てもいいと言われたが、家で休むことにして、スポーツドリンクを飲み、水分を補給する。そうしているうちに、その日じゅうに高熱は下がり、気分もだいぶよくなった。

ヘイドンはこのとき、自分がこの治験で最大量となる約二五〇マイクログラムのワクチンを投与されたことを知った。副反応がひどかったのは、投与量が多かったからだろうと彼は考えている。モデルナとＮＩＨの研究者は、この投与量を今後の治験では採用しないことを決めた。

ヘイドンのこの一件は、新ワクチンの治験に関するニュースでも取り上げられた。やがて彼は、ワクチン反対派の人々がこの話をオンラインで拡散しはじめたことに気づく。だがヘイドン自身は、あの重い副作用はワクチン投与量が多かったために免疫反応が強く出たのだと思っており、長期的に問題を引き起こすような本質的な安全設計上の欠陥ではないと考えていた。

それでもやはり、この一件はモデルナやファイザー・ビオンテックのmRNAワクチンが前途多難であることを予感させるものだった。似たような副反応の事例が注目されるにつれて、それは人々がワクチン接種を忌避する大きな要因になっていく。たとえワクチン接種に前向きな人で、雇用主側もそれを望んでいたとしても、副反応で一日か二日仕事に出られなくなる可能性があるなら、緊急対応のシフトを組んでおかなければならない。病院では看護師が一度に副反応に見舞われて部署全体がダウンしないよう、接種時期をずらす対策がとられることになる。

治験の拡大へ

シアトルでの治験は、まもなく他の地域にも拡大された。NIHはアトランタのエモリー大学で、一八歳から五五歳の健康な治験ボランティアの募集を開始する。ワシントン州での感染拡大でカイザーパーマネンテ施設での治験ができなくなった場合に拠点を移すためだ。[21] また、NIHは二つの治験施設とメリーランド州にある直属施設での治験参加者募集について、対象年齢を五五歳以上まで広げても安全上問題ないと判断した。新型コロナウイルス感染症の重症化においては年齢が明らかなリスクファクターであることがわかってきており、この年齢グループの研究は重要だった。六五歳以上の人の感染では、入院や死亡のリスクが著しく増加していた。[22]
キャロル・ケリーは六一歳、エモリー大学の学生保健部の栄養士だ。モデルナワクチンの治験については、ＳＮＳのネクストドアのアプリで知った。エモリー大学のワクチン・クリニック関係者が投稿していたのだ。興味はあったが、少し不安もあった。

「このワクチンはまだヒトでの試験はしていないと知りました」とケリーは振り返る。「まだ実験段階だということです」。彼女は救急センターの医師をしていた甥に電話してみた。甥は、どんなに安全なワクチンでも本質的にリスクはあるが、得られる利益はリスクを上回ると説明してくれた。また、モデルナがＮＩＨと提携していることや、このワクチンが長年にわたる他のコロナウイルスの研究の成果をベースにしたものだと聞いて少し安心した。

こうしてケリーは、治験に参加することにした。ウイルス自体も感染防止のためのさまざまな制約も人々にひどい苦しみを与えており、ワクチンはそれを解決してくれるように思われたからだ。

エモリー大学のホープ・クリニックで二回目の接種を受けた次の日、ケリーはひどいめまいとともに目を覚ました。「小さな指ぬき一杯分の、さらにその半分ぐらいしか力がでなかったんですよ」とケリーは語る。その日は一日中、「とてつもない疲労感」と頭痛に悩まされた。だが鎮痛剤を飲むと、症状は次の日には消えていた。

甥は大丈夫だと言ってくれたが、ケリーはワクチンのことをあれこれ考えずにはいられなかった。「ほら、怖いＳＦ映画によくあるでしょう?」、接種のあとで不調がでた日から数週間後、ケリーはそう振り返る。「何かちょっとしたことで歯車が狂ってしまって、あとから恐ろしいことが起こるんじゃないかと不安になるんです。復活したｍＲＮＡが反逆を起こして、私の体に何かするんじゃないかって」

そうしている間にも、ウイルスは猛威を振るい、四月は壊滅的な状況になっていた。多くの感染拡大地域で、医療機関が逼迫した。患者用の人工呼吸器の供給は追いつかず、看護師や医師の防護具も不足していた。三月にニール・ブラウニングがシアトルで最初のワクチン接種を受けたとき、感染者数はアメリカ全土で四五〇〇人超、死者は八八人だった。それからわずか七〇日足らず、キャロル・ケリーが二回目の接種を受けたときには、感染者数はアメリカだけでも一五〇万人に達し、九万人以上の死者がでていた。事態は明らかに、一九一八年のスペイン風邪流行以来最悪の状況になりつつあった。何千もの家族が、重症化し集中治療室に入れられた親や祖父母、愛する人の病床に寄り添うことができず、画面越しに最期のときを迎えることを余儀なくされた。それどころか、画面越しですら最期のときを共にできないことも多かった。デヴィッド・マイケル・ダドリー・ジュニアはボルティモアの病院に入院していた六一歳の父親と、Ｚｏｏｍを通じて最期の別れを交わした。「父さんを愛している。傍にいてあげられなくて悲しい」と彼は父に伝えた。のちにダドリーは《ウォール・ストリート・ジャーナル》紙に次のように語っている。「もう回復の見込みはないと告げられたばかりか、自分は父の傍にいて何か言ってあげることもできなかった。人間的とはとうてい言えない別れの形でした」[23]

パンデミックが猛威を振るい、制御不可能になっていくなかで、行動制限を緩めた州もあった。多くは自粛に疲れた企業や住民からの圧力によるものだ。トランプ大統領は新型コロナウイルス感染症予防のために服用しているとする抗マラリア薬のヒドロキシクロロキンをしつこく勧めていたが、これが新型コロナウイルスに効くという証拠は乏しかった[24]。医師や科学者は、規制を緩めれば感染者数も死者も増えると警告し、今しばらく耐えるようにと人々に訴えていた。

誰もが、どんなにかすかなものでも希望の光をたまらなく待ち望んでいた。

試験結果に関する朗報

二〇二〇年五月九日、その希望の光が届く。ＮＩＡＩＤのワクチン研究センター副所長のバーニー・グレアムは、ナッシュビルにあるヴァンダービルト大学の研究者から電話を受けた。この研究者らはモデルナワクチンの二回目の投与を受けた最初の治験参加者八人について、血液サンプルの分析を行っていた。バイオセーフティ施設で血液を生の新型コロナウイルスに暴露し、血液中の抗体がウイルスを中和するかどうかを調べるのだ。報告によれば、ワクチンは抗体の産生を引き出すことに成功したという。そして、抗体はスパイクタンパク質が細胞に取りつき侵入するのをブロックまたは妨げることで、細胞がウイルスに感染するのを防いだのである。その効力は、予想以上だった[25]。

グレアムはこのとき初めて、ワクチンがうまくいくかもしれないと知ったのだった。その夜、モデルナＣＥＯのバンセルは、自宅でグレアムからの電話を受けた。まだデータは最終確認中だが、抗体価の高さに驚いている、とグレアムは伝える。短い電話だった。バンセルは礼を言って受話器を置いた。そして、普段はめったに自らに許していないことをした。彼は涙を流したのだ。

「私は簡単に泣くような人間じゃないんですが」と、のちにバンセルは回想している。

良いニュースはさらに続いた。翌週、バンセルはＮＩＡＩＤから電子ファイルを受け取る。それは、第一相試験の中間結果だった。

結果は良好だった。ワクチンは、研究者らの期待どおりに免疫反応を誘発したのだ。「信じられないほどの安堵感でした」と、それから一週間後にバンセルは語った。「とても嬉しかった。今、世界がどれほど苦しんでいるか知っていますから。新型コロナウイルスによって家族を失った人もいる。経済も打撃を受けています」

モデルナは数日かけてＮＩＡＩＤとともにデータを精査した。

バンセルが中間結果の報告を受けてから四日後、モデルナはプレスリリースを出して詳細を発表した（暫定結果ではあるが、上場企業としてのモデルナが投資家に重要な情報を提供するのは当然の義務だとも言える。もちろん、それが良いニュースの場合は義務の遂行も楽なものだ）。このプレスリリースのなかで、モデルナは自社のワクチン候補について「安全性と忍容性はおおむね良好である」とした。接種部位の周辺に赤い腫れがみられる重い副反応が一人にみられたほか、最大量を投与された三人（おそらく、救急センターを訪れるほどの症状が出たシアトルの治験参加者イアン・ヘイドンのケースもここに含まれる）に全身性の重い症状が出たことも公表された。

プレスリリースによると、一八歳から五五歳までの参加者四五人すべてで、一回目のワクチン接種後にセロコンバージョン（抗体陽転）が生じた。セロコンバージョンとは、血中に抗体が出現することを指す。つまり、体内でウイルスに対する抗体が産生されていたということだ。さらに、最小量の投与を受けた一五人全員に、二回目の接種から二週間後、血液中にいわゆる「結合抗体」とよばれる抗体ができていた。結合抗体はウイルスにフラグを立てて標的化し、免疫細胞に知らせる役割をはたす。つまりこれは免疫系がウイルスに対処しようと反応していたことを示す良いサインだ。結合抗体のレベルは、新型コロナウイルスに感染し回復した人と同程度だった。

しかし、結合抗体だけではウイルスを止めることはできない。細胞へのウイルス侵入を防ぐ中和抗体が、体内で産生されることが必要だ。中和抗体の値を調べるには、より複雑な試験が必要となる。そして、そのためにＮＩＡＩＤの研究者たちが使えるのは、わずか八人分のデータだけだ。最小量の投与を受けた四人と、中程度の量の四人である。

ここでも、ワクチンは八人の被験者すべてで必要な中和抗体を引き出していることがわかった。モデルナの発表によれば、そのレベルは新型コロナウイルスに感染して回復した人の血液中の中和抗体価と同等かそれ以上だったという。少人数のデータではあるが、これも良いニュースだった。[26]

さらに興味深いエビデンスもあった。マウスでの実験で、ワクチンを投与したマウスを改変した新型コロナウイルスに暴露したところ、肺でのウイルス増殖が防がれていることがわかったという。これは、重要な情報だった。なぜなら新型コロナウイルスはしばしばヒトの肺に留まり、重篤な症状をもたらすからだ。

モデルナのプレスリリースが配信された月曜の朝、バンセルは大喜びでジャーナリストや取引先、それに彼いわく「リアルの友人たち」にメールを送った。

「今日は、新型コロナウイルスとの戦いにおける重要な日となりました。前へと進む重要な一歩です」、メールにはそう書かれている。その後いくつかのデータを箇条書きにしたうえで、彼はこう書き綴っていた。「私はこれらのデータに、これ以上ないほど満足しています。モデルナのチームは、プラットフォーム技術と製造プロセスへの投資を通じ、長年にわたる努力のすえに、私たちをこの場所まで連れてきてくれました。皆さんの長年のご支援と信頼に感謝します」

モデルナはすでに、第二相試験用のワクチン製造に取りかかっていた。第二相試験は五月末には始まる予定だ。さらに、第三相試験の治験計画の最終検討も進んでいる。大規模な第三相試験では、第一相試験でみられた免疫反応が実際に感染を予防するのかどうかを最終確認する。モデルナはこの第三相試験を、数か月以内に開始できればと考えていた。

これまでのワクチン開発の歴史をみても、それは前例のないスピードだった。通常であれば何か月も何年もかかるワクチン開発の各工程を、モデルナは何日、何週間というスピードで達成しているのだ。

「ウイルスの遺伝子配列が世界に公開されたのは、わずか四か月前のことです」、バンセルは第一相試験の有望な結果について議論するアナリストとの電話会議のなかでそう述べた。「それが現時点でこれだけの良好なデータが得られ、第三相試験の治験計画も固まり、七月の試験開始を目指して動いているのだと思うと、身の引き締まる思いです」

もしすべてがうまくいけば、秋にはワクチン使用の準備が整うかもしれない。それは、ファウチが想定していたよりも数か月早いペースだった。

急上昇する株

モデルナの株価は、その日二〇パーセントの急上昇となった。それは必ずしも、壊滅的パンデミックから世界を救う可能性を評価したものではなく、モデルナが市場に出せる初の製品の開発に成功する可能性が高まったからだ。株価は八〇ドルまで上がった。上場初日の実に四倍である。株式市場全体も急騰した。ワクチンによってパンデミックが収束し、普通の生活が戻ってくることを投資家たちが期待したためだ。

治験の中間結果が公表された日、自宅オフィスからオンライン・インタビューに応じたバンセルは白い襟付きシャツにノーネクタイ姿だった。第一相試験でこのような免疫反応がみられたことは、第三相試験で実際の有効性を証明できる可能性が高いことを示している、と彼は語った。「一〇〇パーセントの有効性とは、もちろんいかないでしょう。どの程度になるかは、まだわかりません」。ただ、たとえ有効性が五〇パーセントであっても、このような緊急事態であることを考慮すれば、政府の承認を十分得られるレベルだと思うとも述べた。メルクの帯状疱疹ワクチンは有効性わずか五〇パーセントだとも指摘する。そして、こう付け加えた。「もちろん、九五パーセントなら嬉しいんですがね」

第一相試験での良好な結果がこれほど注目されたのは、めずらしいことだった。第一相試験がうまくいっても、市場での販売に至るチャンスは大きくはない。また、販売にこぎつけたとしても、それは通常、何年も先のことになる。それでもなお多くの人がこのニュースに飛びついたのは、悲惨な状況のなかで明るいニュースに飢えていたからだ。「誰もが明るい希望を求めているのです」と、結果が発表された当日のインタビューでヴァンダービルト大学の感染症専門家キャサリン・エドワーズは語った。「今、私たちは異常な状況下にいます。もし、免疫反応があまり芳しくないという結果が出ていたら、かなりの落胆だったでしょう」

バンセルの誇らしい気持ちとはうらはらに、一部の専門家やアナリストはプロの立場から懐疑的な見方を示していた。ワクチンの免疫反応に関して最も重要なデータである中和抗体のデータは、治験参加者八人分という少人数のものだ。そして実際に予防効果があるかどうかは、大規模な第三相試験の段階にならないとわからない。ある意味で、モデルナとＮＩＡＩＤの関係者らは、人々に希望を与えたい、良いニュースを分かち合いたいという当然の欲求と、これまでの苦い経験から学んできた現実との間で板挟みになっていた。医薬品開発の世界では、初期試験で成功したからといって、より包括的な次段階の試験で必ずしも同じ結果が得られるわけではないのだ。

フィラデルフィア小児病院のワクチン専門家ポール・オフィットは、メディアのインタビューで第一相試験の中間結果について語るモデルナ首脳陣の発言は、少し過信しすぎではないかと思えたと回想している。オフィットは主に乳幼児に重篤な胃腸炎を引き起こすロタウイルスのワクチン開発に貢献した一人だが、その開発には二〇年以上の月日がかかった。医薬品やワクチンは、治験の規模が大きくなればなるほど多くの問題があらわになってくるものだと彼は知っている。「彼らは自信過剰に陥っており、その代償を払うことになるでしょう」とオフィットは述べた。

治験の運営に関わっている側も、ワクチンの有効性について科学的な見地から慎重さを保とうと努めていた。ＮＩＡＩＤワクチン研究センターの経験豊かな副所長バーニー・グレアムは、その日のインタビューでこう語っている。「治験は、まだ始まったばかりです」

「ワクチンは安全で免疫反応を誘発するように思われます」、エモリー大学での治験運営に携わっていたカルロス・デル・リオ博士は、第一相試験の暫定データが公表されたすぐあとにこう述べている。「嬉しいニュースだとは思いますが、あくまでも初期のニュースです。それが証明されるかどうかは、第三相試験をやってみないとわからない。研究分野ではあらゆる結果について懐疑的でなければならないことを、私は経験上承知しています」

「エベレスト登山で言えば、まだ最初のキャンプに到着したところですよ」と彼は語った。

第8章

追加資金

ワクチン開発のための
資金をいかにして集めるか

二〇二〇年五月半ば、モデルナが第一相試験の中間結果を発表したその日、注目度はやや低かったものの、もう一つモデルナ発のニュースがあった。良好な治験結果の公表によって株価が急上昇したのを受けて、モデルナは追加の株式売り出し（セカンダリー・オファリング）を実施したのだ。売り出し価格は一株七六ドル。この売り出しで、モデルナは一三億ドルの資金を調達する。[1]ステファン・バンセルにとって、二〇二〇年五月の株式売り出しは必要に迫られてのことだった。彼はそれまで数週間にわたり、他の方法で資金調達を試みてきたのだ。それは、まさにヒトへの治験という科学分野での不確実なドラマの裏で進んでいた、もう一つの不確実なドラマだった。

世界がモデルナのワクチン開発への取り組みに希望を見いだすなか、バンセルは苛立っていた。この先に待ち受ける途方もないタスクを支えるためには、資金が足りないと知っていたからだ。きわめて短い期間内に、不確実なものに投資するよう、投資家たちを説得する。それがバンセルに課せられた困難な仕事だった。この数週間というもの、バンセルは第二相・第三相試験のための資金集めに奔走していた。この試験は何千人もの被験者が参加する大規模なものとなる。しかも、第一相試験の結果さえまだ出ていないのだ。さらに、製造規模拡大のための資金も必要だった。

このときバンセルが投資家たちに示した計画は、通常であれば一〇年かそれ以上はかかるプロセスを一年でやり遂げるというものだった。ワクチン開発を猛スピードで進めつつ、政府の許可が下りしだい何億もの人々にこれを提供できるよう、ワクチンの製造・備蓄を並行して始めておくのだ。

通常、これらのステップは一つ一つ順に進めていくものだ。第一相試験がうまくいったら、第二相試験に進む。一つのステップが成功したら、次のステップのための資金調達に入る。本格的な商業生産を開始するのは、その製品が国の承認を得られると確実にわかってからだ。それは通常、第一相試験の数年後になる。

しかし、二〇二〇年四月も半ばになる頃には、この緊急事態に通常のスケジュールでは対応できないことが明らかになってきた。国も産業界も、できるだけ多くのワクチンを前もって生産しておくべきだという考えで一致する。たとえ治験結果が思わしくなく、ワクチンを廃棄するようなことになったとしても、治験で有効性が確認されるまで待ったことで生産規模の拡大や供給が遅れるよりはましだと思われた。

モデルナは一〇年にわたる歴史のなかで、年間一〇万回分以上のワクチンや薬を製造した経験がなかった。それに、これまでに製造してきたのは、どれも治験のための実験薬だ。ノーウッドの新工場の最大製造能力は年間およそ一億回分だが、二〇二〇年以前は、モデルナの生産量がそのレベルに達するには長い年月がかかるだろうと思われていた。

しかし三月には、モデルナはアメリカで初となる新型コロナワクチンの治験を開始していた。

これにより同社のワクチンは、世界で八件あまりの治験中ワクチンの一つとなった（このほかにも、開発中のワクチンは世界全体で一〇〇以上存在していた）。さまざまな国の保健大臣や政府高官から、ワクチン入手の可能性について問い合わせの電話がかかってくる。モデルナは、ノーウッド新工場の現時点での製造能力をはるかに超える生産が必要になるかもしれないと認識した。二〇二〇年四月のインタビューで、バンセルは「このパンデミックを止める唯一の方法は、何億、何十億という人々にワクチンを接種することです」と述べている。

だが、そのためには多額の資金投入が必要だ。これまで一〇年間の歩みのなかで巧みな資金調達力をみせてきたモデルナではあるが、その手持ち資金と投資額は大手製薬会社と比べれば、はるかに小さい。市場で販売できる自社製品もないため、製品売上を新型コロナワクチンの開発・製造資金に回すことも不可能だ。モデルナには、もっと資金が必要だった。

政府関係者はいち早くワクチンを確保しようと働きかけてくるものの、その開発プロセスのために資金を出そうとはしてくれない。そのことに、バンセルは不満を感じていた。彼らはワクチンが必要だと言う。しかし、治験の結果が出る前に金を払うことはできないし、まだ確実かどうかわからない新技術に出資はできないと言うのだ。モデルナは、サイトメガロウイルス（CMV）ワクチンなどmRNAプラットフォームを用いた他のワクチンの臨床データを示して、この技術が確かなものであることを証明し、政府高官を説得しようとした。しかし、各国政府は様子見の姿勢を変えなかった。

バンセルは民間財団にも資金提供を求めたが、支援者は現れなかった。数年前に支援してくれたビル&メリンダ・ゲイツ財団も含めてだ。「お願いはしたんですが」とバンセルは振り返る。「説得しようと何度もミーティングをし、週末は幹部陣にひたすら電話をかけました」「ただ、データがなかった」とバンセルは続ける。「資金を集めて原料を調達するのに必要な、最初の取っ掛かりとなるものがなかったのです」

バンセルが危惧したのは、外部資金の追加調達が遅れることで、十分な数量のワクチン提供に何か月も遅れが出てしまうことだった。「それを思うと、生きたまま喰われるような辛さでした」。資金調達に失敗し続けるうちに、バンセルはしだいに気落ちしていった。まさに最悪の状況だった。「金銭的な支援は何一つ取り付けられないままでした」とバンセルは語る。「気分はどん底でした。自分はなんてだめなやつなんだ、と思いましたね」

リスク覚悟で投資してくれた者たち

資金に関する最初の吉報は、四月下旬に訪れた。モデルナは、アメリカ生物医学先端研究開発局（BARDA）との契約を取り付けたのだ。BARDAは二〇一六年のジカ熱ワクチン開発でもモデルナに資金を供与してくれた政府機関だ。新型コロナワクチン開発への資金提供でも主導的な役割を果たしており、ジョンソン・エンド・ジョンソンに四億五〇〇〇万ドル以上を供与している。ワクチン開発でグラクソ・スミスクラインと提携しているサノフィにも三〇〇〇万ドルを超える資金を提供していた。モデルナには、最大で四億八三〇〇万ドルの供与が約束された。これは小さなバイオテクノロジー企業にとっては巨額の資金供与であり、モデルナの技術がいかに先進的で有望であるかを示すものとも言えた。[2]

アメリカの政府機関にとって、この契約はリスクを伴うものだった。第一相試験の結果が良かっただけでは、有効性を示す証拠にはならないからだ。ただし、これはアメリカ政府が国内生産されるワクチンを確保するための、いわば前払い金という側面があった（この契約では、モデルナは新型コロナワクチンを国内で製造するよう定められている。ただし、追加で海外での製造を展開することは禁じられていない）。[3]この少しあと、当時すでに職を去っていたBARDAのリック・ブライト前局長が議会で証言を行っている。彼はこの資金提供の理由について、「我々は、アメリカ国内でワクチン製造能力を築いてくれる企業に資金が供与されるよう全力を尽くしました。たとえ開発プログラムを完遂させるだけの資金がなくとも、まずはワクチン獲得の列に並ぶ必要があったのです」と述べた。[4]

BARDAは事実上、リスクを引き受けたのだ。それは、バンセルが前払いの資金援助を求めたときに他国の政府が引き受けようとしなかったリスクだった。

モデルナにとって、この契約はスピードアップを意味した。モデルナは二四時間体制での製造に移行するべくプランを立てた。それまでの週一〇シフト制（つまり、一日二シフト、週五日）に代えて二一シフト制（一日三シフト、週七日）を採用し、製造体制を強化するのだ。さらに、開発と試験を加速して増産への準備を整えるため、従業員一五〇人を新たに雇い入れた。その結果、モデルナの従業員数はおよそ一〇〇〇人規模となる。能力の高いスタッフの確保ももはや難しい問題ではなくなった。第一相試験で良好な結果が出る前から、大手製薬会社のワクチン専門家がモデルナに転職したいと打診してくるようになったのだ。

バンセルは、BARDAの資金供与が公表された日の記者会見で、「これで、当社として最高レベルの大規模な治験に向けて、積極的に資金を投入できるようになりました」と語った。「できるかぎり多くのワクチンを製造できるよう、生産体制にも投資できます」

通常時なら、増える需要に対応するため自社の新たな製造施設をつくるという選択もあった。しかし、ウイルスは現在進行形で猛威を振るっている。製造施設は早急に必要だ。そこでモデルナは、製造委託契約を結ぶことにした。製薬業界では、製薬会社と契約して製造のみを引き受ける企業から成るサブ部門が発展しているのだ。

そうした委託製造企業の一つが、スイスのロンザ社だった。ロンザはノーウッドにあるモデルナの自社工場から一時間ほど北にいったところに製造施設を有するほか、世界各地におよそ五〇の製造拠点を擁している。バンセルはこの会社にねらいを定めた。会長でCEO代行のアルバート・ベイニーにZoomで連絡をとり、提携について協議を持ちかける。モデルナの社としての製造能力を拡大するため、ワクチン製造技術をロンザに供与して製造を委託するという内容だった。まだなんの契約も交わしてない状態でのこのようなやり取りをすることにはリスクもあったと、のちにバンセルは振り返っている。

「通常のビジネスのやり方とはまったく違っていました。普通なら、条件をつめてから動きはじめる」とバンセルは言う。しかし、彼にはそんな時間はなかった。

二人は意気投合し、迅速に話をまとめた。ロンザは、ニューハンプシャー州ポーツマスとスイスのフィスプの工場でモデルナの新型コロナワクチンを製造することになった。ポーツマスの工場ではアメリカ国内に供給する分のワクチンを、アルプスに位置するスイスのフィスプ工場では、ヨーロッパやその他の地域に供給するワクチンを製造する。[5]

ロンザは定評ある医薬品メーカーだ。しかし、リスクもあった。同社はワクチンを製造した経験がないのだ。しかも今回は、これまでに誰も扱ったことのない、ほぼ未実証の技術を用いたワクチンの製造に取り組むことになる。五月の初め、ベイニー会長は「これは我が社にとって挑戦となる」と語った。

モデルナ自体への新型コロナの影響

こうしたモデルナの精力的な資金調達は、新型コロナウイルスが急拡大し、未来が見えない過酷なロックダウンが続くさなかに行われていた。

三月、多くの会社と同様に、モデルナもほとんどのスタッフを在宅勤務にした。バンセルはボストンの自宅オフィスからリモートで仕事をするようになった。毎朝四時か五時には起床し、チャールズ川沿いをジョギングする。戸外なら安全な気がするし、他の人と距離をとることができるからだ。家に帰るとシャワーを浴び、お茶をいれ、《ウォール・ストリート・ジャーナル》紙や《フィナンシャル・タイムズ》紙に目を通す。それからは、終日自宅オフィスにこもり、ビデオ通話で社内会議やその他のミーティングをこなすのが日課だった。妻が食事を運んできてくれることもあったが、できるだけ休憩をはさみ、夕食は家族と一緒にとるよう心がけた。そして食後は、再び部屋に戻って仕事に励むのだ。八月にケンドール・スクエアのオフィスに戻るまでの五か月間、彼はこの日課を週に七日間、毎日くり返していた。

それ以外の計画は、すべて取り止めになった。三月の半ばには父親の八〇歳の誕生日を祝うためパリに行くことになっていたが、これも中止した。ニューヨークの大学にいる娘も、バンセル自身が迎えに行き、家に連れて帰った。フランスでは弟が新型コロナウイルスにかかり、嗅覚を失っていた。バンセルは友人たちと月に一回、誰かの家に集まってディナーを楽しむことにしていたのだが、これも取り止めた。

モデルナの最高医学責任者タル・ザクスは、在宅勤務の間に心配なほど体重が減っていた。ザクスはがんの専門医で、自他ともに認める悲観論者《ペシミスト》だ。体重が減っているのは心配なサインだと思った彼は、消化器科で大腸の内視鏡検査を受けた。だが、懸念すべきものは何も見つからなかった。何か大きなストレスがあるのでは、と医師から尋ねられたザクスは、こう答えた。「はい、パンデミックを終わらせるため、新型コロナワクチンをつくろうとしているんです」。でもそれはとてもやりがいのある仕事で、その充実感がストレスを和らげてくれる気がします、とザクスは言った。睡眠は十分かとの質問には、そう思います、と答える。しかし妻に横から、あなたは覚えていないだろうけれど、一晩に数回は悪夢にうなされて寝汗をかいている、と指摘された。医者からは結局、ストレスを減らして睡眠を改善していく必要があると告げられ、午後六時から八時の間の電話は禁止、土曜は仕事をしないことになった。

製造・技術部門トップのフアン・アンドレスは、義理の母と叔父を新型コロナウイルス感染症で亡くした。悲しみのなか、アンドレスはワクチンをできるだけ早く人々に届けたいという思いで仕事を続けた。「今この状況は、私にとって個人的な思いのあるものなのです」と彼は語っている。

追加の株式売り出しという作戦

BARDAからの資金供与とロンザとの提携は、一つの始まりだった。しかし、モデルナの幹部たちは依然として、できるだけ迅速に生産体制を構築するためには、まだ資金が足りないと感じていた。製造工程で必要となる保存バッグやフィルターなどについても、サプライヤーと供給契約を交わさなければならない。もっと資金が必要だ。

バンセルはモデルナの取締役会でこの悩みを語り、資金調達のためにもう一度、株式の売り出しを行うことを提案した。取締役会長のヌーバー・アフェヤンは迷った。それは難しい判断だった。資金調達に踏み切っても、投資家に利益をもたらせるような製品の開発に成功するという保証はないからだ。また、モデルナ株にさらなる買い手がつくかどうかもわからない。なにしろ三か月前の段階では、市場におけるモデルナの株価はIPO価格を下回っていたのだから。

「取締役員の間でも、かなり激しい議論がありました」とアフェヤンは語った。「もしうまくいかなかったら、高い代償を払うことになる。しかし、私たちにはそうする義務があると思ったのです」

最終的に、取締役会は追加の株式売り出しを承認した。そして、第一相試験の良好な結果の公表と合わせた売り出しのタイミングは功を奏した。二月の初めには一株二〇ドルだった株価は、七六ドルまで上昇していたのだ。ＩＰＯの際には数社が共同主幹事となったが、今回はスピードがものを言うため、投資銀行のモルガン・スタンレーが一社で主幹事を務め、売り出された株式すべてを引き受けた。こうしてモデルナは一三億ドルを調達し、原料や製造設備を購入し新たに従業員を雇用するための資金を得たのである。

これだけの高値でも、モデルナに期待する投資家にとって、その株は魅力的だった。以前は懐疑的だった投資家も、今回は買いにまわった。数年前のＩＰＯでは投資を見送ったドリーハウス・キャピタルの運用責任者マイケル・コールドウエルも、この二〇二〇年五月には買いを選択している。新型コロナワクチンを抜きにしても、モデルナのサイトメガロウイルス（ＣＭＶ）ワクチンに関する最近の良好なデータは非常に有望に思われたからだ。コールドウエルは、モデルナの四半期決算報告会議や投資家向けプレゼンテーションのトランスクリプトに目を通してみた。その結果、録音音声も聞き、首脳陣の口調に何かメッセージが込められていないかもチェックした。その結果、モデルナの幹部は新型コロナワクチンが有効性を示すだろうという強いメッセージを発信していると確信したのである（一方で、勤勉なバイオテクノロジー企業専門の投資家である彼は、多くの科学者がモデルナはエベレスト登山でいえばベースキャンプにたどり着いたに過ぎないと警告しているのも知っていたはずだ）。コールドウェルはたしかに二〇一八年のＩＰＯ時、より安い株価でモデルナ株を買うチャンスを逃した（のちに彼は、モデルナがワクチンに重点を置いていることに否定的だった自分は愚かだったと語っている）。それでも、二〇二〇年半ばに七六ドルから八〇ドルでこの会社の株を買ったのは賢明な一手だと証明されることを、コールドウェルは期待していた。

良好な治験結果とさらなる資金を手にしたモデルナは、ワクチンを市場に供給し何億、何十億という人々に接種するという最終ゴールに向かって邁進していた。そのゴールにたどり着くための計画も思い描いていた。しかし、その計画は、まさにワープのようなスピードで修正を余儀なくされようとしていたのだ。

第9章

ワープ・スピード

なぜモデルナは政府との協働を選んだのか

一九五〇年代初頭、アメリカではポリオが猛威を振るっていた。ポリオウイルスはかねてから存在するウイルスだが、この大流行によってアメリカでは何千、何万もの人々——主に子どもが、麻痺による障害を負い、あるいは命を落とした。ポリオ被害者のなかでも最も有名な人物の一人が、のちに大統領となるフランクリン・デラノ・ルーズベルトだろう。ルーズベルトは一九三〇年代、それまで主に大学の個々の研究室で民間からの寄付のもと行われていたポリオ研究を支援するために、ある団体を設立する。これが、のちのマーチ・オブ・ダイムズ財団である。[1]

マーチ・オブ・ダイムズ財団はピッツバーグ大学のジョナス・ソークの研究を支援し、これが一九五〇年代初頭のポリオワクチン誕生につながった。親たちはこぞって自分の子どもを治験のボランティアに参加させようとした。こうして治験が行われた結果、このワクチンはポリオの脅威から人々を守る高い効果をもつことが確認されたのだ。

ソークとその支援者たちはワクチンの特許取得を試みはしたものの、最終的にはこれを放棄している。この件についてソークが「太陽に特許はありませんからね」と述べたのは有名な話だ。これにより、いくつもの製薬会社がソークのワクチン製造を支援した。製造過程での事故はほぼ起きていないが、唯一、一部の製造バッチに欠陥があり、発見・回収されるまでの間にこのバッチのワクチンを接種された人々がポリオに感染してしまうという不幸な出来事が起きている。ただしそれを除けば、大規模なワクチン接種キャンペーンは成功を収めた。さらにその数年後、アルバート・セービンによって二つ目のポリオワクチンが開発される。こちらは経口ワクチンで、子どもたちにとっては嬉しいことに、角砂糖に混ぜ込む形で投与することができた。これにより、ポリオの感染者数は大きく減少することになる。当時七歳だったシャノン・コックスときょうだいたちも、セービンのワクチンを受けている。彼らは一九六二年のある一日に、このワクチンの投与を受けるためにテキサス州フォートワースの学校や公共施設に設けられた診療所に列をつくった二八万六〇〇〇人のうちの一人だった。当時の子どもたちは、ポリオの恐ろしさを目の当たりにしていた。彼らの両親がまだワクチンのなかった幼い頃に患ったポリオの影響で、松葉づえや下肢装具を使っている姿を常に見てきたからだ。ワクチンのおかげでポリオとは無縁で成長したコックスは、やがてテキサス州オースティンで放射線腫瘍医となった。そして、二〇二〇年。新型コロナウイルスのパンデミックのさなか、今では六五歳となった彼は子ども時代の記憶を思い起こし、考えていた。あのときと同じことが、新型コロナウイルスに対してもできない理由はないはずだ。「ワクチン開発の長い歴史を思うと、勇気づけられました」とコックスは振り返る。定期的なワクチン接種によって、一九七〇年代後半にはアメリカ国内のポリオはほぼ根絶された。二〇一七年には、世界でのポリオ発生報告数も二二件に留まっている。

　もっとも、ワクチンをめぐる取り組みは、このように成功した例ばかりではない。一九七六年、ニュージャージー州の軍事基地で「豚インフルエンザ」とも呼ばれる新型インフルエンザが流行し、兵士およそ五〇〇人が感染、一人が死亡した。アメリカ政府は、流行がさらに拡大し、場合によっては一九一八年に世界各地で多くの死者を出したスペイン風邪のような大流行になることを恐れた。そこで、このインフルエンザ株に対するワクチン開発を支援し、同年のうちに数千万人の国民を対象とした大規模なワクチン予防接種キャンペーンを開始する。ところが、四〇〇〇万人を超える国民が新たなワクチンを接種した頃になって、このワクチンに関連する副反応が確認された。接種を受けた人のうち四〇〇人以上がギラン・バレー症候群を発症したのである。ギラン・バレー症候群は、麻痺を引き起こす恐れのある希少な神経障害だ。発生リスクが低いとはいえ、個人レベルでは深刻な副反応である。そのため、政府はこのことが判明した直後にワクチン接種キャンペーンを中止した。さらに悪いことに、結局この新型インフルエンザは大流行には至らなかったのだ。結果として多くの人が、政府の対応はウイルスへの過剰反応であり、ワクチン開発を急いだことが安全性の問題につながったと結論づけている。[2]

新型インフルエンザは二〇〇九年にも再び流行し、今度は実際にパンデミックに発展した。特に深刻な打撃を受けたのは子どもや若者たちだった。アメリカ政府は既存のインフルエンザワクチンの設計を微調整して流行株に対応したワクチンを開発するよう支援し、さらにメーカーと協力してワクチン増産にかかった（ワクチンに必要なウイルスを培養するために何百万個という鶏の受精卵を用意することも、その一環である）。アメリカや他の国々はこのワクチンをこぞって購入し、各地の学校に診療所を設置するなどして国民への接種を進めた。[3] この取り組みは、ある程度は成功したと言えるだろう。冬までには感染の広がりも抑えられ、しかも今回はワクチンの安全性に関する深刻な問題もなさそうだったからだ。ただし、いったんパンデミック収束が見えてくると、いくつかの国々はワクチン製造会社への注文をキャンセルしだした。そのため、ワクチン製造を担ったノバルティスなどの企業は、痛い目にあったという苦い思いを抱くことになる。[4] なにしろ政府の求めに応じて大量のワクチンを超特急で製造したにもかかわらず、あとになって、そのすべてを買い上げることはできないと告げられたのだから。

このときの経験は、二〇二〇年になって新型コロナワクチン開発に挑むべきか否かを考える際にも、製薬各社の経営陣の頭に残っていた。このワクチンをめぐる闘いは、はたしてポリオを制したあの輝かしい勝利と同じ道に続くのか、それとも一九七六年の新型インフルエンザワクチンと同じように数々の問題に見舞われてしまうのか。あるいは、すべてを賭けて開発に挑んだあげく、売れない在庫だけが残り、業績圧迫を招くはめになるのか。

モロッコ生まれの取締役：スラウイ

二〇二〇年四月、モデルナが第一相試験の結果をやきもきしながら待ち、バンセルが必要不可欠な資金の調達に奔走している頃、モデルナ取締役の一人で経験豊富なワクチン研究者でもあるモンセフ・スラウイのもとに一本の電話がかかってきた。バイオテクノロジー業界団体のトップからである。用件は、トランプ政権が現在立ち上げを進めているプロジェクトで顧問を務める気はないか、という打診だった。パンデミックの深刻度が苦難と死の新たな段階に入り、それに伴って経済が打撃を受けるなか、一部の政府高官からはこんな声が上がっていた。今こそワクチン開発に向けてマンハッタン計画【訳注：第二次大戦中にアメリカ主導のもと科学者を総動員して行った原子爆弾開発プロジェクト】のようなプランを立ち上げるべきではないか。専門家チームをつくって資金とリソースを与え、製薬会社との協力のもと、この死のウイルスに対抗できる効果的なワクチンの開発を一年以内に目指すべきではないか。

計画自体は妥当に思えたものの、これに自分自身が関わることについては、スラウイはあまり乗り気ではなかった。「私はこの政権にあまり同調していないので」と彼は相手先に伝えた。

これは少々控えめすぎる表現だった。スラウイはモロッコ生まれだ。一九六〇年代から七〇年代にかけて、独裁的な王権のもと数々の不平等に深く悩まされながら育った。ベルギーに渡り大学に通っていた頃には、モロッコ政権の打倒を掲げるマルクス主義の学生運動に加わっている。これにより彼はモロッコ政権からマークされる身となった。しかし、その後スラウイは父に諭され、この活動から身を引いている。本当に世界を変えたいのなら、もっと別のやり方があるはずだ、父は彼にそう説き、続けてこう言ったという。「もしおまえが死んだり行方不明になってしまったら、何も変えられないだろう？」。父のこの言葉をきっかけに、スラウイはベルギーの大学に戻って免疫学を学ぶことを決意する。博士号を取得した彼はその後も勉学を続け、やがてアメリカの製薬業界に入った。特にグラクソ・スミスクラインでは三〇年近く働いており、主にワクチン研究に携わっている。

スラウイがグラクソ・スミスクラインを退社した二〇一七年、アフェヤンとバンセルは彼をモデルナの取締役に引き入れた。その評判と経験がモデルナの名を上げてくれるだろうと考えたからだ。一方スラウイのほうは、グラクソ・スミスクラインで研究開発部門のトップを務めていた経験から、モデルナの取り組む技術について知っていた。この技術が機能するかどうかについて、彼は懐疑的だった。mRNAを病気の治療に用いるうえで問題となる免疫反応を抑えることができるか、その点に確証がなかったからというのが一つの理由である。モデルナの取締役会に加わり、同社の製品開発委員会の会長を務めるようになってからも、スラウイはある程度の疑いの目を持ち続けていた。「もちろん、この技術が実現するはずがないと思っていたら、取締役にはなっていません。とはいえ、本当にうまくいくかについては半信半疑でした」と彼は語る。

それでもスラウイは、アフェヤンの会社を築くうえでの戦略的なアプローチを評価していた。バンセルのことも「非常に意欲的で、ひたむき」だとみる一方で、ときおり攻撃的になりすぎるきらいがあるとも考えていた。人を遠ざけるその性質がモデルナの評判に悪影響を及ぼすのではと気を揉むこともあったという。他のモデルナ経営幹部に、バンセルとの接し方について助言をすることもしばしばだった。

ほぼ禿げ上がった額に黒々とした眉毛が目を引くスラウイは、自らのことをモデルナの方向性について遠慮なく疑問を示せる社外取締役のような存在だと考えていた。あるとき、彼は取締役会でこう指摘している。二〇を超える新薬・ワクチン開発プロジェクトを立ち上げたことで、モデルナは大量のものを一度に口に入れすぎて、咀嚼できない状態に陥っているのではないか。あまりにも手を広げすぎ、成長を急ぎすぎているのではないか。

だが、二〇一九年末になる頃には、彼は心から会社を信じるようになっていた。転機となったのは、その年の秋にサイトメガロウイルスのワクチン治験で良好な結果が出たことだ。「あれは私にとって、大きな気づきの瞬間でした」とスラウイは語る。「あのときから、私は協力的ではあれど疑問ばかり口にする取締役員から、完全に『抗体陽転《セロコンバージョン》』したのです」（これはスラウイ流のワクチン専門用語をもじったジョークだった。抗体の出現を意味するセロコンバージョンは、感染またはワクチン接種による免疫付与を示すサインでもある）

思想を超えた協力

スラウイは民主党員で、トランプのやり方が好きではなかった。それに政治を抜きにしても、長年の業界経験から政府のお役所仕事に巻き込まれることには警戒感もあった。しかし、感染状況が悲惨さを増すなかで、妻とも話し合ううちに、彼はしだいに支援に前向きになっていく。もしかしたら、自分のもてる専門技能をパンデミックとの闘いに役立てることは、政治うんぬんよりも重要なのではないかと考えたのだ。

五月、スラウイはアメリカ保健福祉省に招かれてワシントンに赴き、アレックス・アザー保健福祉長官（彼は製薬会社イーライリリーの元経営幹部でもあった）と、トランプ大統領の義理の息子で大統領上級顧問でもあるジャレッド・クシュナーの二人と面会した。そして、できるかぎり迅速なワクチン開発・供給を実現するため、アザーが当初「マンハッタン計画2」と呼んでいたプロジェクトを率いる手助けをしてほしいと頼まれた。このプロジェクトはのちに「ワープ・スピード作戦」と改名される。名付け親はアメリカ食品医薬品局（ＦＤＡ）のワクチン審査を担うピーター・マークスだ。彼はＳＦシリーズ「スター・トレック」の大ファンでもあるのだ。ただし、新たなワクチンを何億という人々の腕に注射しようというプロジェクトの名称としては、それは安全性という面から言って、必ずしも安心感を与えるものではなかった。

　スラウイは、引き受けてもいいが、政治的な干渉をせず、自分の決定に対する横やりも最低限にとどめてもらうことが条件だと答えた。自分が下した決定への責任はすべてが終わったあとに取るつもりだ、とも告げた。

　政権側はこれを了承する。そして、五月一五日に行われるホワイトハウスでの公式発表のため、再び彼をワシントンに呼び戻した。この日、トランプ大統領はホワイトハウスのローズガーデンで、モンセフ・スラウイがワープ・スピード作戦の首席顧問となることを公表した。最高執行責任者を務めるのは、アメリカ陸軍の兵站を指揮してきたギュスターヴ・ペルナ陸軍大将である。また、スラウイが連邦政府の契約職員という立場になり、名目上の給与として一ドルが支払われることも公表された。

　かつてはマルクス主義者で移民でもある自分が、ホワイトハウスのローズガーデンでアメリカ陸軍大将と共和党のアメリカ大統領の隣に並び立ち、彼らに協力しようとしている。それはスラウイにとって信じられないような瞬間だった。しかも、その大統領は移民排斥を目指し、「肥だめのような国々」から来た移民に不満を表明しているのだ。[5]

　ワープ・スピード作戦の目指すところは、さまざまな連邦機関のリソースと専門知識を結集し、アメリカのために可能なかぎり早く、安全で有効な新型コロナワクチンを開発、製造、供給することである。「これは大きく、迅速なことを意味する。我が国がマンハッタン計画以来目にしてこなかった、科学と産業と物流の壮大な取り組みだ」とトランプは述べている。この作戦には、アメリカ連邦議会のパンデミック対策支援法案により一〇〇億ドルの予算が割り当てられるとも公表された。[6]

トランプ大統領がこの発表を行った頃、感染拡大のペースは四月の壊滅的状況から多少緩やかになりつつあった。ただし、けっして事態が改善されたわけではない。ペースが緩やかになったとは言え、依然として一日に一四〇〇人のアメリカ国民が新型コロナウイルスによって死亡していた。四月中旬はその数が二〇〇〇人を軽く超えていたというだけの話だ。トランプ大統領はワクチンを届けることを約束しつつも、ワクチンが行き渡るよりもかなり前の段階でロックダウンによる規制と入国制限を解除することにも言及した。さらに、もしワープ・スピード作戦が有効なワクチンの開発に至らなかったとしても、「他の多くのケースと同じように、たとえ問題がやってきても、それはいつかは消えていく。そう、消えていくだろう」とも述べている。学校は秋には再開すべきだとも語った。

スラウイはこのローズガーデンでの会見で、モデルナのワクチンの第一相試験について、その初期結果をちらりと匂わせている。「大統領、私はつい最近、ある新型コロナワクチンの治験初期データを目にしました。それは、二〇二〇年末までに数億回分のワクチンを供給できるという確信をさらに深めてくれるものでした」とスラウイは述べた。このデータとは、モデルナが数日後により詳しい形で公表することになる、ワクチンが免疫反応を引き出すことを示す治験データだった。

二〇二〇年末までに数億回分のワクチンを、というスラウイの予測は、この年トランプ政権の高官や顧問たちの口から度々聞かれることになる、過度に楽観的ないくつもの発言の先陣を切るものだった。実際にワクチンが承認された二〇二〇年末時点で供給可能であった量は、それよりずっと少なかったのである。

作戦に本格参加

ワープ・スピード作戦は、いくつもの連邦政府機関が同じゴールを目指して別々に動いているため、これらを束ねて幅広い取り組みに一本化すべきだという認識から生まれた。この作戦は連邦政府による新型コロナワクチン開発支援プロセスを開始するものではなく、それを組織的にまとめて加速させるものだ、と保健福祉省のポール・マンゴー政策担当次席補佐官は述べている。個々の機関での取り組みを一本化することで、政府は開発中のいくつものワクチン候補のうち、安全で大量生産に適する可能性が最も高いものを迅速に選び出すことができる、とマンゴーは言う。

この作戦はまた、新型コロナウイルスが深刻な脅威であること、そしてパンデミックを脱する唯一の手段はワクチンであることを認識し、その事実を受け入れるものだった。そうした現実や、ワープ・スピード作戦とその協力企業が現場レベルで続けてきた舞台裏での尽力は、トランプとその支持者たちが選挙年のこの年に繰り広げてきた言説とは、しばしば対極をなしていた。彼らはいまだに新型コロナウイルスの脅威を矮小化し、季節性インフルエンザと同じだと言ったり、証拠もほとんど（またはまったく）ないままに、他の疾患に使われている未実証の薬で感染者を治療できると主張したりしていた。あるいは、感染した人々の間で自然に免疫がつくことで、いわゆる「集団免疫」が獲得されて社会全体が守られ、最終的には有効なワクチンがあろうがなかろうがウイルスは制圧できるという主張もあった。ただし、ここで触れられていないのは、ワクチンなしで集団免疫を獲得しようという道を選べば、防げたはずの死者数ははるかに多くなるということだ。

現実を見れば、新型コロナワクチンの必要性は、ポリオ、エボラ出血熱、ジカ熱、そして一九七六年と二〇〇九年の新型インフルエンザ流行を経てきた過去一世紀においても類を見ないほどに高まっていた。二〇二〇年五月末には、アメリカの新型コロナウイルス感染症による死者数は一〇万人に達した。例年の一年間におけるインフルエンザ、肺炎、自殺による死者数の合計よりもさらに多くの人が、この三か月間で亡くなっているのだ[7]。いくつかの州ではロックダウンの解除が始まったものの、経済活動は旅行・サービス業界を中心に停滞が続いていた。何百万人もの子どもたちが学校に行けず、残りの学期を家庭でのオンライン学習で耐えしのぶことになる。ワクチンは命を救うだけでなく、こうした状況から日常に戻るための唯一の道なのだ。

保健福祉省は、スラウイとワープ・スピード作戦に従事する職員のために専用のオフィススペースを設けた。ワシントンの議会議事堂近くに建つ同省の庁舎ヒューバート・H・ハンフリー・ビルディングの一角を割り当てたのだ。さらに、プロジェクトの参加企業として選ばれた各社への連絡窓口となる担当者も指名した。

一方スラウイは、利益相反を抑えるためにモデルナの取締役を辞任した。彼はいまや複数のワクチン候補の開発を支援する政府プロジェクトを統括する身であり、その候補のなかにはモデルナのワクチンも含まれているからだ。ただし、スラウイの手もとにはまだ高価値のモデルナ株とストックオプションが残されていた。モデルナのワクチン第一相試験の結果が良好であることが公表されると、彼のもつ株は総額で二〇〇万ドル以上値上がりしている。この状況に、エリザベス・ウォーレン上院議員をはじめとする民主党議員や政府系の監視機関からは批判の声が上がった。スラウイは手持ちの株を売却すべきだ、と彼らは主張した。新たなワクチン開発プロジェクトを率いるにあたり、自分の決定によって金銭的な利益が得られる状況で、はたして公益にかなう客観的な働きができるだろうか、というわけだ。

翌日、彼はこうした懸念を払しょくするため、総額一〇〇〇万ドルを超えるモデルナ株のストックオプションを処分した。さらに、自身がワープ・スピード作戦のトップに任命されて以降の値上がり分については、がん研究プロジェクトに寄付する考えを示した。[8]

ワープ・スピード作戦は結局のところ、選挙年における政治上の深いしがらみと、矛盾したメッセージを送り続ける政権側から完全に自由ではいられなかった。スラウイの株式保有をめぐるいざこざは、このプロジェクトに今後降りかかる数々の問題の、ほんの一端が垣間見えたにすぎない。

さらに、この一件をきっかけに、主に政府の支援のもとで新型コロナウイルス関連の医薬品やワクチンを開発することで、企業経営陣が個人的に富を得ることの是非について議論が巻き起こった。二〇二〇年初めから五月にかけて、モデルナの経営陣や取締役、それに少数の大株主が、株式売却やストックオプションの行使によって得た利益は総額で一億九七〇〇万ドルにのぼる。[9]なかでも多額の売却益を得た層の一人が、最高医学責任者のタル・ザクスと最高財務責任者のローレンス・キムだった。キムはストックオプションの行使によって五月一八日（第一相試験の良好な結果が出た日）のたった一日で一九八〇万ドルを得ているし、ザクスも翌日、同じくストックオプションを行使して九八〇万ドルを手にしている。これらの取引のほとんどは、事前に設定された会社経営者用の株式取引プランにのっとって行われたものだ。このプランでは、経営陣が自社の非公開情報に基づいて株を売買できないように、あらかじめ取引条件を決めておく。たとえば、この株価になったら、あるいはこの日がきたら取引を実行する、とあらかじめ指定して、取引量も事前に設定しておくのだ。こうすれば、あとは会社の情勢変動とはなんら関係なく、指定条件が満たされれば自動的に取引が実行される。

キムの場合は、ストックオプションの行使期間が限られていたという事情もあった。なぜなら、会社を去ることが決まっていたからだ。二〇一四年から最高財務責任者を務めてきたキムが八月で退任することを、モデルナはこのときすでに公表していた。[10]キムは実験段階の医薬品に賭ける資金調達モードの会社に適したマネー専門家だ。しかし今、モデルナは初の商業製品を手にしようかという過渡期にあり、したがって別のタイプの専門家を必要としていたのである。これからは製品売上も入り、よりグローバルに展開していくため、より経験豊富な最高財務責任者が求められる。また、キムはバンセルに、ニューヨークからボストンへの通勤が苦痛だとも伝えていた。こうして彼は円満に会社を去ることになったわけだが、これもまたバンセルの人員アップグレードの試みの一環であることは明らかに思われた。

最高医学責任者であるザクスにとっても、モデルナで過ごす残り期間は限られていた。ただし、予定どおりに退任したキムとは違い、ザクスのこの件はあくまでも内々の話に留まっていた。

ザクスは最初から、長く会社にいられるとは思っていなかった。二〇一五年にモデルナに加わってまもなく、彼はバンセルに呼び出され、こう伝えられたという。「理解してもらいたいんだが、君がモデルナの最高医学責任者であるということは、現時点での最高医学責任者だという意味だ」。メッセージは伝わった。二〇二〇年初めに新型コロナワクチン開発に乗り出すと、バンセルはザクスに対し、最高医学責任者の役割は今後変わっていくだろうと告げている。これもやはり、バンセル流の人員アップグレードだった。最高医学責任者としてのザクスの経験は、主に実験段階のプロジェクトを前に進め、次々と開始される臨床試験を統括することに関するものだ。しかし今バンセルが求めているのは、商業製品をグローバルに統括できる、より豊かな経験をもつ人材だった。

ただし、この時点で役職を引き継ぐことは難しかった。ワクチン開発プロジェクトがエンジン全開で動いており、ザクスはこれに深く関わっていたからだ。二〇二〇年三月、モデルナはザクスと幹部用のリテンション（人員引き留め）契約を結んでいる。二〇二一年九月末まで現在の役職に留まれば、一〇〇万ドルの賞与を得られるという内容だ。[11]バンセルとしては、これで人員引き継ぎの時間を稼げたことになる。この契約にサインしたのち、ザクスは事前に設定していた株式取引プランを調整し、株価にかかわらず一定の期間ごとに株を売却する形に変えておいた。この時点では、のちに株価が三倍以上に跳ね上がるとは知る由もなかったのだ。自分はけっしてモデルナでの仕事で大金を稼ごうとは考えていなかった、とザクスは言う。あの株式取引プランも、彼としては安定して家族を支えるためのものだった。

モデルナ内部は、これらの取り引きはどれも完全に適切なものだと考えていた。事前に決められた取引プランに従って、会社に関する新たな情報とはなんら関係なく行われたものだからだ。それにモデルナ経営陣のなかには、前職よりも給与が下がるのを承知で会社に加わった者もいる。彼らは報酬の一部をストックオプションで受け取ることに同意していた。これは経営陣にとって、長期的により高価値の会社を築くためのインセンティブとなる。自分の貯金を使って、株価が低いときに自社株を買い足してきた経営陣もいた。そして今、モデルナは実際に高価値の会社となったのである。

それでも、厳格な監査や批判の目を気にしたモデルナは、最終的には株取引を制限する措置をとることにした。世論以外にそうすべき理由はないとはいえ、である。八月、モデルナは、経営陣と取締役が今後新たな株式取引プランを事前設定したり、既存のプランに株を追加したりしないことで合意したと発表する。また、事前設定されていない通常の株式売却を公開市場で新たに行わないことも取り決めた。これらの措置は「当社がミッションを追い求めるうえで妨げとなるものを避ける」ための措置だと、モデルナは説明している。[12]

ただし、すでに設定済みの取引プランは、この取り決めからは除外されていた。そのため、社内の人々はその後も株を売り続けた。一二月にモデルナのワクチンが承認されたのち、会社はこの取引制限を解除している。

ワクチン候補を絞る

ワープ・スピード作戦におけるモンセフ・スラウイの最初の仕事の一つは、一〇〇以上ある開発中のワクチン候補のリストを、大金を投じて支援すべきベストな候補数個に絞り込むことだった。

その際の一つの選別基準が、ワクチンがつくられる手法に着目することだ。

最も古くから使われている手法の一つとして、不活化または弱毒化したウイルスそのものを体に入れるというアプローチがある。ウイルスを無力化することで接種された人が病気にかかることなく、そのウイルスに対して戦うよう体に覚え込ませることができる。インフルエンザやポリオ、麻疹などのワクチンで使われている手法である。

だが、スラウイをはじめとするワープ・スピード作戦側はこの道をとりたくなかった。この手法では新型コロナウイルスを大量に培養する必要があり、その工程に何か月もかかる可能性があるからだ。さらに、パンデミックが猛威を振るうなかで安全上の問題が起こる恐れもあると、スラウイは考えていた。

代わりに、彼らはそれ以外の三つの手法に重点をおき、各手法につき二つずつワクチン候補を選ぶことにした。一つがうまくいかなかった場合を想定し、保険をかけるためである。一つ目のカテゴリーは、組み換えタンパク質ワクチンだ。これはウイルスの一部を成すタンパク質（ウイルス全体ではなく）を体内に送り込むことで免疫反応を引き出す手法で、B型肝炎ワクチンなどに用いられている。このカテゴリーで支援対象に選ばれたのは、メリーランド州を拠点とする小さなバイオテクノロジー企業であるノババックスと、フランスのサノフィだった（後者はスラウイの古巣であるグラクソ・スミスクラインと提携している）。ノババックスは独自のワクチン開発技術を長年磨いてきた企業だが、国の規制当局から承認された製品はまだ一つもたない。一方、サノフィは定評あるワクチンメーカーだ。

二つ目のカテゴリーは、まだそこまで実績のないウイルスベクターワクチンである。ここで使われるのは、アデノウイルスという、新型コロナウイルスとは無関係の一般的な風邪を引き起こすウイルスだ。これを運搬役（ベクター）に用いて、病原体成分の設計図をもたせたDNAを体内に届け、新型コロナウイルスと戦うための免疫反応を引き出そうという手法である。このカテゴリーでは、ジョンソン・エンド・ジョンソンとアストラゼネカが支援先に選ばれた（後者はイギリスのオックスフォード大学と提携している）。

三つ目のカテゴリーが、mRNAワクチンだった。この分野では明らかにモデルナが先頭を走っている。だが、スラウイらはもう一つ、モデルナの対抗馬として急速にスピードを上げてきたmRNAプロジェクトを支援先に選んでいた。三月、世界有数の製薬大手で、抗コレステロール薬のリピトールや勃起不全治療薬のバイアグラで知られるファイザーが、ドイツの小さなバイオテクノロジー企業ビオンテックと提携し、mRNAを用いた新型コロナワクチン開発に乗り出したのである。

ビオンテックはドイツの都市マインツで、モデルナより二年早い二〇〇八年に創業された。創業者であるウール・シャヒンとエズレム・テュレジの夫婦はどちらもトルコ移民二世だ。この会社の歴史は、モデルナのそれとよく似ている。ビオンテックが初期に重点的に取り組んでいたのは、mRNAを用いたがん治療薬の開発だった。[13] そしてモデルナと同じように、ビオンテックもまたいくつかの大手製薬会社と提携を結んでいる。さらに、ビオンテックは二〇一三年、mRNA研究の先駆者であるペンシルベニア大学のカタリン・カリコを上級副社長に迎えた。二〇一七年には、この年にモデルナがそうしたように、ペンシルベニア大学からカリコとワイスマンの研究に関する特許のライセンスを取得している。

ファイザーとビオンテックは二〇一八年にmRNAを用いたインフルエンザワクチンの共同開発に取り組んで以来、協力関係を築いてきた。そのため、二〇二〇年に新型コロナウイルスによるパンデミックが起こった際に、両社が新たなウイルスに共同で立ち向かうことになったのも自然な流れだったのである。

モデルナと同じく、ビオンテックも一月に新たなウイルスの遺伝子配列が公開されてすぐに、ワクチン開発に向けて動き出していた。同社はその取り組みを「プロジェクト・ライトスピード」と名づけている。ファイザーと提携を結ぶ頃には、ビオンテックはすでにBNT162というコードネームのワクチン候補を手にしていた。

さらに、ビオンテックがまだ一つの製品も販売できていない点も、モデルナと同じだった。すでにmRNA技術の開発をめぐるライバル同士だった両社は、これ以降、その技術を活用して世界的パンデミックを食い止めるための競争においても対決していくことになる。

ビオンテックのプロジェクトに力を貸したのが、ファイザーだった。ファイザーがワクチン分野で高い売上を誇る主な製品には、肺炎球菌ワクチンのプレベナーがある。その売上は数十億ドルにものぼるが、このワクチンはもともとファイザーが開発したものではなく、二〇〇九年に製薬大手ワイスを買収したことで得たものだった。さらにファイザーには、グローバルな製造ネットワークと、近年になって復活した大規模な研究開発部門、そして規制当局対応部門がある。それに、大量の資金も。

政府との協働を選んだ理由

モデルナがワープ・スピード作戦との協働を受け入れた理由の一つは、そうせざるを得なかったからだ。モデルナには資金が必要だった。一方、ファイザー（と、ひいては提携相手であるビオンテック）は、この取り組みにはあまり乗り気ではなかった。自社ワクチンの承認を得るためには

ＦＤＡとの協力が欠かせないとは認識していたものの、同社の経営陣は政府とあまり深く関わりたくないと考えていた。開発スピードに遅れが出ることを恐れたためである。二〇二〇年七月に連邦議会で行われたワクチンに関する委員会公聴会のなかで、ファイザーの最高事業責任者であるジョン・ヤングは次のように述べている。「当社が連邦政府からの支援を受けなかったのは、ひとえにワクチン候補をできるかぎり迅速に治験に進められるようにと考えてのことです」[14]

それでもワープ・スピード作戦側は、ファイザー・ビオンテックのワクチン候補を支援対象となる二つのｍＲＮＡワクチンの一つに加え続けた。そして最終的には、ファイザーとワクチン購入およびその他の援助に関する契約を結ぶ。とはいえ、二〇二〇年の大半を通じて、ファイザーはモデルナほど政府からの関与を受けることなくプロジェクトを進めていった。

創業一〇年目のモデルナは新型コロナワクチンの開発競争で先頭を走っていたものの、さながら自分よりもずっと歴史があり、ずっと大きく、はるかに資金力のあるライバルたちを相手に檻のなかでデスマッチをしているような気分だった。対戦相手となるのは、ジョンソン・エンド・ジョンソン、アストラゼネカ、ファイザー、サノフィ、グラクソ・スミスクラインといった面々だ。のちにはメルクもこの競争に加わることになる。先頭集団のなかで、規模的にもステータス的にもモデルナと対等な相手はノババックスくらいだった。

モデルナはやがて、ビオンテックと同じように、新型コロナワクチンに関して大手製薬会社と手を組むことを考えるようになる。「我が社だけでやるか、それとも仲間を探すか、いろいろと模索しました」と取締役会長のアフェヤンは回想する。特に、アメリカ国外での治験に関しては支援が必要だった。

パートナー候補のうちの一社がメルクだった。ビオンテックとファイザーの場合と同じく、モデルナはすでにメルクと研究提携を行っている。二〇二〇年初めには、両社の経営陣の間でこの提携を新型コロナワクチンにまで広げることについて協議が始まっていた。

「これに関してなんらかの形で提携することが適切なのかどうか、モデルナ側とは何度も話し合いました」と、当時メルクの研究開発部門を率いていたロジャー・パールマターは振り返る。だが結局、両社が提携を結ぶことはなかった。メルクはこのとき、並行して別の相手とも話を進めていたのだ。メルクが提携を模索していたのはオックスフォード大学だった。ただし、メルク側の提示した条件にオックスフォード大学の研究者らが難色を示したことで、この交渉は決裂している。オックスフォード大学は最終的にアストラゼネカと提携することとなった。メルクはその後、実験的ワクチンの開発に関して非営利ワクチン団体と提携を結ぶと同時に、さらに別のバイオテクノロジー企業を買収して二つの新型コロナワクチンの開発を試みた。しかし、初期臨床試験の結果が思わしくなかったことから、結局どちらのプロジェクトも中止している。一方、バンセルによれば、モデルナは一時グラクソ・スミスクラインやサノフィとも新型コロナワクチン開発に関して提携協議を行っていた。

こうして提携に向けて協議を続けるなかで、モデルナの経営陣はしだいにパートナー候補と自分たちの抱く大志との間にギャップを感じるようになっていく。一部の企業は、あいまいに言葉を濁している印象だった。もしうまくいけば提携したい、と言いながら、その実mRNA技術が本当にうまくいくのかと疑っているのだ。あるいは、二〇〇九年の新型インフルエンザワクチンのときのように、売れない在庫を大量に抱えるはめになるのではと過度に恐れている様子の企業もあった。また別の企業は、モデルナをまるで外注の研究機関扱いし、許容範囲を超えてプロジェクトに口を出そうとしてきた。

そのため、モデルナ首脳陣は独り進むことを決めた。連邦政府との新たな提携関係が、足りないものを補う唯一の手段だった。

試験の投与量の選択

二〇二〇年の五月と六月は、大規模な第三相試験に向けた計画立案に費やされた。想定されていたスケジュールはこうだ。まず夏に数千人規模の一連の試験を開始し、秋には有効性に関する結果を得られるようにする。これならば結果によっては年末までにＦＤＡの承認を得られ、ワクチン在庫の用意を整えられる可能性がある。

当初、国立衛生研究所（ＮＩＨ）のフランシス・コリンズ所長が思い描いていたのは、単一の大規模な治験を実施するというものだった。モデルナ、サノフィ、ジョンソン・エンド・ジョンソン、ファイザーの各社が共通の「マスター治験実施計画書」のもとでこれに参加し、共通のプラセボ群を用いて各ワクチンを比較するのだ。[15] しかし、これは各社のワクチン開発スケジュールがまちまちであることから難しく、さらにモデルナもファイザーも待つのを嫌がった。（ちなみに、世界保健機関〈WHO〉も同じように複数のワクチンを比較できる単一の国際的治験を推し進めていたが、一部のワクチン製造会社から参加を渋られている。こうした企業は、WHOがかねてから製薬業界を敵視していると感じていたからだ)

第三相試験の開始に向けて、モデルナがまず確定すべきことの一つは、ワクチンの適切な投与量だった。NIAIDが実施して良好な結果が得られた第一相試験では、二五マイクログラム、一〇〇マイクログラム、二五〇マイクログラムの三つの投与量が試験されている。最も高い二五〇マイクログラムでは副反応が増加しているように見受けられた。シアトルで治験に参加したイアン・ヘイドンが発熱と悪寒に襲われて緊急処置を受けたのも、その一例だ。そこで、この投与量は除外された。一方、一〇〇マイクログラムの投与では、二五〇マイクログラム投与時に近く、二五マイクログラム投与時よりも高いレベルの抗体が引き出されていた。第三相試験にふさわしいのは、この投与量に思われた。

ただし、一つ考えるべき点があった。モデルナには、まだ十分に試験されていない五〇マイクログラムの投与量を採用するという選択肢があったのだ。もし五〇マイクログラムで一〇〇マイクログラムと同程度の免疫反応を引き出せるとしたら、それはすなわちワクチン供給量が二倍になるということだ。そしてパンデミックという緊急時にあっては、できるかぎり多くの人にワクチンを行き渡らせることが、急速に広がるウイルスを打ち負かすうえで不可欠となる。

この件をめぐって、社内では激しい議論が巻き起こった。社長のスティーヴン・ホーグも含めた一部の人々は、五〇マイクログラムでいくべきだと主張した。ホーグとしては、この量で予防効果は十分に得られる可能性があるうえ、供給量も二倍になる（したがって収益も増える）と考えたのだ。また別の人々は、可能なかぎり有効性の高いワクチンを得ることのほうが重要だという意見だった。五〇マイクログラムという投与量が、有効性のより低い二五マイクログラムと、より高い一〇〇マイクログラムのどちらに近い特徴を示すかはわからない。そのうえ、彼らは他社と競っているのだ。すでに高い有効性があるとわかっている一〇〇マイクログラムのほうが、より良い選択肢ではないか。

「有効性を示すことが求められているのは明白でした」とタル・ザクスは言う。「投与量を減らすために、有効性が一〇パーセントから二〇パーセント低くなるようなリスクは冒したくなかったのです」

この年を通じて深刻なストレスに悩まされてきたザクスにとって、一〇〇マイクログラムでいこうと提案したときの重圧はかなりのものだった。そしてその重みは、決断を下したあとも付きまとった。「あの決断には、とてつもなく大きなものがかかっていました」とザクスは言う。「ワクチン生産能力と収益を二倍にすることを――ひいては二倍の人々を守る力を得ることを選ぶべきか否か、あの時点で即座に決めなければならなかったのです」

最終的にはホーグらもザクスの提案に同意し、モデルナは投与量を一〇〇マイクログラムと決定する。この時点では多くの企業が自社ワクチンの大量生産を予定しており、供給量よりも有効性のほうが重要に思われたのだ。

「あれは非常に難しい決断でした」とホーグはのちに語っている。「それに、あの選択が正しかったのかどうかも、未来永劫わからないかもしれません」

治験の実施をどう設計するか

もう一つの障壁は、第三相試験を誰が実施するかという問題だった。

モデルナは数年にわたり、ノースカロライナ州ウィルミントンにある医薬製品開発（ＰＰＤ）という地味な名前の委託研究機関に自社のワクチンや医薬品の治験実施を委託していた。ＰＰＤは製薬会社にとって頼みの綱のような存在で、治験に必要となる医師や、診療機関、患者、ボランティアなどの手配を一手に引き受けている。今回ほど大規模な治験を委託した経験はないものの、モデルナは引き続きＰＰＤにこの思い切った治験を任せようと考えていた。

しかし、政府側には違う考えがあった。アンソニー・ファウチ率いるＮＩＡＩＤを、モデルナの治験実施に関わらせようとしていたのだ。ＮＩＡＩＤは過去の大規模なＨＩＶワクチン治験で用いた治験施設を再利用し、これをモデルナだけでなく、ワープ・スピード作戦が支援する他のすべてのワクチン治験にも用いようと計画していた。

すべてのワクチンに対して単一の大規模な治験を実施することは難しいと気づいた政府側だったが、それでも各社の治験をある程度共通化することで、正確な比較ができるようにしたいと考えていた。各治験を似たような設計にしておけば、後々どのワクチンを購入するか、あるいは誰にどのワクチンを接種するかを判断する基準になる。たとえば、ジョンソン・エンド・ジョンソンよりもモデルナのワクチンのほうが高齢者に有効だとわかれば、政府はこの年齢層の人々にモデルナのワクチンを使うよう推奨できるわけだ。

五月下旬、モンセフ・スラウイはワープ・スピード作戦に参加する企業を集め、大規模第三相試験についての二時間にわたるオンライン説明会を開いた。「我々は今、これまでに例のない、まさに史上最大にして最速の臨床試験になるであろう試みに向けて準備を進めています」、スラウイはミーティングへの招集状にこう書いている。それは議題の詰まったミーティングだった。各企業が自社の治験計画について順番に説明し、政府側はＨＩＶワクチン治験時に用いた治験施設ネットワークを再利用する計画について説明する予定だ。「非常に中身の濃いミーティングとなるため、参加各位には十分に準備をし、今回の治験実施を成功に導くために重要なポイントに要点を絞っていただくよう願います」

ファイザー（同社は政府と関わりすぎるのを警戒してはいたものの）やジョンソン・エンド・ジョンソンの担当者は、パワーポイント資料を用意してプレゼンを行った。しかし、モデルナは委託先のＰＰＤとの治験計画がまだ確定しておらず、プレゼン用の資料をまとめていなかった。さらに最高医学責任者のザクスは、モデルナとＰＰＤとでワクチン治験の大部分には対処できるため、ＮＩＡＩＤや治験ネットワークの支援はあまり必要ないという考えを示したのだ。

ザクスとしては、ＮＩＡＩＤのワクチン治験ネットワークを再利用してモデルナの治験に使うという案に大筋として異論があったわけではない。ただ、それによって治験工程に遅れが出るのではと懸念したのはたしかだ。モデルナは第一相試験で良好な結果を出し、新たな資金も手に入れた。ＰＰＤという経験豊富な治験パートナーもいる。そうしたなかで、さまざまな付随条件を呑んでまで政府の資金援助を受けるべきなのかどうか、ザクスは疑問に思っていた。

一方、ワープ・スピード作戦側はこうした事情はまったく承知していなかったため、ミーティング時のザクスの態度に驚いた。

二日後、ザクスとホーグはワープ・スピード作戦側のスラウイとラリー・コーリーに再び電話をつないだ。コーリーは政府が第三相試験で再利用しようとしているワクチン治験ネットワークの統括者である。彼はモデルナに、第三相試験中に感染した参加者にどのような医療的処置をするのかについて治験実施計画書に定めるよう求めた。これに対してザクスは、治験実施施設は一〇〇以上に及ぶため一貫した措置を定めることは難しい、現場の個々の医師に判断を任せるべきだ、と告げる。

ここでも再びぎくしゃくした空気が流れ、政府側はザクスの態度にさらに驚かされたのだった。政府の担当者の間では、ザクスへの苛立ちがしだいに強まっていった。「ザクスはとても頑固で直接的な物言いをする人で、ワープ・スピード側には彼の真意がうまく伝わらなかったのです」と、モデルナ取締役時代にザクスをよく知っていたスラウイは言う。ザクスがＮＩＡＩＤからの支援はそこまで必要ないと告げたミーティングには、アンソニー・ファウチもグループ通話で参加していた。やがて、ザクスが治験におけるＮＩＡＩＤの役割を疑問視したとしてファウチがひどく怒っているという噂が、彼本人の耳にも入ってくる。

ザクスの態度はワープ・スピード作戦側に、モデルナは大規模治験を好き勝手に行おうとしている、という印象を与えていた。国民の税金から五億ドルもの資金援助を受けており、その額は今後さらに増えるかもしれないというのに、そうした事実を無視していると受け止められたのだ。モデルナは態度をあらため、ＮＩＡＩＤが資金援助する治験ネットワークの関与を受け入れる必要があった。

自身の態度が強硬すぎたと自覚していたのかどうかはさておき、少なくとも今が融和を図るべきときだということはザクスも理解していた。彼はファウチとコーリーにメールを送り、ミーティングでの口調と不満感を示してしまったことを詫びた。さらにスラウイにもメールし、第三相試験の計画をめぐる今後のＮＩＡＩＤとのやり取りでは、モデルナの他の研究開発リーダーに連絡窓口になってもらうよう頼んだと伝える。

「完全に行き詰まったと感じていました。そして、その行き詰まりを体現しているのが自分だと思ったのです」とザクスは振り返る。

モデルナは自分の運命をもっと自らの手でコントロールしたいと願っていた。だが、彼らに何ができただろう？　ファイザーのような資金力のある製薬大手と提携しているわけでもないモデルナにとって、政府は頼るべきパートナーだった。結局のところ、ワクチン設計を支援したのは政府機関の研究者だし、最初の臨床試験も政府側が取り仕切っている。それに、生物医学先端研究開発局（ＢＡＲＤＡ）は五億ドルの資金をモデルナに投じているのだ。ファウチはのちにこう回想する。「モデルナは我々に大きく依存していました。彼らには経験が不足していたからです」。この時点で「ここから先は自力でやるから」と別の道を行くことは、モデルナには難しかった。

それはむしろ、不可能だったのである。

非常ボタンのガラスを破るとき

政府の描くロードマップは、《サイエンス》誌に掲載された一本の記事に示されている。記事の執筆者はラリー・コーリー、フランシス・コリンズ、アンソニー・ファウチ、そしてジョン・マスコラだ。「かつての日常に近い形を取り戻すためには、新型コロナワクチンの開発が不可欠である」、記事にはそう書かれている。「この目的を達するために、官、民、慈善事業部門のあらゆるリソースを戦略的な形で結集することが求められる」[16]

最終的に、政府は各治験に対して三万人の成人参加者を募ることを求めた。これはバンセルが五月に想定していた規模のおよそ三倍である。これだけの人数が参加すれば、被験者のなかにウイルスに感染する人が出る可能性も高くなり、ワクチンの有効性に関して統計的に妥当な結果を得られるまでの時間を短縮できる。さらに、希少な副反応を見つけ出せる可能性も高まるだろう。

モデルナの治験では、治験参加者がワクチンまたはプラセボによる二回目の接種（一回目から四週間空けての接種となる）を受けた二週間後から、新型コロナウイルスに感染したと認定された人を追跡調査する。そして感染例が特定の数に達したら、ワクチン接種群における感染者数がプラセボ群よりも少ないかどうかを確認するのだ。全期間を通じて、独立した委員会が治験の安全性をモニタリングしている。この委員会は、モデルナだけでなくワープ・スピード作戦が後援する他のワクチン治験も監視しており、深刻な副反応が生じた際にはワクチン接種を中止できる独立した権限を有している。

各社の治験は、時期をずらして段階的にスタートしていく。まず先陣を切るのが、七月に開始されるモデルナのmRNAワクチン治験だ。続いて、八月にはアストラゼネカとオックスフォード大学によるウイルスベクターワクチンの治験が始まる。九月にはジョンソン・エンド・ジョンソンのウイルスベクターワクチンが、さらにそのあとにノババックスとサノフィの組み換えタンパク質ワクチンが続く見込みだった。[17]

ワープ・スピード作戦から離脱したファイザーは、この計画には加わらなかった。同社は独自に大規模なワクチン治験を計画しており、モデルナと同じく七月にはこれを開始する予定だ。開始見込みの立っている四社の治験をすべて合わせると、六か月間で総勢一二万人の（もしノババックスとサノフィが続けば、さらに多くの）参加者を募集し、準備を整え、ワクチンを接種し、モニタリングすることになる。それはとてつもない取り組みだった。参考として例を挙げると、メルクが過去に行ったロタウイルスの大規模なワクチン治験では、世界一一か国で七万人が参加した。この治験には、四年の月日がかかっている。[18]

フィラデルフィア小児病院のワクチン学者であるポール・オフィットは、このロタウイルスワクチンの開発者の一人で、今回の新型コロナワクチン治験では迅速な治験の設計に力を貸した。彼はのちに新型コロナワクチンを承認する委員会にも加わっている。反ワクチン運動が広める誤情報にしばしば反論してきたオフィットは、新型コロナワクチンの開発スケジュールを加速させることにはリスクがあると考えていた。有効性と安全性への信頼が損なわれかねないからだ。しかし、それは取るべきリスクだというのが、彼の考えだった。新型コロナウイルスによってこれまでに引き起こされてきた膨大な死と苦しみ、そして彼のような専門家であれば今後やってくるであろうとわかる死と苦しみの大きさを思えば、今は「非常ボタンのガラスを破る」べきときだと感じていたのだ。

「社会はこのウイルスによって麻痺している。そのため、広く一般にこのワクチンが送り出されるにあたり、安全性と有効性についてより大きな不確実性を受け入れる用意があります」と彼は二〇二〇年五月に語っている。

モデルナのストーリーを書き換える

ほかにも解決すべきことや政府との間で議論や対立を引き起こす問題は多々あり、丸く収めるのには時間がかかった。

たとえば、モデルナと政府側は、治験でワクチンの有効性を判断するうえで、どのような状態を「新型コロナウイルス感染症例」として数えるかを取り決めておく必要があった。一見自明に思えるだろうが、これは実はそれほど簡単なことではない。両者は話し合いを重ねた。モデルナ側は基準ラインを厳しくして、より重症度の高い例だけを数える形を求めた。一方、政府側はより軽い例も含めたいと考えていた。最終的には、次の二つのシナリオのどちらかに当てはまる場合に新型コロナウイルス感染症例とみなす、という形で両者は合意する。一つ目のシナリオは、鼻腔拭い液による新型コロナウイルス検査で陽性となり、かつ、起こり得る症状として事前にリスト化された発熱、悪寒、筋肉痛、頭痛、喉の痛み、味覚・嗅覚障害といった項目のうち、少なくとも二つの症状が表れた場合。そして二つ目は、検査での陽性判定に加えて、せき、息切れ、肺炎の兆候などの呼吸器症状のうち少なくとも一つが確認された場合だ。

さらに、この基準を満たさない無症状感染と軽症の例についてもカウントはすること、ただし有効性評価の計算には含めないことも取り決められた。要するに、この治験で重点的にみられるのは、モデルナのワクチンが新型コロナウイルスによる特定レベルの症状を予防できるかどうかで、軽症や無症状の感染を予防できるかどうかではないということだ。このパンデミック下の緊急事態において最も重要なのは、重症化による入院や死亡から人々を守ることだ。もちろんワクチンに無症状感染や軽症感染を防ぐ効果があればすばらしいが、それはあくまでも二次的な効能となる。

たとえ治験計画が完成しても、モデルナが当初希望していた七月一日までに第三相試験に入ることは、すでに不可能であることが明らかだった。この遅れが、ファイザーとビオンテックに追いつく時間を与えることとなった。

とはいえ、モデルナはなおもレースの先頭を走っていた。まだ一つの製品ももたず、二〇一〇年代半ばまでは臨床試験にすら進めていなかったスタートアップの小企業としては、あり得ない位置だ。たった四か月前までは、新型コロナワクチン開発に乗り出すかどうかも決めかねていた企業がである。[19]

それからわずか一〇〇日あまりで、スティーヴン・ホーグはモデルナをめぐるストーリーを完全に書き換えていた。常に疑いの目で見られてきた負け組企業が、妥協なき理想主義者たちの力でここまできた、というストーリーである。二月時点では、ホーグはワクチンの初期臨床試験におけるモデルナの役割を小さく見せようと、自社のことを「このプロジェクトのほんの一部にすぎません」と述べている。しかし今、モデルナがいかにして新型コロナワクチン開発競争でトップを走るまでに至ったのかという質問に、ホーグはメールでこう返答してきた。[20]

「正直に言うと、技術的にも文化的、つまり気風という観点から言っても、私たちは自分でも知らないうちに、さまざまな積み重ねを経て今このときを迎えているのだと思います。

私たちは本質からして大胆な集団でした。というか、大胆であらねばならなかったのです。ほとんどの人はバイオ製薬会社や学術界での安定したキャリアを捨てて、この会社に加わりました。なぜなら、根本的な変革を引き起こすような何かに携わりたかったからです。私たちは『医薬の新たなカテゴリーを生み出す』という高いハードルを掲げました。その高さに自分たち自身も多少怖気づきましたし、周囲からは壮大すぎると相当にあざけりを受けてきました。

私たちは妥協なく進むことで、数々の障壁やあざけりを超えて生き抜いてきました。ゼロから基盤を築き上げるために、ほぼ一〇年、身を粉にして努力を重ねました。匿名の中傷者も山ほどいた。しかし、モデルナの人々はひたすら前に進み続けました。なぜなら、自分たちは変化を生み出せると信じていたからです。妥協をせず、けっして歩みを止めないこと、それが私たちには身についていました。私たちはこの技術プラットフォームでブレークスルーを起こし、それがもたらす可能性を示しました。工場を建て、新薬候補を豊富にそろえ、一〇件を超える臨床プログラムを通じてヒトへの試験データを大量に集めてきました。

ですから、新型コロナウイルスが出現したときも、その姿勢そのままに突き進んだのです。一月初旬のある日、ステファンは社に戻ってくるなりこう言いました。『これは確実に大ごとになるぞ。今こそ動かなくては』。まだほとんどの企業が何かしようなどとは考えていなかった頃、我が社のCEOはすでにNIHと取り決めを結び、リスクに満ちた前例のない試みに乗り出していたのです。それは、コンセプトからわずか三か月で治験に入るという開発プロジェクトでした。こうして我が社の人々は仕事にかかったのです。彼らは数々の問題に立ち向かいました。普通なら『優れた』と称される仕事ぶりも、優れたうちに入らない。毎日が競争でした。そして六三日後には、第一相試験が始まったのです。この頃にはすでに、我が社のチームは第二相試験に向けて準備を進めていました。そして現在は、第三相試験を開始し本年中に数百万回分のワクチンを製造するために邁進しています。

そういうわけで、ご質問いただいたワクチン開発でトップを走っている件について言えば……今、多くの会社（ジョンソン・エンド・ジョンソン、ファイザー、アストラゼネカ、メルク）が、ワクチンの力でウイルスを食い止めるべく尽力しています。どの企業も解決策の一助になりたいと願っている。そして、どの企業の力も必要不可欠となるでしょう。ただ、私がしばしば感銘を覚えるのは、これらの企業がどれもモデルナの一〇〇倍は大きい企業で、そのなかで我が社が他社と同じくらいの働きをみせていることです。

何が言いたいのかというと、もしこのパンデミックにおいて投じたリソースで各社の力が測られるなら、モデルナは今頃トップどころか最下位に沈んでいたでしょう。では、リソースでないなら、何が決め手となったのか？　それは、モデルナが大胆で妥協なき集団であることではないかと私は思います。我が社にはもとから、リスクや周囲の評価を省みずに課題に向かって突き進んでいく文化が備わっていたのです。私たちはこれからも、行けるところまで突き進むつもりです。なぜなら、それがモデルナだからです。もしそれが失敗に終わったら……まあ、私たちはもとから見放された会社ですから☺」

第10章

治験と製造

その想像以上の困難

二〇二〇年七月二七日の朝七時前、ジョージア州サバンナのニュースキャスター、ドーン・ベイカーは、クリニックの診察室にいた。彼女は、マスクをつけていた。紫色のジャケットを半分脱いで、右肩をあらわにする。スタッフが針を刺し、モデルナのmRNAワクチンを注射した。

ベイカーは、モデルナワクチンの大規模第三相試験でワクチン接種を受けた最初の参加者になった。緊張はしていたが、治験参加への思い入れは強かった。「ただ怖がって神に祈るだけではなく、命を救う行動に参加できて嬉しいです」と、ベイカーはCNNに語った。[1]

モデルナとNIAIDによる第三相試験ではボランティア三万人への接種が予定されており、ベイカーはその最初の一人になった。治験参加者にはワクチンか、あるいはプラセボとして生理食塩水が投与される（ベイカーは後日、自分が本物のワクチンを投与されたことを知った）。数か月後には、このワクチンが本当に、かつ安全な形で効果を示すのかどうか、明確な答えが得られるはずだ。

「これは、とても重要なマイルストーンです。しかも通常のワクチン開発と比べ、きわめて速いペースでこれに到達することができました」、国立衛生研究所（NIH）のフランシス・コリンズ所長は七月下旬、ベイカーが接種を受けた数時間後の電話インタビューでそう語っている。

ただしコリンズは、スピードと安全性については慎重にバランスをとった発言に努めていた。ワープ・スピード作戦という名称が、必要な工程を省いたスピード競争というイメージを想起させ、必ずしも世間に受け入れられてはいないと承知していたからだ。安全性については「最も厳格な形で」チェックすることになっている、と彼は述べた。

バンセルも電話インタビューに応じ、これはｍＲＮＡという技術にとっても重要なマイルストーンだと真っ先に指摘した。彼が過去一〇年間にわたって力を注いできた技術が、ついに第三相試験にたどり着いたのだ。「科学にとっても歴史的な日だと思います」と彼は続けた。

治験開始の少し前に、モデルナはアメリカ生物医学先端研究開発局（ＢＡＲＤＡ）から四億七二〇〇万ドルの追加資金供与を受けていた。ワクチンの第三相試験と後期臨床開発にあてるための資金だ。これで、プロジェクトへの連邦予算からの資金供与総額は九億五五〇〇万ドルとなった。モデルナは追加資金が必要になった理由として、三万人という治験の規模が当初の予定の三倍だったことを挙げている。[2]

マイノリティの人々を適正な割合で参加させる

ドーン・ベイカーが第三相試験で最初にワクチン投与を受けたのは、彼女が黒人であるという点でも意義が大きかった。新型コロナウイルスは、一部の非白人コミュニティを特に苦しめていた。感染者に占める黒人、ラテン系、ネイティブ・アメリカンの割合は、全人口に占める割合とは不釣り合いに大きい。黒人とラテン系の人々の入院者数は非ラテン系の白人の二倍以上であり、死者数は三倍以上にのぼった。[3] こうした人々は人の密集する住環境で暮らしていたり、リモート勤務が不可能な仕事に就いている人が多く、ウイルスにさらされる可能性が高い。また、感染すると重症化するリスクも高かった。糖尿病や肥満など慢性的な基礎疾患を持つ人が多いことや、医療サービスが受けにくいことなどが原因の一つである。[4] さらに、治験が始まった時期は、黒人男性ジョージ・フロイドが警察官に殺害される事件が起きた二か月ほどあとのことだった。この事件をきっかけに全米で抗議の声が巻き起こり、アメリカにおける不当な人種差別があらためて注目されていたのである。

モデルナと連邦政府側は、第三相試験で非白人の人々を適正な割合で治験参加者に加えたいと考えていた。理由はいくつかあるが、一つは科学的なもので、ワクチンがさまざまな人種や民族の人に同じように効くかどうかを調べるためである。もう一つの理由は、ワクチンが治験をクリアし広く接種される段階に向けて、非白人の人々の間にワクチンへの信頼感を築いておくことが必要だからだ。

しかし、この多様性を実現するためには、一部非白人コミュニティにみられる治験参加への忌避感を克服しなくてはならない。それは、歴史的な不公正から生まれたものだった。なかでも悪名高いのが、タスキギー梅毒実験と呼ばれる事例だ。一九三二年から一九七二年にかけて、連邦政府は何百人もの黒人男性を無治療状態で梅毒の研究に利用したのである。[5] また、黒人女性ヘンリエッタ・ラックスの事例もある。彼女の身体から採取された子宮頸がんの細胞は不死化され、一九五一年に本人が死亡したあとも医学研究に利用されていた。だがこれには本人の同意もなく、また長年にわたり子孫にも知らされていなかった。[6]

「私たちは、治験に対して危惧や不信感を抱くのが当然の扱いを受けてきたのです」とジェームズ・E・K・ヒルドレス博士は語る。ヒルドレス博士はテネシー州ナッシュビルにある歴史的黒人大学、メハリー医科大学の学長兼CEOだ。免疫学者でHIVの研究に携わっており、二〇二〇年には新型コロナワクチンの評価にあたるFDA諮問委員会のメンバーも務めていた。「今日でさえ、黒人の患者たちは尊厳ある治療を受けているとは感じていません」と博士はインタビューで語っている。

モデルナと連邦政府側は、この感染症の特徴として明らかになったその他の人口統計学上の事実についても考慮して治験を組み立てた。新型コロナウイルス感染症は、特に高齢者と慢性疾患をもつ人にとって危険度が高いことが判明しつつあった。二〇二〇年七月にアメリカで新型コロナウイルス感染症により死亡した人のうち、五〇歳から六四歳の人は五七〇九人で、五〇歳以下の二倍以上だ。[7] そこでモデルナと連邦政府は、治験参加者の少なくとも二五パーセントは六五歳以上か慢性疾患のある人とすることを目標に定めた。

地理的ファクターも重要だった。治験実施施設は感染が最も急速に広まっているところに設置するのがベストだ。こうした地域では、治験参加者が日常生活のなかでウイルスにさらされる可能性がより高くなる。そのため、ワクチンを投与された人の罹患率がプラセボを投与された人より低くなるかどうかを、より早く判断できるわけだ（治験参加者にワクチンかプラセボを投与したあと、故意にウイルスに感染させるという手法はけっして用いられない）。

モデルナの治験が始まった時期、それまで感染が多発していたシアトル、ニューヨーク、ボストンなどでは感染が収まり、一方で、春にはウイルスの猛威を逃れていたテキサスやフロリダといった州で感染が拡大していた。他の州に先駆けて制限を解除し、開放的であることに固執した州だ。フロリダでは検査における陽性率が一五パーセントに急上昇していたが、ディズニー・ワールドは七月に営業を再開するとの姿勢を崩していなかった。[8] 感染拡大は住民にとっては迷惑だろうが、おかげでフロリダは治験に最適な場所となった。さらに、こうした地域にいる最も感染リスクの高い人たち、たとえば食料品店の店員や、救急隊員などの初期対応者（ディズニー・ワールドの従業員は言うまでもなく）は、最適な治験参加者となる。

「人々が感染し、苦しみ、死んでいくのは誰も見たくはありません」とNIAIDのアンソニー・ファウチは言う。「しかし、事実そういうことが起きている場所では、ワクチンの有効性や安全性をずっと迅速に確認できる。これはいわば両刃の剣なのです」[9]

結局、モデルナは感染が急拡大しているテキサス州の一五施設で第三相試験のボランティアを募集することにした。一方、感染者数が減っているニューヨークについては、三施設だけに留めた。

全国一〇〇か所の治験実施施設は、治験に参加してくれるボランティアの募集に奔走していた。治験施設のなかには、フィラデルフィアのペンシルベニア大学病院、ボストンのブリガム・アンド・ウイメンズ病院などの大きな大学付属病院も含まれている。一方で、小さな企業が運営する、ワクチン治験を専門としたクリニックもあった。政府のHIVワクチン治験ネットワークから新型コロナワクチン用に再利用された施設もあれば、モデルナやその委託業者が手配した施設もある。これらの施設が担うのは、ボランティアの募集、治験薬の投与、起こり得る副反応の記録、フォローアップのための採血といった業務だ。こうした業務すべてを、ソーシャル・ディスタンスを確保し、スタッフや治験参加者の感染予防対策を徹底しながら進めることになる。施設はすべてモデルナとＦＤＡの監督下にあり、ＦＤＡは治験の間に一部施設の査察を行う。治験担当者は、治験実施計画書と標準業務手順書を遵守しなければならない。

テキサス州オースティンに拠点をおくベンチマーク・リサーチ社は、いくつかの治験実施施設を運営している。ＣＥＯのマーク・レイシーは、口コミやフェイスブック、インスタグラムなどへの広告を通じてボランティアを募集していると述べた。募集のための時間は限られている。「間違いなく、これまで請け負ったなかで一番厳しいプロジェクトです」とレイシーは言った。治験開始まであと数週間という時期のことだ。「未知の領域に足を踏み入れている気分です」と彼は語った。

フィラデルフィアのペンシルベニア大学では、治験を支援するスタッフを補充した。宗教関係の慈善団体や労働組合を通じて、非白人層や現場の最前線で働く人々に治験参加を呼びかけるためだ。ペンシルベニア大学病院での治験を監督する感染症専門家のイアン・フランクは、治験参加者を集めるのが難しい理由の一つは、ワクチンの安全性に関する情報が十分でないことだと語る。人への安全性に関するデータは、小規模な治験によるものだけだ。「これでは、きっと安全だろうという希望的観測だけで治験に参加することになります」、フランクは七月のインタビューでそう語った。

たしかに、安全性は未知数だった。春の初めに示された第一相試験の追加データによると結果はおおむね良好だ。治験の最初のグループでは、一八歳から五五歳の四五人全員が期待された免疫反応を示した（二番目のグループは五五歳以上の成人が対象となるが、こちらの結果はまだ出ていなかった）。二回目の接種からおよそ二か月が経っても抗体価が高いままであることも示された。また、一〇〇マイクログラムの投与を受けた人の四〇パーセントが二回目の投与後に発熱したほか、ほとんどの人に接種部位の痛みや倦怠感などの軽度の症状が出ている[10]。研究者たちは、これは対処可能な一過性の副反応だとした。タル・ザクスは七月、「副反応は免疫系にコロナウイルスに対する防御を学ばせるための教育費のようなものです」と説明している。

それでも、この治験が小規模だったことに変わりはなく、研究者らは他の副反応が出てくるのではないかと心配していた。一つの懸念材料は、感染増強という呼び名で知られる、まれに起こる現象だ。これはワクチンによってウイルスの攻撃から守られるはずが、逆にそのウイルスに感染しやすくなる現象で、デング熱など他の呼吸器疾患のワクチンでも発現している。研究者たちは、モデルナワクチンは設計上そのリスクは軽減されていると考えてはいたが、念のためモニタリングを行っていた[11]。

ペンシルベニア大学病院のフランク博士は、「ワープ・スピード」で進むワクチン開発に対する人々の不信感を感じていた。そうした不信を抱くのも無理はない、と彼は思っていた。しかし、ロックダウンやその他の感染防止措置に対する世間の抵抗が高まっている今、ワクチン以外にパンデミック克服の道はない。「人々は病気になり、死んでいく。家からも出られない。経済は疲弊していく。私たちの生活は根底から覆されているのです」と彼は語った。「これを克服する唯一現実的な道は、効果的なワクチンです。そして、我々はこうしたワクチンが有効かどうかを、できるかぎり早く示さねばなりません」

不信感の問題を別にしても、三万人もの人々に、プラセボを打たれる可能性もある治験に参加してもらうのは難しい注文だった。本物のワクチンを接種してもらえるか、それともプラセボを打たれるか、参加者は前もって知ることはできないのだ。二回の接種とフォローアップのための通院や採血。もし接種されたのがウイルスへの防御効果ゼロのプラセボだったとしたら、これらすべてに参加する価値がはたしてあるだろうか？

募集担当者は、参加希望者の特徴にいくつかのパターンを見出していた。なかでも高齢者は参加へのためらいが少ない。それも当然だろう。高齢者は重症化や死亡のリスクが高い。それに、多くの人がポリオのような病気の蔓延による甚大な被害と、それがワクチンによって克服された経緯を覚えている。

フロリダのパーム・ビーチ・アトランティック大学で化学を教えていたグレゴリー・ルンモは、パンデミックとの戦いに貢献したいと思い、モデルナの治験に参加した。「小さなことですが、何かできることをしたいと思ったのです」と彼は言う。それは多くの参加者の気持ちを代弁する言葉だろう。ただ、完全に利他的な動機だけで参加したわけでもない。彼はワクチンが自分を守ってくれることも期待していた。たとえ、ワクチンとプラセボのどちらを投与されるかはわからなくても。

政府との供給契約締結

七月二七日、ドーン・ベイカーが接種を受けたその日のほとんどの間、モデルナはアメリカで初めて新型コロナワクチンの第三相試験を開始した会社として脚光を浴びていた。モデルナはまさに先頭を走っていた――その日の夜までは。というのも、二七日の夜にはファイザーと同社のパートナーであるビオンテックが、ワクチンの第三相試験を開始したと公表したのだ。この治験はアメリカで始まり、その後は海外のおよそ一二〇の施設に拡大するという。[12]

モデルナは、ファイザー・ビオンテックと接戦をくり広げていた。ファイザー・ビオンテックのワクチンは、スピード争いでは有利な点があった。一回目と二回目の接種間隔が三週間に設定されているのだ。一方のモデルナは四週間である。そして、もう一つ、ファイザー・ビオンテックは治験参加者における感染者数の計測を、第二回接種から七日目に開始する。モデルナは、一四日目だ。つまり同じ日に治験を開始すれば、ファイザー・ビオンテックのほうが、ワクチンが安全で有効かどうかを先に突き止める可能性が高い。

ファイザーとビオンテックは、供給契約に関してもモデルナに勝っていた。連邦政府はすでに両社に一九億五千万ドルを支払うことで合意し、一億回分のファイザー・ビオンテック製ワクチンを確保していた。つまり、ワクチン一回分の単価は一九・五〇ドル、一人分にすると二回の接種で三九ドルということになる。連邦政府はアメリカ国民にワクチンを無料で提供することにしていた。[13]
通常のワクチンの価格設定から考えると、この価格はかなり控えめだった。たとえばB型肝炎の小児用ワクチンは一回分およそ二五ドル、麻疹、流行性耳下腺炎、風疹の三種混合ワクチンはおよそ八二ドルだ。最近新しく出てきたワクチンの価格はさらに高い。ファイザーの肺炎球菌ワクチン「プレベナー」の民間購入価格は一回分二〇〇ドル以上だ。[14]

価格設定は、ワクチンをめぐるレースの一つの重要なファクターとなっていた。そしてそれは、厳密な査察の対象となる。七月の初め、ワクチンメーカー数社の幹部が下院の委員会の公聴会にオンラインで出席し、各社のワクチン価格設定プランについて質問に応じた。ファイザーもモデルナも、利益をあげられる程度の価格とするが、その利益は法外なものにはならない、と答えている。

一方、アストラゼネカとジョンソン・エンド・ジョンソンは利潤なし、すなわち原価で提供すると答えた。アストラゼネカはすでにアメリカ政府と供給契約を結んでおり、それによれば価格は一回分およそ四ドルである。ジョンソン・エンド・ジョンソンもこの公聴会の少しあとに、一回分一〇ドルの価格でアメリカ政府にワクチンを供給する計画だと明らかにした。[15]

かねてから製薬業界の価格形成のあり方に批判的なイリノイ州選出のジャン・シャコウスキー民主党下院議員は、新型コロナワクチンの価格が高すぎれば政治的な悪影響が出ると主張した。「安全性と有効性を確保することは、もちろんきわめて重要です。しかし価格が高いためにすべての国民に接種できないとなれば、何の意味もありません」、公聴会の場で彼女はこう発言している。

　モデルナはまだ価格設定プランをはっきり示してはいなかったが、方針は示唆していた。まだ五月の段階で、バンセルは次のように述べている。「このプロジェクトで利益を最大化しようとは思いません。それはあまりに無責任な態度です」。しかし一方で、価格は製品の価値を反映すべきだ、とも述べた。「どんなワクチンであれ、市場に出すときには、そのワクチンが社会にどれだけの価値をもたらすかを考えるべきです」

　モデルナワクチンの価格に関する最初の情報が伝えられたのは、八月の初めのことだった。モデルナはこれまでに複数の国と締結した小ロットのワクチン供給契約について、詳細を一部開示したのだ。モデルナ側は相手国を明らかにしなかったが、契約先の一つがカナダ政府であることは同政府の発表から判明している。開示された情報によれば、契約価格は一回分三二ドルから三七ドル、ファイザー・ビオンテックからアメリカ政府への供給価格のほぼ二倍である。バンセルは、より大きな数量の契約について交渉を進めているところで、一回分の価格はもう少し安くなると語った[16]。

　八月半ば、モデルナはついにアメリカ政府との供給契約締結に漕ぎつける。供給数量は一億回分、総額一五億二五〇〇万ドルの契約だった。つまり、一回分の価格は一五・二五ドルだ。ただし、これまでにモデルナが連邦政府から供与されたワクチン開発・製造用資金の一〇億ドルを加えると、アメリカの納税者がこのワクチンに支払う額は、一回分二五ドルとなる。契約では、アメリカ政府には追加で四億回分を購入する権利が与えられており、その際の価格は一回分一六・

五〇ドル（開発費の資金供与分は含めず）である。[17]

モデルナ首脳陣は、パンデミックの非常事態が収束すれば価格を上げる可能性もあるが、それはもっとあとの議論になるとした。

製造目標を大幅に上げる

バンセルは二〇二〇年春の段階で、ワクチンの有効性が確認されるかどうかよりも製造のことを心配していた。アメリカ政府と交わした新たな契約の履行はかなりハードなものとなる。政府と合意した一億回分のワクチンの製造を、たとえば九〇日で行うとすれば、モデルナと製造委託業者は合わせて一一〇万回分のワクチンを一日で製造しなければならない。

ただし、バンセルはこの数か月間、それよりさらに大きなことを考えていた。一月のダボス会議への出張のあと、彼は製造部門トップのファン・アンドレスと会い、ある大胆な目標について考えておくよう指示した。二〇二一年中に製造量を年間一〇億回分まで引き上げるというものだ。これは一日に二七〇万回分を、三六五日毎日製造することを意味した。一秒あたり、およそ三二回分という製造ペースだ。

パンデミック以前は、モデルナの年間生産量が一〇万回分を超えることはなかった。

バンセルが「人員のアップグレード」戦略のもとファン・アンドレスを引き抜いたのは、大正解だった。ノーウッド新プラントの立ち上げに貢献しただけではない。アンドレスには、大規模な製造オペレーションを運営してきた経験があった。ノバルティスでは従業員総数二万五〇〇〇人を擁する製造プラントのネットワークを率いていたのだ。バンセルが安堵したことには、アンドレスは一〇億回分という目標を常軌を逸した数量だとは考えなかった。こうして、二人は検討を開始した。

その年の初めのうちに、アンドレスは製造チーム統括のための日課をつくりあげていた。まず六時に起床し、自宅からその日の生産計画についての電話を何本かかける。それから、ノーウッドの製造プラントかケンブリッジの本社に出勤する。日中は主に対面でのミーティングをこなし、メールを処理する。夕方になると、退勤前に部下から対面で報告を受け、自宅でも寝る前にもう少し仕事をする。

最初の治験用にワクチンのバッチを製造していたときは、社内の雰囲気にはまだ余裕があった。まだアメリカで感染が急拡大する前のことだ。アンドレスや部下たちは訪問者と握手をしていたし、ノーウッドの製造プラント内を歩き回るときもマスクはしていなかった（クリーンルームはもちろん別だ。従業員は常時クリーンルーム用のガウンを着てマスクと手袋をつけている）。最初のバッチを急ピッチで製造した二月の業務はハードではあったが、そこには楽しさもあった。製造部門の従業員らは進んで長時間労働に励み、モデルナ幹部はその意欲に励まされたものだ。

思いがけない称賛を受けた製造担当者もいた。ノーウッド製造プラントの責任者を務めるニコラス・コーネットは、故郷のカナダを車で訪ねた帰り道のことをよく覚えている。国境検問所の職員に勤務先を問われたので答えると、「ニュースに出ていた人たちですよね？」と言われたそうだ。アンドレスも、一五歳になる息子から夕食時に仕事についていろいろ聞かれることが増えたという。「息子が私の仕事のことをかっこいいと思うなんて、これまでにないことですよ」と彼は語った。

しかし、三月になる頃には、そうした余裕もなくなっていた。アンドレスは主に自宅からのリモートワークに移行し、出社するとしても優先度の高いノーウッドだけになっていた。他の従業員と同じく、彼はすっかり働き詰めになっている自分に気づく。責任あるタスクを背負っていることに加えて、通勤がなくなったことも影響していた。「リモートという働き方の問題は、きりがなくて延々と仕事をしてしまうことですね」と、その五月、アンドレスは疲れ切った様子で語っている。

ロンザとの製造委託契約によって、アンドレスとその他数人のモデルナ従業員はロンザの二か所の製造拠点にも赴くことになった。新しい設備の据え付けを支援し、モデルナワクチンの製造を担当する従業員の研修にあたるためだ。ロンザの製造拠点は一つはニューハンプシャー州のポーツマスに、もう一つはスイスのフィスプにある。ポーツマスの施設にはモデルナから従業員が一名派遣され、数か月ほど現地に滞在してロンザの製造ライン立ち上げを支援することになった。プラント責任者（PIP）としての業務である。

モデルナのノーウッド製造プラントの責任者だったカナダ人のコーネットは、ロンザと協働するためスイスのバーゼルへの異動を自ら申し出た。異動すれば、彼は家族とは離れ離れになる。「彼が本心ではそれを望んでいないことは、わかっていました」とアンドレスは語った。また別の従業員は、ノーウッドに新しく設けられた夜勤シフトの管理業務を自ら希望してくれた。

生産拡大は、いついかなる状況下でも難しい仕事だ。それをパンデミックの制約下で進めることは困難をきわめた。体温チェックが日々の業務手順の一つに加えられ、保護手袋やマスクの着用は工場内のオフィスエリアでもあたりまえになった。モデルナでは、シフトを工夫して従業員が密にならないように対策し、製造現場のスタッフはワクチン製造に向けて協働を心がけつつも、互いに距離をとることを余儀なくされた。モデルナが導入した措置は、他の企業よりも思い切ったものだった。もちろん従業員の安全のためだったが、同時に、会社としては感染して休む人がでるのは絶対に避けなければならなかった。製造スピードが落ちるからだ。

「みんな休みなく懸命に働いてくれました」とアンドレスは語る。五月の初め、モデルナが大規模第三相試験に向けて治験用ワクチンのバッチを製造していた時期のことだ。「週末など、ないも同然でした」

第三相試験が始まったあとも、アンドレスはその先のことを考えていた。ワクチンが承認されれば必要になるであろう、膨大なバッチの製造についてだ。モデルナは、がんワクチンの治験薬製造に用いていた設備を転用して使っていたが、これに替えて新たな設備を導入する予定だ。それに、まだ未確定ながら必要不可欠な原料一式を確保するためのサプライチェーンも拡大しなければならない。mRNAの製造の起点となるプラスミドDNAが、もっと必要だ。それに、できあがったワクチンをバイアル瓶に小分けにする前に入れておく大容量のプラスチック容器も。ワクチンから異物を取り除く特殊なフィルター設備も必要だった。（唯一モデルナが必要としていないのは、コロナウイルスそのものだ。mRNA技術が用いるのはウイルス自体ではなく、スパイクタンパク質の遺伝子配列だからだ。これはアンドレスにとっては嬉しい変化だった。彼は二〇〇九年、ノバルティスが実際のウイルスを卵の中で培養してインフルエンザワクチンをつくっていた当時に、同社に在籍していたのだ)

こうした原材料の入手は、しだいに激しい競争となっていた。「私はこれをアマゾン効果と呼んでいるんですがね」とアンドレスは言う。「トイレットペーパーや卵や肉が売り場から消えたのを、私たちはすでに経験しているでしょう?」。同じように、ハリケーンやパンデミックがやってくる前に買いだめに走るという現象が、ワクチンのサプライチェーンでも起きていたのだ。アンドレスは、サプライヤーからの納入遅れを防ぐためには詳細な見通しが必要なのだと気づきはじめていた。

しかし、状況はとてもあやふやだった。ワクチンのバッチを製造するためには、すべての材料が手元にあり管理されていなければならない。「たとえ九九の材料を確保できても、一つが欠けているだけでワクチンはつくれないんです」とアンドレスは言う。ただし、これは少々控えめな表現だった。一バッチ分のワクチンをつくるには、およそ六〇〇品目もの資材や原料が必要なのだ。それらがすべて、ぽつぽつと思い出したように届くのではなく、きちんとしたペースで納入されることを彼は望んでいた。「製造現場では、退屈な単調さはむしろ最高の音楽です」と彼は指をならしながら言った。「バン、バン、バンと、こういう感じでね」

警察のエスコートで乗り切る

ワクチンの製造を進めるアンドレスとそのチームは、刻々と伝えられる治験の様子に励まされていた。八月、彼は吉報を携えてスペインの母親に電話をかけた。治験のデータによると、ワクチンは高齢者にも顕著な免疫反応を誘発することがわかったのだ。通常、加齢による免疫機能の低下のため、必ずしもすべてのワクチンでそうした結果が出るわけではない[18]。

アンドレスは、義理の母親を新型コロナウイルス感染症で亡くしている。自分の母親に治験の結果について話しながら、彼は涙をこらえていた。

「この数か月、母にはいつも言っていました。『がんばるんだよ。助けはもうすぐだ』と。モデルナのワクチンが若い人と同じように高齢者にも効くというデータが得られたことを知ると、すぐ母に電話して、『いい結果がでたようだ』と伝えました」。アンドレスはそう語りながら電話での会話を思い出して、また声を詰まらせた。

八月までには、モデルナは製造部門の従業員をおよそ二〇〇人増やしていた。当初の目標よりも五〇人多く増員した形である。メインとなる製造施設も拡張した。技術開発部をケンブリッジからノーウッドに移し、製造プラントから駐車場をはさんだ向かいのビルにオフィスを設けたのである。このビルは、かつては自動車整備学校として使われていた。ここでは白衣を着て安全ゴーグルをかけたスタッフが、高性能の検査装置を使って、生産されたワクチンの品質検査をしていた。ずらりと並ぶ検査装置は一見ステレオ機器のようだが、その価格は一台五〇万ドルである。この施設では、製造技術の改良業務も行われていた。こうして技術を磨き上げたうえで、駐車場の向かいの製造プラントやその他の製造施設に導入するのだ。

モデルナは、ノーウッドの拠点にメインとなる製造ラインを三本、ポーツマスのロンザの拠点にも自社用の製造ラインを一本有していた。これらのラインには、承認後の生産拡大にそなえ、夏の間じゅう絶え間なく設備が運び込まれていた。「一番大変なのは、すべてのタイミングが合うよう調整することです」とアンドレスは語る。「一〇月からは、大量の生産を一日二四時間、週七日のフル回転で行うことになります。心配なのは、それまでにすべての準備が整うかどうかでした」

八月のある金曜の午後、モデルナはノーウッドの生産拡大のために購入した大型空調ユニットの到着を待っていた。トラクターのトレーラーほどの大きさがある大型設備をプラントの屋根に吊り上げるため、建設用クレーンも手配してある。

しかし、直前になって配送が遅れると連絡があった。特大の貨物をカンザスからマサチューセッツまで運ぶには各州の輸送許可が必要だが、サプライヤーがこれらをすべてそろえるのが間に合わなかったのだ。もし日曜日じゅうに設備が届かなければ、手配していたクレーンが帰ってしまう。次に頼めるタイミングまで待つとなると、生産スケジュールは一週間遅れだ。

モデルナの幹部は慌ててワープ・スピード作戦側の政府高官に電話をした。この高官は軍の大佐に相談し、大佐は州の高官に働きかけ、そして州の高官が州警察を動かしてくれた。結局、警察のパトカーがサイレンを鳴らして州の端まで輸送をエスコートし、次の州の警察に引き継いでくれたのだった。

こうして貴重な貨物はノーウッドの工場に日曜の朝に到着し、クレーンの返却期限に間に合ったのである。

アンドレスは、原材料調達でも連邦政府の力を借りることとなった。その後ろ盾となったのが、冷戦時代に生まれた国防生産法だ。朝鮮戦争に際し、国内産業を促進し軍を支援するために制定された法律である。この法律はその後修正され、緊急時における国への特別な権限付与を認めるものとなった。保険福祉省の高官ポール・マンゴーがワープ・スピード作戦について語ったところによれば、トランプ政権はモデルナや他のワクチンメーカーを支援するため、二〇二〇年九月頃から数回にわたり、この法律を発動している。それは主に、サプライヤーに対して、ワクチン製造に必要不可欠な原材料やその他の資材（プラスチック容器、フィルター、脂質ナノ粒子など）をワクチンメーカーに優先的に供給するよう要請するものだった。この措置によって、供給をめぐる問題は大方アンドレスが望んだように「退屈」なものに落ち着いたのである。

ペースを落としてでも守るべきもの

モデルナとワープ・スピード作戦の関係は、すべてにおいて円満というわけではなかった。第三相試験の参加者募集は夏の間じゅう続いていたが、連邦政府側はマイノリティ層の組み入れが十分ではないと考えるようになる。そして、モデルナの治験施設で募集している治験参加者をもっと多様な構成にするよう要請してきた。

モンセフ・スラウイとアンソニー・ファウチは、モデルナと毎週土曜日の朝にZoomミーティングを行うことにした。その目的は、「モデルナが治験参加者におけるマイノリティ層の割合を妥当なレベルまで引き上げるよう説得しアドバイスする」ことだった、とファウチは振り返る。

当初、モデルナの経営陣は、目標とする治験登録者数を募集スケジュールを大きく遅らせることなく達成できると自信をもっていた。しかし、ファウチとスラウイは、募集のペースを落としてでもマイノリティ層の組み入れ率を増やすことを望んでいた。ペースを落とすというのは、当面は白人の新規登録を減らし、治験施設に時間を与えて、より多くの非白人参加者を探してもらうということだ。バンセルはもちろん、スピードにこだわった。いつものごとく、だ。モデルナの経営陣は最初のうち、この要請を拒んだ。おそらくは、すでに形勢不利になりつつあったファイザー・ビオンテックとの競争も頭の片隅にあったことだろう。

「張りつめた雰囲気でした」とスラウイは振り返る。「声を荒らげ、感情をあらわにした議論になりました」

バンセルは最終的に折れ、治験施設に対して参加者をもっと多様な構成にするよう指示した。目標の三万人に到達する時期は遅れてしまうが、それもやむなしということだ。「治験施設には、これまで歴史的にその声が反映されることの少なかった非白人コミュニティにもっと目を向け、募集に力を入れるよう要請しました」とスティーヴン・ホーグは当時語っている。「募集のペースが落ちてもかまわないと伝えたのです」
その取り組みの一環として、モデルナは治験を運営する研究者たちのためにデジタルアプリを作成した。施設の周辺地域における国勢調査局の人口統計データを取り入れたもので、治験参加登録者の構成と比較できるようになっている。モデルナのシニア・ディレクターを務めるハミルトン・ベネットは、これは治験施設側に「高圧的でない形で」その地域の現状を知ってもらおうというモデルナなりの試みだと語った。ワープ・スピード側からの圧力を受けて、モデルナは治験施設に対し、人口構成を反映した治験対象母集団を構成するよう求めたのだ。
九月の初めの時点で、治験参加登録者の数は二万人と、いまだ目標の三分の二だった。モデルナによれば、そのうち二五パーセントが黒人やラテン系などマイノリティ・グループの人々だ。結局、ペースを落としたことが功を奏し、最終的には治験登録者の三七パーセントを黒人、ラテン系、アジア系その他のマイノリティ層が占めることとなる。しかし、そのためにモデルナが支払った代償は、およそ三週間だ。目標としていた三万人の登録者が集まったのは、予定した九月ではなく一〇月のことだった。[19]
のちにバンセルは、募集ペースを落とすという当時の決定を「この年私が行った決定のなかで最も辛いものでした」と振り返っている。

第 11 章

複雑な駆け引き

苦境をどうチャンスに変えたのか

パンデミックの襲来に都合の良い時期などそもそもないが、二〇二〇年は最悪のタイミングだったと言えるだろう。というのも、アメリカはこの年、深い政治的分断のもと大統統領選挙年を迎えていたからだ。

迅速に開発されたワクチンは、文化的な論争の的となる。かつてはコミュニティを守る公衆衛生上の予防措置として広く受け入れられてきたワクチンは、わずか一世代の間に、自身のアイデンティティの一部を表現する手段に変わっていた。そのベースとなるのは、自分はワクチン接種を受けるのか、受けないのかという選択だ。

二〇二〇年八月のアンケート調査では、回答者の三五パーセントが無料でもワクチン接種を受けないと答えた。ワクチンを忌避する度合いは、支持する政党によってはっきりと異なっていた。共和党支持者でワクチン接種を受けるとした人は、回答者の半分以下（四七パーセント）だ。共和党の大統領のもとでワープ・スピード作戦が立ち上げられ、ワクチンはパンデミックから逃れる唯一の手段だと事実上認めているにもかかわらずである。支持政党なしの人の五人に三人がワクチン接種を受けると答えている。民主党支持者では、ワクチン接種を受けると答えた人の割合は八一パーセントにのぼった。[1]

こうしたかつてない不透明感は、さまざまな要因が折り重なって生まれたものだ。その一つは、ワクチン接種と自閉症に関連があると主張する、古くからある反ワクチン運動である。もっとも、この主張の基となる研究にまったく根拠がないことは、すでに判明していた。もう一つの要因は、新型コロナワクチン開発の「ワープ・スピード」のごとき速さだ。ワクチンがどのようにして開発されるのかをまったく知らない人でも、それがとても時間のかかるプロセスだろうということは感覚的にわかる。ところが、そのプロセスが前例のないスピードで進んでいるのだ。

そのうえ、大統領選挙が近づいている。別のアンケート調査では、回答者の五人に三人が、科学者による徹底した精査を待たずにワクチンが承認されるのではと懸念を抱いていた。[2] 選挙日よりも前に良好な治験結果が公表されたり、ワクチンが承認されるようなことがあれば、それはトランプ大統領にとって選挙運動での力強い後押しになる。モデルナとファイザーは七月の終わりに大規模治験を開始していた。ワクチンの有効性に関する答えが選挙日である一一月三日より前に示されることは、理論的にはあり得るにせよ、おそらく難しいだろう。だが、たとえ結果が得られなくても、トランプ政権はいずれにせよワクチンを承認するのではないかと疑う人もいた。

このアンケート調査でも、支持政党による違いは見てとれた。共和党支持者では、ワクチンの承認が政治的なものとなることに懸念を示す人は三五パーセントに留まっている。一方で民主党支持者では、八五パーセントがこの点に懸念を示していた。

トランプは、そんな世間の懸念を鎮めようともしなかった。八月の初め、彼はジェラルド・リベラのラジオ・インタビューのなかで、ワクチンは投票日より前に接種可能になるかもしれないと述べている。それは自分の再選のチャンスにとって悪くないとも語り、そのあとで、自分は迅速さを好むが、それは命を救うためで、選挙に勝つためではないとも付け加えた。さらに、トランプはアメリカ食品医薬品局（FDA）をさかんに中傷するようになった。公の場でのコメントやツイートで、FDAはワクチン治験結果の公表やその後の承認判断を投票日後まで遅らせようとしていると（なんの証拠もなく）発言した。ところが九月初めになると、FDAが故意に対応を遅らせているという自分の前言を忘れたかのように、ワクチンは一〇月の終わりまでには届けられるかもしれないと述べた。

異例の共同声明

モデルナと他の製薬会社の経営陣は、苦悩していた。彼らはできるだけ早くワクチンを届けようと並外れた努力をしてきた。しかし、そのスピードが人々に安全性への疑問を抱かせ、ワクチンの接種を躊躇させるとしたら、すべての努力は無駄になってしまう。接種する人があまりにも少なすぎれば、パンデミックは衰えることなく続き、さらに多くの人々が苦しみ死んでいくのだ。また、誠実かつ正確にワクチン開発の進展を伝える一方で、何をしでかすかわからないトランプを刺激しないよう、危ういバランスをとる必要もあった。トランプが予測不可能な行動に出て、連邦政府からの支援や資金提供を打ち切るかもしれないからだ。

政府機関の職員の立場も微妙だった。FDAでワクチンの検討と承認を担う部門を統括するピーター・マークスは、もしもトランプ政権がFDAに圧力をかけ、第三相試験で安全性と有効性が確認される前にワクチンを承認するよう要求してきたら、自分は辞表を出すと明言していた。[3]

そうしたなかで二〇二〇年九月初め、製薬会社は自らの手で事態に対処しようと動いた。それは、異例の行動だった。他社より早く、より良いワクチンを提供しようという熾烈な競争のさなかに、モデルナとライバル各社は共同で声明を出したのだ。それは、ワクチン開発の取り組みにおいて、各社が高い倫理基準と科学的原則を遵守することを誓約するものだった。この声明のなかで各社は、ワクチン接種を受けた人々の安全と健康が最優先事項であると宣言し、承認申請は第三相試験を通じて安全性と有効性が示されたときのみ行うとした。「我々は、新型コロナワクチンの評価と最終的な承認が厳格な科学と規制プロセスのもと行われているという信頼を広く確立するうえで、この誓約が役立つと信じている」と声明には書かれていた。アストラゼネカ、ビオンテック、グラクソ・スミスクライン、ジョンソン・エンド・ジョンソン、メルク、モデルナ、ノババックス、ファイザー、サノフィのＣＥＯがこれに署名している。[4]

これは、トランプ政権への警告だった。トランプとその側近たちは投票日前のワクチン供給を期待し好き勝手なことを言うかもしれないが、製薬会社はそのプロセスを厳格に制御するという表明だった。

安全性を確実にしながら進む

そんな共同声明の主張を強調するかのように、主なワクチン候補の一つが安全性の問題に対処するため遅れをとった。アストラゼネカのワクチンだ。同社のＣＥＯはこのときもまだ、二〇一三年に大手製薬会社として最初にモデルナとの提携を決めたパスカル・ソリオが務めていた。アストラゼネカは、モデルナ、ファイザーに次いでアメリカ国内で三番目に第三相試験に入っている。しかし、共同声明が出されたその日に治験を中断した。イギリスで行っている治験の参加者が、原因不明の神経疾患を発症したのだ。[5] イギリスでは、政府規制当局が安全だとの結論を出し、その数日後に治験は再開された。しかしアメリカでは、ＦＤＡは一〇月末まで治験再開を許可しなかった。おそらくは、製薬会社が共同声明で表明したのと同様に、安全性に細心の注意を払ったためだろう。

ジョンソン・エンド・ジョンソンも第三相試験を開始して数週間後に、同様の挫折を味わった。同社のワクチンはアメリカで四番目に第三相試験に入ったものの、治験参加者の一人がまれな血液凝固障害を発症したのだ。そのためジョンソン・エンド・ジョンソンも治験を一時中断し、一〇月下旬にＦＤＡがアメリカでの治験再開を許可するまで待つこととなった。許可が出たのは、アストラゼネカと同日だった。（ジョンソン・エンド・ジョンソンとアストラゼネカのワクチンはどちらもウイルスベクター技術を用いている。のちに保健当局は、ウイルスベクターを用いた新型コロナワクチンでは血液凝固疾患の発症リスクが高いことを発見した[6]）

この遅れによって、アストラゼネカとジョンソン・エンド・ジョンソンはアメリカにおける新型コロナワクチン開発競争の先頭グループから脱落した。レースは、モデルナとファイザーというｍＲＮＡワクチンの一騎打ちとなる。両社とも、目立った安全上の問題は生じていなかった。

夏が終わり、秋になると、アナリストやジャーナリストからの質問は、もっぱら次の二点に集中するようになる。ワクチンが有効かどうかわかるのはいつか？　そして、どのくらい効果があると見込まれるか？

確かなことは誰にも言えなかった。サッカーの試合のように残り時間が表示され、時計がゼロになったら結果が出て終わりというものではないからだ。ワクチン開発は、どちらかといえば野球の試合だ。終わりが来るまで、試合は終わらない。バイオテクノロジー業界や製薬業界では、これは「イベントドリブン臨床試験」と呼ばれる。モデルナの治験設計では、治験参加者のうち一五一人の感染が確認された時点でワクチンの有効性に関する判定をするように定められている。治験設計者が数か月前に詳細に議論して決めた判定基準に従って、新型コロナウイルス感染と判断される事例（イベント）をカウントしていくのだ。ただし、研究者側の仮定を確認するために参加者を故意にウイルスに感染させることはない。感染は、あくまで治験参加者が通常の生活を送るなかで自然に発生しなければならないのだ。

この治験では、感染者が一五一人に達する前の段階で、独立した治験監視委員会がデータを何度か確認する。五三人に達したときと、一〇六人に達したときだ。五三人に達した時点でワクチンの有効性が判定される可能性もあるし、一五一人まで待たなくてはならないかもしれない。まさに終わりが来るまで、終わらないのだ。（モデルナと同じ日に第三相試験を開始したファイザーも、似たような治験設計を採用していた。途中で何度かデータを確認しつつ、感染者が一六四人に達するまでに有効性を判定するという形である。さらに、ファイザーは治験参加者の募集目標をおよそ四万四〇〇〇人に拡大してい

る。これは治験参加者の多様性をさらに高め、一六歳から一七歳の若年層を組み入れるためだった）

結果が出るタイミングが不確実であることに加えて、もう一つ障壁があった。ＦＤＡは一〇月、承認にあたっては、少なくとも治験参加者の半分について、ワクチンを接種してから二か月間、副反応をモニタリングしなくてはならないと述べた。[7] つまり、ワクチンの有効性について早い段階で結果を得たとしても、二か月のモニタリング期間終了を待たなくてはならないということだ。

バンセルは、最良のシナリオは一〇月に結果が出ることだが、一一月になる可能性が高いだろうと語っている。夏の感染拡大のあと、九月の感染者数は落ち着いていた。「アメリカ国民にとってはありがたいことに、ここ数週間で状況は良くなっています」とバンセルは言った。ただし、それは地域社会にとっては良いことだが、治験の結果が出るのは遅れることになる。「『感染が収まっていけば』、それだけ一〇月中に有効性を判定するのは難しくなります」

「透明性におけるリーダー像」のアピール

いまやモデルナとファイザーの一挙一動に、注目と厳しい監視の目が注がれていた。どちらかのワクチンが安全で有効だとみなされれば、ＦＤＡは緊急使用許可を出す可能性が高い。その場合、通常は数か月かかる審査の期間が数週間、あるいは数日に短縮されることになる。

そのため、一部の医師やワクチン専門家は、モデルナとファイザーに正式な治験実施計画書を公開するよう要求していた。この時点では機密扱いだった治験実施計画書が公開されれば、大規模な第三相試験がどのように実施されているか、結果の分析はどのように行われるかがわかる。測定項目や、有効性の評価にどれだけの感染者数が必要となるか、といったこともだ。影響力ある医師で作家のエリック・トポルは、九月の半ばにツイッターで、ファイザーとモデルナは医学研究の透明性という見地から治験実施計画書をすみやかに公表すべきだと発言した。彼は次のようにツイートしている。「親愛なる@pfizer、@BioNTech_Group、@moderna_txへ。私たち生命科学者／医学界／国民は、貴社のワクチン治験におけるデータ分析計画の即時公開を求めます。今、医学研究における透明性は、かつてないほどに重要なのです」[8]。また、《ニューヨーク・タイムズ》紙は、納税者の金が使われているのだから、治験実施計画書は公開されるべきだと指摘した。

　通常時なら、このような専門的で難解な文書の公開を求められることなどめったにない。ほとんどの製薬会社は、治験の詳細な設計には自社の競争力に関わる機密情報が含まれると考えていた。そのため、公開されるのは、法律上要求される項目だけだ。たとえば、治験参加者の募集予定人数、治験参加の基準、予定される開始日、治験の主要な目的などである。こうした情報はすべてClinicalTrials.govというサイトで確認することができる。

　しかし、今は非常事態だ。さらにトポルらの圧力もあり、モデルナは治験実施計画書の全文公開に踏み切った[9]。第三相試験に関する一三五ページにわたる治験実施計画書を自社のウエブサイトに掲載したのだ[10]。「これは、国民の信頼を得るために努力していくというジェスチャー的な側面が大きい」と、ピッツバーグ大学医学部の医師で医療政策・管理学教授のワリド・ゲラッドは指摘する。

しかしバンセルは、盛大に自画自賛した。「科学界と医学界が治験実施計画書を詳細に検討し、理解するチャンスを得たことは非常に重要だと考えます」と彼は言った。「私たちは解決に少しでも貢献したいのです。ご承知のとおり、モデルナは九か月にわたり安全で有効性の高いワクチンを市場に提供するために努力を重ねてきました。透明性の確保は非常に重要なことだと、我が社は考えています」

もちろん、通常時であれば、モデルナもそんなことはしなかっただろう。世論の圧力もあって、今回にかぎって行ったことだ。しかし、このような圧力が今後も続くことは明らかである以上、この公表には競争上の意味があるとバンセルは考えていた。これによりモデルナは、ライバルより優位に立つチャンスを得ることができる。我が社は透明性を主導するリーダーとなるのです、とバンセルは語り、自分が知るかぎり治験実施計画書を公表した会社はほかにはないと付け加えた。その後まもなく、ファイザーも治験実施計画書を公表している。

製薬会社は、公の場で足を引っぱり合うことはなかった。その発言は常に共通の敵との戦いを強調し、統一戦線を組んでいることを示そうとするものだ。安全性基準を遵守すると宣言した共同声明も、その一例だろう。しかし、その裏で、製薬会社間の競争はこれまでになく熾烈なものとなっていた。バンセルが強調した透明性におけるリーダーになるとの発言も、よくある駆け引きの一つで、ライバル他社はのろまだと示唆しているに等しかった。どの会社も、自社のワクチンを際立たせ、自社の評判を高める道を模索していた。

モデルナとファイザーの間では、ワクチンの保管温度の違いというきわめて現実的な問題をめぐっても、ライバル同士の駆け引きが起こっていた。当初モデルナは、自社のワクチンをマイナス七〇度で保管していた。これは超低温で、特別の冷凍庫が必要だ。しかし、第三相試験までにはマイナス二〇度でも問題ないことがわかった。家庭用の冷凍庫に近い温度である。一方、ファイザーのワクチンは供給が開始された時点でも、超低温での保管が必要だった。モデルナの経営陣は、折にふれてその相違に言及した。また、モデルナはＮＩＡＩＤと緊密な提携関係にあったため、アンソニー・ファウチや連邦政府の関係者が公の場でモデルナに好意的な発言をすることも多かった。モデルナは満更でもなかったが、ファイザー経営陣はこれにかなり苛立っていた。

特許権をあえて行使しない

駆け引きは、知的財産権の領域にも及んでいた。モデルナの投資家たちは、同社の特許をめぐる状況に強い関心を向けていた。ｍＲＮＡ技術の使用権を確保することは、起業当初からモデルナのビジネス戦略の中核を占めてきた。創業当初、地下のクリーンルームにこもって研究をするジェイソン・シュラムのもとに特許弁護士が通いつめたのも、カリコとワイスマンの研究に関する特許使用権を求めてペンシルベニア大学に働きかけたのも、この戦略ゆえだった。それ以来、モデルナは多くの特許を出願してきた。ｍＲＮＡ-１２７３に関するものも含め、新型コロナウイルス関連の特許も複数申請している。

他社のｍＲＮＡワクチンがモデルナの特許を侵害していないか、アナリストや投資家は知りたがった。もし他社が新型コロナワクチンの開発にモデルナの発明を不当に借用していたとしたら、モデルナは特許権侵害訴訟を起こすのか？

あるいは、他社がモデルナからライセンス供与を受けずに同じようなワクチンを製造しようと、モデルナの特許に異議を申し立てる可能性はないか？

特許は出願してもすぐには公開されないので、ライバル他社が先回りして重要なｍＲＮＡ関連の特許を申請している可能性もある。そのため、モデルナは二〇二〇年八月の有価証券報告書のなかで、新型コロナワクチンの所有権を保護するために必要なすべての特許を確保できているかどうか一〇〇％の確信はないと開示することを余儀なくされた。有価証券報告書には次のように書かれている。「したがって我々は、ｍＲＮＡ‐１２７３も含め、当社が保有している特許や出願中の特許で特許権を主張する発明について、当社が最初の発明者であると断言することはできません。また、それらの発明の出願において先願者であることも断言できません。この理由やその他の理由により、望まれる特許権を確保できないかもしれず、排他的権利を失う可能性があります[11]」

このような通知は、めずらしいことではなかった。特許権侵害訴訟は、製薬業界では通常のビジネスの一部だ。特許は通常一〇年から一四年ほどにわたり製品の独占販売への道を開き、会社が新薬を市場に送り出すために研究開発につぎ込んだ莫大な投資を回収するのを助けてくれる。そうした閉ざされた独占的市場を提供してくれるからこそ、特許はきわめて重要な城壁なのだ。

それが自分のものなら守り抜かねばならないし、他人のものなら攻め込まねばならない。製薬会社は日常的に、特許侵害を申し立てる訴訟を起こし合っていた。
特許を手にするためなら、どんな手段もいとわない会社もあった。一方で、一九五〇年代にポリオワクチンの開発に成功したジョナス・ソークの有名なエピソードもある。彼はポリオワクチンの特許を取らなかった理由を、こう説明したのだ。「太陽に特許はありませんからね」。ところが現代の製薬会社は、太陽の下にあるものすべての特許を取ろうとしているようだ。製薬会社は通常の特許期限を超えて独占販売権を確保しようと、一つの薬について何十もの特許をため込もうとする。たとえばアッヴィ社は、自社の売上トップでテレビでもさかんにCMを流しているヒュミラという高価な関節リウマチ治療薬について、関連する特許を一〇〇以上取得している。ライバル社がジェネリック薬を製造しようとすると、アッヴィはこの一〇〇以上の特許のいずれかを侵害したとして訴訟を起こすのだ。その結果アメリカでは、ヒュミラの製品化から二〇年以上も経とうという二〇二三年まで、この製品の安価なジェネリック薬を販売することはできなくなった。[12] また、二〇一〇年代には、収益の大きいC型肝炎治療薬の市場で数社がからむ特許権侵害訴訟があり、ギリアドとメルクなど数社が特許権をめぐり争っている。[13]
同じような訴訟合戦が、新型コロナワクチンをめぐっても生じる可能性があった。すでに二〇二〇年一〇月、サンディエゴのアレル・バイオテクノロジー・アンド・ファーマシューティカルズという小さな会社がファイザーとビオンテックを相手取って訴訟を起こしている。アレルは、ファイザーとビオンテックがワクチンの試験で、アレルが特許を持つ蛍光タンパク質「mNeo

nGreen」を使用しているとした。ファイザーとビオンテックはこの申し立てに異議を唱え、訴訟は継続中である。[14]

二〇一五年、モデルナはコロナウイルスを含む一連の呼吸器疾患に対するmRNAワクチンの発明について仮特許出願をしている。そして、新型コロナワクチンに全力投球となった二〇二〇年二月にフォローアップを行い、七月にmRNAワクチンの米国特許を取得した。これには、コロナウイルスのもつスパイクタンパク質をコードし脂質ナノ粒子に封入されたmRNAワクチンの特許も含まれている。[15]

モデルナは、新型コロナワクチンに限らず広くmRNA技術をカバーした他の特許も取得していた。そのなかには、タンパク質生産のためのヌクレオシド修飾や、mRNAをヒトの細胞に送達するための脂質ナノ粒子の使用に関わる特許も含まれている。[16]

一部の金融アナリストは、モデルナの特許ポートフォリオは幅広い範囲をカバーしているため、ファイザー・ビオンテックの新型コロナワクチンにとっては問題となるかもしれないと考えていた。ファイザーがワクチンを製品化したら特許侵害を主張できるだけの根拠を、モデルナは有している可能性がある。

通常であれば、投資家は製薬会社に対し、特許権を主張し提訴するよう勧める。しかし、前例のないパンデミックで何百万人もの人が命を落としているなかで、特許侵害訴訟を起こすことに対する世間の目は控えめに言っても厳しいものになるだろう。特に、それが国民の税金から多額の支援を受けてきた会社となれば、なおさらである。自社の発明で金を得たいばかりに、パンデミックに終止符を打てるかもしれないワクチンが人々の手にわたるのを妨げるような会社に、モデルナはなりたくなかった。

そこで、二〇二〇年一〇月、モデルナはパンデミックが続いている間は新型コロナワクチン関連の特許権を行使しないと表明する。つまり、自社の特許が侵害されていると判断しても、その会社を提訴してワクチン販売を差し止めるようなことはしないということだ。モデルナはまた、パンデミック後は他社にライセンス供与をする用意があるとも語った。さらに、新型コロナワクチンに関する特許のうちモデルナが特許権を行使しない意向である「代表的な」七件の特許のリストも公表した。（興味深いことに、そこにはペンシルベニア大学のカリコとワイスマンの特許も、ハーバード大学のデリック・ロッシの特許も含まれていなかった。どちらについてもモデルナは使用許諾を受けているが、同社としては自社の特許がほかにも多数あるなかで、こうした外部の特許をワクチンに最も重要なものとは考えなかったのだろう）[17]

「私たちは、特許侵害をあえて主張しないつもりです」とスティーヴン・ホーグ社長は言う。「人々に不安を抱かせるような行動はとりたくないのです。知的財産権を行使することで、パンデミックの最中に使えるワクチンの数を減らすようなことはしたくありません」「しかし、もしパンデミックでなかったら――」と、彼は付け加えた。「断固として特許権を行使し、私たちの発明を他社から守ったでしょう」

投資家向けに特許関連のアドバイスをしている弁護士のザカリー・シルバーシャーは、これについて次のように解説している。「パンデミックが終われば、すべては白紙に戻るということです。モデルナがそう主張するのも当然でしょう。もし（……）ライバル他社がモデルナの特許を使っていたとしたら、モデルナは提訴する権利を留保しておく必要があります」

モデルナは特許権をめぐる争いで常に訴える側だったわけではない。mRNAを包み込む脂質の殻である脂質ナノ粒子は、モデルナのほぼすべての薬やワクチンで使われている。これがアービュータス・バイオファーマ社とテクミラ・ファーマシューティカルズ社が所有する特許に抵触するのではないかという問題に、モデルナは常に直面してきた。モデルナ側は、脂質ナノ粒子技術は自社に所有権があると主張していた。しかし、パンデミックが始まる前の段階で、モデルナはアメリカ合衆国特許商標庁に対し、アービュータスの脂質ナノ粒子に関する特許を無効とするよう申請する手続きを開始している。これは、他社特許を侵害しているとみなされることを懸念した企業がよく使う手である。もしもアービュータスの特許のいくつかが維持されれば、モデルナは自社の新型コロナワクチンを販売するために特許使用料を支払わなければならなくなる可能性があった。[18]

連邦政府も一部の技術で特許権を保有していた。NIAIDワクチン研究センターのキズメキア・コーベットとバーニー・グレアムは、スパイクタンパク質修飾技術に関する特許の発明者に名を連ねていた。コロナウイルスのスパイクタンパク質を安定させる（ひいては免疫反応を高める）ためのものだ。特許権者はアメリカ合衆国で、代表者は保健福祉長官と、一部の共同発明者が所属していたスクリプス研究所およびダートマス大学である。NIHはワクチン開発者に対し、この特許の非独占的な形でのライセンス付与を始めていた。ニューヨーク大学テクノロジー・ロー・アンド・ポリシー・クリニックはある論文のなかで、モデルナのワクチンはこの特許を侵害している可能性が高く、ＮＩＨがモデルナに対し特許権を行使すれば、モデルナはＮＩＨに特許使用料を支払うことになると指摘した。

モデルナとＮＩＡＩＤの協力者たちとの間に生じた不協和音は、その後さらに高まることになる。モデルナが新型コロナワクチンのｍＲＮＡの遺伝子配列について米国特許を出願した際、ＮＩＡＩＤの主要な研究者を発明者リストにいれなかったためだ。[19] 二〇二一年七月の特許出願時、ＮＩＡＩＤ側はワクチン研究センターのジョン・マスコラ、バーニー・グレアム、キズメキア・コーベットを共同発明者リストに入れるよう要請したが、モデルナ側は「これらの個人は本出願に請求するｍＲＮＡおよびｍＲＮＡ構成要素を共同発明したものではないとの誠実な決定に達した」としている。[20] モデルナは、ワクチンに使われたｍＲＮＡの遺伝子配列を発明したのは同社の科学者のみだと主張した。この発表は、モデルナと特許出願について協議を進めてきた政府関係者を驚かせた。ＮＩＡＩＤはこれに異議を唱え、ＮＩＨのフランシス・コリンズ所長は、この論争は訴訟に至るかもしれないと示唆する。こうした争いは製薬業界やバイオテクノロジー業界では日常茶飯事だ。しかし、一五か月の長きにわたるパンデミックのさなかにあっては、連邦政府と国民のどちらに対しても、けっして印象の良いものではなかった。

モデルナは歩み寄りを示し、政府と特許を共同所有することを提案した。しかし、この紛争に対する世論はモデルナに不利なように見受けられた。二〇二一年一二月、モデルナは出願を取り下げ、事態を収拾しようとした。ＮＩＡＩＤの科学者たちとはパンデミックへの対応でまだ多くの共同作業を続けている。特許紛争という混乱は避けたいと同社は語った。

特許紛争は通常のビジネスの一部ではあるが、パンデミックはこの部分にも大きな混乱を引き起こしていた。絶え間なく続いていた訴訟や調停は、異常な形で突然ぴたりと止んだ。法廷を歩き回っていた弁護士たちは、行動制限によって「待て」をかけられた状態となる。パンデミックが続いている間、彼らはじりじりしながら待つしかないのだ。

希望を待ちわびる人々

二〇二〇年の一〇月、モデルナは大規模第三相試験の三万人目の参加者を登録した。治験開始からわずか三か月足らずでの目標達成である。すでに参加者のほとんどが、モデルナのワクチンかプラセボの二回目の投与を受けていた。参加者のおよそ四二パーセントは六五歳以上か高リスクの慢性疾患をもつ人々で占められ、三七パーセントが黒人、ヒスパニック、ラテン系などのマイノリティ層に属している。これはアメリカの総人口に占める割合に近いものだった。[21]
多くの人は、今目の前で起きていることが歴史的にどれだけ意義のあることかを理解していなかった。新型コロナウイルスの遺伝子配列がネットに投稿されてから、まだ二八六日しか経っていない。そして、ワクチンはおそらくあと六〇日もすれば使用可能になるのだ。NIAIDのバーニー・グレアムは言う。「考えてもみてください。我々がこの九か月で成し遂げたことは、通常であれば一〇年から一五年かかるのです」

だが一般の人たちは、科学者たちの興奮に思いをはせるような気分ではなかった。人々は、ワクチンを待ち焦がれていた。八月の終わりから九月にかけてやや落ち着いていた感染者数は、再び急増しはじめる。人前でほとんどマスクを着けることがなかったトランプ大統領は、新型コロナウイルスに感染し三日間入院した。[22] 回復はしたものの、この一件によってバイデン前副大統領との二回目の討論会は中止となる。政治はこれまでウイルスとの戦いに影響を及ぼしてきたが、いまやウイルスが政治に大きな影響を与えていた。今回の感染拡大は特定の地域だけでなく、全米のいたる所で起きているように見受けられた。仕事や学校を通常の体制に戻す計画は白紙となり、スポーツリーグの試合も無観客となる。世界はいっそう疲労困憊していった。最も破壊的で致命的な感染拡大の波が、今まさに押し寄せようとしていた。

それでも、バンセルは楽観的な姿勢を崩さなかった。「今後数週間から数か月は、モデルナにとって歴史的なものになります」、第三四半期の収支報告のなかで彼はそう述べた。もしワクチンが効果を示せば、それはパンデミックに終止符を打つ新型コロナワクチンの供給につながるだけでなく、モデルナのmRNA技術の証明にもなるのだ。そう指摘したあと、バンセルはこう続けた。「今後五年から一〇年の間に我が社のチームがどれだけのことを成し遂げられることか、考えてみてください」

第 12 章

科学の力

試験結果の数字から何が言えるのか

大規模治験の間は、治験依頼者も含めほとんどすべての関係者は暗闇のなかにいる。治験の公正性を確保するため、いわば目隠しをされているのだ。これは「盲検化」と呼ばれる。モデルナの三万人の治験参加者は、自分がワクチンを接種されたのかプラセボを接種されたのかわからない（副反応が出たためワクチンを接種されたのだろうと推測する人もいるが、それも確実ではない）。接種を担当する医師も看護師も、参加者に打っているのがワクチンかプラセボかわからない形で接種を行う。どちらの容器も同じラベルで、外観も同じだからだ。モデルナ側も、誰がどちらを接種されたかはわからない。

そして、ワクチンが効いているのかどうかも、やはり誰にもわからない。DSMBを除いては。データ安全性モニタリング委員会（DSMB）は世間ではあまり知られていない、第三相試験を監視するための委員会だ。ほとんどの医薬品の治験では、独立した監視を行うために委員会を設けている。二〇二〇年六月、NIAIDはすべての新型コロナワクチン治験を監視するDSMBを設置し、委員を任命した（ただし、ファイザーだけはワープ・スピード作戦に完全に参加しているわけではないため、監視対象には含まれない。ファイザーは別個のDSMBを独自に設けていた）。一つの委員会が複数のワクチン治験を監視するのは異例のことだ。しかし、各ワクチンの有効性データを迅速に比較するには、個別にDSMBを設置するよりもこのほうが都合がいい。

新型コロナワクチン治験のＤＳＭＢは、一一人のメンバーで構成される。さまざまなバックグラウンドをもつ、ワクチン学や免疫学、生物統計学、伝染病学、公衆衛生、倫理の専門家たちだ。委員は、ワクチンを開発している会社と資金関係があってはならない。各委員には一回の会合につき二〇〇ドルの謝礼金がＮＩＡＩＤから支払われる。[1]

ＤＳＭＢについては、委員長がアラバマ大学バーミンガム校のベテラン小児科医で感染症専門家のリチャード・ホイットリーであること以外は、ほとんど何も知られていなかった。ホイットリーはいくつかの治験でＤＳＭＢの委員を務めた経験があり、かつては医薬品メーカーのギリアド・サイエンシズの取締役会にも加わっている。アラバマ大学バーミンガム校では、ホイットリーのＤＳＭＢ委員長任命を公表するプレスリリースをサイトにアップしていたが、まもなく削除した。おそらく、ホイットリーへの問い合わせが殺到するのを防ぐためだろう。ヘッジファンドのマネージャーや金融アナリストたちが（さらに言えば、ジャーナリストたちも）治験に関わる医師にコンタクトし、わずかでも情報をかき集めようとするのは、めずらしいことではなかった。

ＤＳＭＢの議論や資料は極秘扱いだ。つまり、この一一人は治験の経過を知り得る唯一の人々ということになる。重要なデータについて至急検討する必要がある場合は、急な招集を受けてＤＳＭＢ会合が開かれることもあった。その一例として、陽性者数が事前に設定された値に到達したタイミングで、ＤＳＭＢ委員はいわば「目隠しをはずされた」盲検化解除データを治験中に確認することになっている。モデルナの場合、その設定値は、五三人、一〇六人、そして最終目標値が一五一人だった。委員はビデオ会議でデータを審査し、感染者数や免疫反応、報告された副反応などを検討する。[2] どの参加者がワクチン投与群で、どの参加者がプラセボ投与群だったか、それがどう作用しているかも確認できる。そして、その結果によっては、感染者数が目標数のいずれかに到達したタイミングで、有効性についての判定を下すことができるのだ。

政権交代下での試験結果

一一月の第二週、アメリカはどうにか落ち着きを取り戻そうとしていた。一一月三日の大統領選挙をめぐる前例のない大混乱から、不安な一週間が過ぎた頃である。ジョー・バイデンは記録的な得票数で現職大統領を破った。民主党は下院で過半数を獲得し、上院も掌握する。しかし、トランプは正式に敗北を認めず、選挙結果を否定するキャンペーンを開始した。もっとも、その試みは全国の裁判所で次々と却下されるのだが。トランプが負けを認めるのを拒否し続けたことで、大規模ワクチン接種キャンペーンの計画引き継ぎにも悪影響が出ていた。バイデンの移行チームは数週間にわたりトランプ政権の接種計画担当者と接触できず、これが計画の遅れにつながったのである。

感染は猛威を振るっていた。国内の一日の新規感染者数はおよそ一五万人と、一一月の初めから比べて倍増している。それは真冬まで続くことになる最悪の感染拡大の始まりだった。

ウイルスは選挙戦をも激化させた。バイデンはトランプのパンデミック対応を激しく非難し、二二万人もの死に責任のある人間が大統領の座に居座るべきではないと訴えた。トランプはこれに反論し、ウイルスは衰えてきていると主張した（実際は、そんなことはなかった）。すばらしいワクチンがもうすぐそこまで来ているとも言った（こちらは、そうかもしれなかった）。さらには、選挙後も結果が判明しないままに、深い不透明感に包まれた一週間が過ぎた。その大きな要因は、密を避けたいと思う大勢の人々が郵便での投票を選んだからだ。

国じゅうがすっかり政治に心を奪われていたが、DSMBは違った。モデルナの治験における感染者数が、最初の中間データ分析を行える目標値に達したのだ。一一月第二週の終わり、DSMBはNIAIDとモデルナに、治験結果の一部解析を行う用意ができたため、委員会は二〇二〇年一一月一五日日曜日の午前中にオンライン会議を行う予定だと通告した。

結果を待つのは耐えがたい苦痛だった。「その土曜日は、人生で一番長い日でした」とモデルナのスティーヴン・ホーグ社長は語る。「夜は眠れませんでしたよ」[3]

そして、日曜の朝がきた。委員会によるコンクラーベ【訳注：新しいローマ教皇を選ぶため世界各地の枢機卿がバチカンに集まって開かれる会議】がわずか一五分で終わるのか、それとも終日続くことになるのかもわからないまま、ホーグはひたすら待ち続けていた。結局、DSMBの会議は数時間かかり、その日の午後には解析結果を伝える準備が整った。結果を聞くのは、モデルナの資金提供者であるBARDAの代表者と、アンソニー・ファウチ、ホーグ、そしてバンセルだ。

DSMBから連絡を受けたとき、ホーグはバチカンの礼拝堂から立ち上る白い煙を思い浮かべた。カトリック教会の枢機卿たちが新しいローマ教皇を選んだ合図だ。

結果の通知は、形式ばったプレゼンなどはなく、口頭での概要報告のみだった。ビデオ通話がつながって数分もしないうちに、ＤＳＭＢの統計専門家が説明に入る。

三万人の治験参加者のうち、九五人が事前に定められた感染基準となる症状を示し、新型コロナウイルス感染と確認された。目標値は五三人だったのだが、急激な感染拡大により治験参加者の感染が急増してしまったのだ。しかし統計的観点から言えば、それは単に評価のためのデータが増えたというだけのことで、なんら差し支えなかった。

感染者九五人の内訳は、ウイルス投与群とプラセボ投与群で半々ではなかった。それどころか、九五人のうち九〇人がプラセボ投与群で、五人がワクチン投与群だったのだ。ここから先の計算は複雑だったが、統計担当者はワクチンの有効率を九四・五パーセントとした。これはつまり、もし他の条件がすべて同じなら、ウイルスにさらされた人のうちワクチンを打っている人が有症状の感染をする可能性は、打っていない人より九四・五パーセント低くなることを意味する。少なくとも、二回目接種後の観察期間（中央値は七週間）の間はそのように言えるということだ。[4]

ＤＳＭＢはファウチとモデルナに対し、有効性に関する中間結果を治験参加者、研究者、および一般の人々に伝えるよう勧告した。ワクチンは有効性を示したのだ。

最初に口を開いたのはファウチだった。「すばらしい！」

ホーグは自分が耳にしたことを反芻しているうちに、気づけば自然と満面に笑みを浮かべていた。幸せな気持ちと同時に、深い安堵感が胸に広がったのを彼はよく覚えている。おそらくホーグもまた、彼自身が掲げる「思い出の先取り」を何度もくり返し、いつかくる未来を思い描いて努力してきたことだろう。それでも、もしワクチンがうまくいかなかったら、という一抹の不安は常にあった。しかし、ワクチンは有効だったのだ。「まさに会心のホームランでした」とホーグは語る。

結果の通知は一〇分ほどで終わった。バンセルは妻と二人の十代の娘たちに結果を伝える。そして、家族そろって涙した。

数字という科学的根拠

モデルナにとって、九四・五パーセントという有効性は期待を上回るものだった。そしてこの数値は、ファイザーとビオンテックがわずか一週間前に発表していた有効率を若干上回っていた。そう、ファイザーは一一月九日、治験をめぐる競争でモデルナに打ち勝ち、先に中間結果を発表していたのだ。ファイザー・ビオンテックのワクチンBNT162b2の治験で確認された感染者数は九四人。有効率は九〇パーセント以上と発表された。たしかに事実として、モデルナはレースに負けた。しかし、それは僅差の負けだった。それもひとえに、秋に治験参加者の多様性を確保するため登録のペースを落としたがゆえのことだ。

バンセルとチームは、参加登録のペースを落とした時点ですでに二番手に甘んじることを受け入れていた。しかし、得られた結果はそれを補って余りあるものだった。製造上の制約を考えれば、世界は承認済みのワクチンを複数もつべきだ。二つのmRNAワクチンが有効率九〇パーセント以上という治験結果を示したことは、mRNA技術がたしかなものであることを示す強力な証明となる。バンセルがファイザーに勝てなかったことで悔しく思っていたとしても、彼はその気持ちを表には出さなかった。「これはmRNAが有効であることを示すものです」、バンセルはファイザーが結果を公表した日、メールを通じてこうコメントしている。「世界にとってすばらしい日です。私たちは誰もがワクチンを待ち望んでいるのですから」

モデルナワクチンの治験結果を受けた当日夜のバンセルのコメントは、今度は彼自身の勝利宣言だった。「私たちがずっと信じてきたことが今まさに確認されたのです」とバンセルは述べた。「mRNA技術は、ワクチン界のゲームチェンジャーになり得るでしょう。モデルナは科学への投資を一〇年続け、長期的な方針のもとで一歩一歩問題に対処していくことで、これだけ力強い技術を得たのです（……）この技術は、大勢の人の命を救うことになる。今夜、そのことが証明されました」。バンセルは「とても大きな幸せと、全世界のための希望を感じています」と語った。それはまさに、今必要とされているものだった。アメリカでは毎日一〇〇〇人以上、全世界では一万人以上が命を落としている。感謝祭の休暇が近づくなか、再び戻ってきたロックダウンと行動制限が経済を荒廃させ、人々の心をむしばんでいた。

DSMBの最初の結果解析のあとも、モデルナのチームは中間報告のデータから判明した有望な点について検討していた。安全性については目立った問題は出てきていない。副反応は軽度で、いずれも短期間で治まっている。まだ詳細はわからないものの、年齢や人種などの各サブグループでも、ワクチンの効果は変わらないようだ。また、治験参加者のうち重症化した一一人は、すべてプラセボを投与された人だった。解析の時点では、ワクチン投与群からは重症者は出ていない。

「このワクチンは、重症化予防に大きく貢献できるかもしれません」とバンセルは述べている。「それは、この恐ろしいウイルスに対するとてつもなく大きな勝利です」

ファウチも気分を高揚させていた。治験結果を知らされた一〇分あまりの通話を終えてから数時間後、インタビューに応じたファウチは、この結果は「すばらしく」、「感動的」で、「勇気を与えてくれる」ものだと語っている。今が緊急事態であることを考えれば、有効率七五パーセントでも十分満足だと彼は考えていた。「しかし結果は、私の予測を大きく上回るものでした」とファウチは言う。「ワクチンの接種を受ける人たちにとってだけでなく、公衆衛生の見地からいっても朗報です。有効率九四・五パーセントのワクチンを人口の相当部分を占める人たちに接種することができれば、それは大流行を終わらせるための完璧な一手となります」

治験の結果が迅速に得られた背景には、感染者数の急増があった。裏を返せば、それはワクチンがいかに緊急に必要とされているかを物語っていた。「これ以上ないタイミングで結果が得られました」とファウチは言った。「感染者はこの先もっと増えるでしょう。これから秋の寒さが深まり、さらに寒い冬がやってくれば、状況はもっと悪くなります」

モデルナワクチンについては、まだわかっていない点も数多くあるとファウチは認めた。予防効果はどのくらい長く続くのか、人への感染を防いだり低下させる効果はあるのか、より深刻な副反応があとになって判明することはないのか、などである。しかし、ファウチは、そうした点は今後少しずつわかってくるだろうと述べた。

今回の中間結果と一週間前に発表されたファイザー・ビオンテックの結果は、ファウチの数年前の直感が正しかったことを示していた。mRNAが感染症の大流行に迅速に対応するための最適な手段になり得ると、当時の彼は感じたのである。それが、そもそも今回このストップウォッチ演習を始めた理由でもあった。mRNA技術は常に疑問の目で見られてきた。この技術は本当に機能するのか。多くの人が、うまくいかないだろうと思っていた。「その論争にも、これでピリオドが打たれました」とファウチは言った。「mRNAはいまや、ワクチン分野における強固なプラットフォームだと思います」

このようなときに世界が耳にするのは主にリーダーたちの声で、成功は彼らのものと思われがちだ。しかし、ワクチン治験ネットワークを運営し、モデルナの第三相試験実施に重要な貢献をしたラリー・コーリーは、治験運営に加わった何千人ものスタッフに思いをはせていた。彼らは一年前には不可能に思われたことをやり遂げたのだ。医師や統計担当者らチームメンバーに宛てた彼のメールは、熱い感情と専門用語が入り混じっていた。そこには、彼のあふれる思いが綴られていた。[5]

「今朝目覚めたら、皆さんはすばらしいニュースに出会うことでしょう。誰もが笑顔になり、願わくは誰もが自分の仕事をやり遂げたと感じられるような、そんなニュースです。モデルナの治験の暫定結果が本日公表されます。それは、これ以上ないほどみごとに、かつ科学的に完璧に設計された治験のストーリーです。新型コロナウイルスの構造変化前のタンパク質を転写し、脂質ナノ粒子に包まれた一本のRNA鎖が、大人や高齢者や多様な人種・民族の人々の体内できわめて力強い免疫反応を誘導することが示されたのです。治験の結果、新型コロナウイルス感染症の発症予防におけるワクチンの有効性は点推定で九四・五パーセントと示されました。

政治がワクチン開発に干渉しているといった批判があるなかで、今回の結果は、科学の力を示す鉄壁の証明となりました。そのために皆さんがきわめて重要な役割を果たしたことを、どうか実感していただければと思います。今回示された結果は私にとって、仕事に捧げた週末や長い日々、ストレス、(……)不安と挫折の日々をすべて洗い流してくれました。すべては、このすばらしい結果を手にし、それが我が国に、家族に、世界にもたらす意味を目の当たりにするためでした。トニー［ファウチ博士］が先日のスタッフ・ミーティングで言ったように、皆さんは大きな変化をもたらしたのです。

このメールを送ったのは、『みんな、よくやった』と伝えるためです。この知らせが皆さんに心躍る喜びをもたらすことを願います。この成功は、皆さんの仕事によってもたらされたのです」

緊急使用許可申請

二週間後の一一月三〇日の月曜日、第三相試験の最終結果が出た。モデルナは、有効性評価を行うための目標値を一五一症例に設定していたが、最終的に、全国で急激に感染が拡大し、特にモデルナの治験施設が集中していた中西部での感染者数が急増したため、解析対象となったのは治験参加者で発症が確認された一九六人だった。[6]

ワクチンの有効率は大きく変動することはなく、最終的に九四・一パーセントとなった。重症化した三〇人はすべてプラセボ投与群だった。

ワクチン専門家を喜ばせたのは、有効率が高かったことだけではなく、さまざまなサブグループに一貫して予防効果がみられたことと、重症化のケースがワクチン接種群からは出なかったという心強い結果だった。

最終結果が出た日、モデルナは正式にＦＤＡとヨーロッパの規制当局にワクチンの緊急使用許可を申請した。ファイザーもその少し前に同様の申請を行っている。同社のワクチン有効率は、追加のデータ分析の結果、九五パーセントとなっていた。

そして、嵐のような一二月が始まった。規制当局は二つのワクチンについて緊急使用許可の可否を検討することになる。諮問委員会の会合が公開で開かれ、数週間のうちに決定が下される見込みだった。ホーグとモデルナの経営陣は、許可を得るために必要な書類の作成を急いだ。並行して、ファン・アンドレスはワクチンの大規模な生産増強に取り組んでいた。

mRNAワクチンの可能性

最終結果が公表された日、モデルナの株価は二〇パーセント上昇し、一五二・七四ドルになった。これにより同社の時価総額は、ほぼ六〇〇億ドルまで跳ね上がる。それは何年も医薬品を売り続けてきた一部製薬会社を凌駕し、ケンドール・スクエアの隣人であるバイオテクノロジー業界のパイオニア、バイオジェンをも上回る額だった。投資家たちは、いまやモデルナ株の将来性に確信をもっていた。モルガン・スタンレーのアナリストたちは、二〇一九年には六〇〇〇万ドルだったモデルナの収益は、二〇二一年には新型コロナワクチンの売上により一〇〇億ドルから一五〇億ドルにのぼるだろうと予測した。

さらにすばらしいことに、この治験結果はｍＲＮＡ技術が他の病気のワクチンにも活用できるという可能性を高めるものだった。ｍＲＮＡは、モデルナがかねてから公約してきたように、ｉＰｈｏｎｅ上にアプリを落とすように治療薬を入手できるプラットフォームになり得るのだ。[7]

ただし、その前にモデルナはまず、史上最大の、そして史上最も緊急度の高い、ワクチンの大規模接種キャンペーンに全力を注がなくてはならなかった。

第 13 章

エビデンス

ワクチンはどのように認可されたのか

ＦＤＡは、一二月一七日にワクチンおよび関連生物学的製剤に関する諮問委員会（ＶＲＢＰＡＣ）のオンライン会合を開くことにしていた。会合では、数時間をモデルナワクチンのエビデンスの審議にあて、ＦＤＡが緊急使用許可を下すべきかどうかを投票で決める。ＦＤＡ高官は、一二月一七日の採決から数日以内に最終決定をすると示唆していた。保健福祉長官のアレックス・アザーは、その後できるかぎり早くワクチンの流通を開始するとした。ファイザーとビオンテックは依然としてモデルナの一週間先を走っていた。同社のワクチンは一二月一〇日に審議される予定だ。[1]

もし、すべてがうまくいけば、国民への大規模な接種キャンペーンをクリスマス前には開始できる。

ＦＤＡの承認プロセスをよく知る人からすれば、三週間での審査というのは漫画じみた驚きの速さだ。このプロセスは通常、六か月から一〇か月はかかる。だが、詳しいことを知らないアメリカ国民のなかには、緊急時だというのに、なぜ承認に三週間もかかるのかと疑問に思う人もいた。第三相試験で、ワクチンが安全で有効であることはわかったはずだ。一方で、ウイルスはこの頃には最も破壊的な局面にはいり、アメリカでは一日二〇〇〇人もの死者が出ていた。一〇万人もの人が病院に収容されていた。授業を再開していた学校も、またもや閉鎖に逆戻りだ。秋の営業再開を待ち望んでいた店舗も、大きな売上は得られなかった。クリスマス休暇は寂しいものになるだろう。一一月の感謝祭でも、盛大な親戚の集まりは中止か、または戸外で行うしかなかった。クリスマスも似たような形となりそうだ。こうした状況下では、今すぐにでもワクチンが必要だった。

ＦＤＡのスティーヴン・ハーン長官は、三週間というスケジュールを擁護し、こう発言している。ＦＤＡは、製薬会社側の報告をもって最終決定とすることはできない。データを精査する必要がある。ＦＤＡスタッフは昼夜を問わず、週末も返上で、見逃しがないかをチェックしなければならない。三週間は、むしろ話にならないほどの速さだ、と彼は言った。これ以上スピードを上げるとなると、重要な点を見逃すリスクがあるうえ、疑念をあおる恐れもある。[2]「私たちは、国民の間にワクチン忌避をめぐる問題があることを承知しています。ワクチン開発のスピードが懸念を呼んでいるのです」と、ハーンは《ウォール・ストリート・ジャーナル》紙へのインタビューで語った。「私たちとしては、これまで国民の信頼を得てきたＦＤＡの安全性と有効性の絶対的原則を守っていきます」

現実的な供給の問題

ＦＤＡがモデルナのデータを精査している間に、モデルナは次なる大きな課題に向き合っていた。供給体制の構築である。

二〇二〇年の間じゅう、開発中の主要な新型コロナワクチンが本当に機能するかどうかもわからない頃から、ワクチンの供給をめぐる推測はいたる所で語られていた。モンセフ・スラウイは、五月にモデルナの取締役を離れてワープ・スピード作戦の首席顧問に就任した際、二〇二〇年末までには数億回分のワクチンを供給できると確信していると発言している。同じ月、副大統領のマイク・ペンスは、トランプ大統領は秋までに一億回分、冬までに三億回分のワクチンが供給されることを願っていると語った。[3] 保健福祉省は、ワープ・スピード作戦は二〇二一年一月までに三億回分のワクチンを供給することを目指しているとした。[4]

ときが経つにつれて、大仰な数字や約束は影をひそめていった。冬までに三億回分というトランプの約束は、七月から八月の選挙遊説では年末までに一億回分に変わっていた。CDCの高官は諮問会議の外部専門家らに対し、承認後すぐの時点では供給量はせいぜい一〇〇〇万回か二〇〇〇万回分だろうと語っている。これは全世界はもとより、三億三一〇〇万人のアメリカ国民にも明らかに行き渡らない量だ。[5]

モデルナは九月までは、供給可能な量について「何百万、何千万、何億という単位」と述べるにとどめ、明確にしていなかった。しかし九月には予想数量に触れ、二〇二〇年末までにアメリカでの使用分二〇〇〇万回分を供給予定としている。[6] モデルナのワクチンは四週間をあけて二回接種するため、これはすなわち一〇〇〇万人分の供給だ。バンセルは一二月の初めに投資家たちに次のように語った。「実にすばらしいことです。従業員数一〇〇〇人の、これまで一度も第三相試験を実施したことのない会社が（……）年末までに二〇〇〇万回分のワクチンを出荷し、さらに来年は五億回、一〇億回分と増やしていこうというのですから」[7]
ファイザーとビオンテックは、当初の一億回分（一人二回接種）という予定供給量を五〇〇〇万回分に下方修正していた。その半分が、アメリカ向けだ。[8] したがって、ファイザーとモデルナの二つのワクチンを合わせた供給量は、二二五〇万人分ということになる。これは、アメリカ国民のおよそ七パーセントだ。
その分配に向けて、計画を立てる必要があった。全国民に行きわたる量が確保できるまでは、特定の層に優先して接種を進めていくことになる。[9]
パンデミックの恐怖を描いた二〇一一年のハリウッド映画『コンテイジョン』には、公衆衛生局士官部隊の役人がピンポン玉を使った抽選機でワクチンを受けられる人の誕生日を選ぶ場面がある。ブライアン・クランストン演じる准将が結果を読み上げるシーンだ。だが、今回の分配計画では、より科学的見地に基づいた、はるかに複雑な選択が必要となるだろう。
接種の優先順位の策定を担ったのは、ワクチン接種に関する諮問委員会（ＡＣＩＰ）だ。これは連邦政府の任命する委員会で、ＣＤＣに予防接種政策を勧告する。医師や公衆衛生の専門家、ワクチン学の専門家で構成され、通常は新規承認されたワクチンを定期接種とするか、何歳から接種するかなどを決めている。
医師や看護師、その他の医療従事者を優先するという決定には、時間はかからなかった。こうした人々はこの一年間、自分の命をかけて患者の治療にあたってきたのだ。また、医療従事者を感染から守ることは、医療施設での感染爆発でスタッフが足りなくなる事態を防ぐ効果もある。

さらに、リスクが少なく重症化しにくい若者や健康な大人については、後回しにすべきだという点も明らかだった。

しかし、この両極以外の残りの人々については、判断が難しかった。六五歳以上のすべての人を、重症化のリスクが高い層として医療従事者の次に優先すべきか？　それとも、リスクの高い糖尿病や肥満といった基礎疾患のある人たちを、年齢にかかわらず優先すべきか？　介護施設や高齢者施設の職員や入居者はどうするか？　学校の再開を考慮した場合、教師はどうする？　一日じゅう人と触れ合う仕事をするエッセンシャル・ワーカーの人々や、食料品店で接客し、レジでお金を受け取り、そのたびに感染リスクにさらされている人たちは？　すでに集団感染も発生している食肉加工業で働く人は？　警察官は？　バスの運転手は？

大方の予想どおり、ＡＣＩＰは二一〇〇万人の医療従事者にまずワクチンを接種することを勧告した。さらに、この第一優先グループに三〇〇万人の高齢者施設や長期介護施設の入居者も加えられた。高齢者がウイルスに脆弱であることと、密集した生活環境にあるという不利な条件が重なっていることを考慮したためである。

接種計画のこの部分についての採決は賛成一三、反対一だった。ただ一人反対したのは、ヴァンダービルト大学の感染症専門家ヘレン・キープ・タルボットだった。彼女が懸念していたのは、高齢者へのワクチンの安全性はまだわかっていないことが多いという点、そして高齢者施設入居者の副反応を監視するのはより困難かもしれないという点だった。[10]

次の優先グループは、七五歳以上の高齢者と、日常生活の維持に必要不可欠な仕事をしているエッセンシャル・ワーカーだ。救急隊員や消防隊員、警察官、刑務官、食品分野で働く人などである。さらに次の優先グループは、六五歳から七四歳までの高齢者と、六〇歳以上で高リスクの基礎疾患のある人だった。

ここから先の優先順位は複雑になってくる。連邦レベルのワクチン委員会が優先順位を決めようとしても、五〇の州と準州、主要都市などが、限られたワクチンを誰が最初に接種すべきかについて独自の優先順位を決めようとしていた。まず医療従事者を優先という点はほとんどの地域で共通していたが、そこから先は大きな違いが出てくる。アリゾナ州知事は、教師の優先順位を上げようとした。消防や救急隊員を高齢者施設の入居者より優先する州もあった。最優先のグループと優先度が最後になるグループを除いては、優先リストのあらゆる部分について世論が混乱していた。そして、その混乱はしばらく続く。二〇二一年に入っても、リストは修正され、計画は変更されていた。

物流面でのモデルナワクチンのメリット

優先度をめぐる混乱に拍車をかけたのが、ワクチン供給の物流の問題だった。モデルナとファイザー・ビオンテックのワクチンは化学的には似ていたが、製品としてはいくつかの大きな相違点があった。

モデルナのワクチンは、マイナス二〇度で保管できる。一方ファイザーはマイナス七〇度での保管が必要で、より取り扱いが難しい。出荷時はドライアイスが、保管には専用の冷凍庫が必要だ。このため、輸送距離が長く、超低温の保管設備をもたないことが多い地方の町や村への供給には、モデルナのワクチンのほうが適していた。[11]

さらに、ファイザーの一番小さなタイプのコンテナには、およそ九七五回分のワクチンが入るが、モデルナは一箱におよそ一〇〇回分だ。したがって、ファイザーのワクチンは大きな病院や人口密度の高い地域への供給に適している。こうした場所なら、およそ一〇〇〇回分のワクチンを使用期限内に使い切ることができるからだ。一度解凍するとファイザーのワクチンは五日しか冷蔵できない。一方、モデルナのワクチンは三〇日間保存できる。

また、モデルナのワクチンは、より使いやすい状態で出荷される。解凍したら直接バイアル瓶からとって腕に注射すればいい。これに対してファイザーのワクチンは、注射する前に希釈剤と呼ばれる液体と混ぜなくてはならない。

「[モデルナの]梱包はずっと使い勝手がよかったです」と、予防接種管理者協会事務局長のクレア・ハンナンは語った。この協会には、ワクチン接種プログラムを管理運営する公衆衛生当局者がメンバーとして参加している。

このように、モデルナのワクチンは地方向け、ファイザーは都市向けという形が適切であるように思われた。たとえばミネソタ州では、大きな病院にはファイザーワクチンを手配するように計画している。しかしそうなると、都市部を離れた地域の施設では、ファイザーより一週間遅れとなるモデルナワクチンを待たねばならない。[12]

こうした物流上の課題は、けっして克服できないものではなかったし、ワクチンの供給量が増えはじめ、接種施設の管理者たちが経験を積んでいくにつれて、それほど重要な問題ではなくなった。とはいえ、ワクチン接種キャンペーンの初期には、両者の違いは大きかった。

認可にあたりベネフィットがリスクを上回るか？

二〇二〇年一二月一一日金曜日の夜、ＦＤＡはファイザー・ビオンテック製ワクチンについて一六歳以上のすべての人への使用を許可した。トランプ大統領はツイッターに動画を投稿してワクチンは「医学の奇跡だ」と語り、何百万、何千万もの命を救うだろうと述べた。供給は直ちに開始されるとのことだった。[13]

この決定は、ＦＤＡのワクチン諮問委員会が終日会合をした翌日に下された。諮問委員会は、賛成一七、反対四、棄権一で、ワクチンの広範な使用を許可するよう推奨している。反対した人の一部は、特に一六歳と一七歳を対象に含むことに懸念を示していた。この年齢層は比較的リスクが低いうえ、この層に対するワクチンの有効性については第三相試験のデータが限られていたからだ。[14]

次は、モデルナの番だ。ファイザーワクチンの最初の接種が始まる頃、ＦＤＡはワクチン諮問委員会への参考情報として、モデルナの第三相試験データに関する評価を五四ページの文書にまとめていた。多くの人にとっては、データの羅列された退屈な資料だ。おそらく最もインパクトのある箇所は、「二回投与のレジメンは、二回目の投与から一四日目以降のPCR検査で確認される感染の予防に高い効果を示した」という記述だろう（PCR検査は、新型コロナウイルス感染症の診断時に行われる検査だ）。ワクチンは年齢、性別、人種、民族を超えて有効だったが、有効率は一八歳から六四歳のグループでより高く、九五・六パーセントだったのに対し、六五歳以上のグループでは八六・四パーセントだった。[15]

FDAの資料はまた、ワクチンの必要性を強調していた。この頃までには、世界の感染者数は七一〇〇万人以上、死者は一六〇万人以上にのぼっていた。FDAによると、アメリカの総感染者数は一六〇〇万人、死者は二九万六〇〇〇人だ。[16]アメリカの人口は世界の人口の五パーセント弱だが、感染者数では世界の二三パーセント、死者数では一九パーセントを占めていた。

FDAの資料には、ワクチンの成分も報告されていた。構造変化前（プレフュージョン）の形状に安定化されたコロナウイルスのスパイクタンパク質をコードする合成mRNA、ポリエチレングリコール（PEG）などの脂質、塩、糖類、pHバランスを安定化させるための緩衝剤やその他の物質が含まれている。こうした成分の詳細は重要だ。成分のいずれかにアレルギーのある人はワクチン接種を避け、または副反応を注意深く観察する必要があるからだ。また、これはmRNAをめぐって生まれている陰謀説やデマを退ける効果もある。たとえば、ビル・ゲイツがワクチンにマイクロチップを埋め込んでいるといった類のものである。

FDAは、承認を妨げるような安全上の懸念は確認されていないとしたが、プラセボ接種群に比べてワクチン接種群により多くみられたいくつかの副反応について警告している。ワクチンの接種を受けた人のおよそ九パーセントで、接種部位に「グレード3」の反応がみられた。「グレード3」は、重篤または医学的に重要であるが直ちに命にかかわるものではないと定義される副反応だ。さらに、およそ一六・五パーセントの人に発熱や倦怠感がみられた。一回目接種後よりも二回目接種後のほうが、重度の倦怠感が高い頻度で生じている。

また、FDAはワクチン接種後にベル麻痺という症状が出ないか、注意深く観察するよう勧告するとした。これは顔面の筋肉が弱くなるもので、モデルナワクチンの治験参加者のうちワクチン接種群の三人にこの症状が出ている。ファイザーの治験でも、少数の同様の症状が報告されていた。

モデルナ側も、八四ページにわたる独自の分析資料を提出した。こちらも、データを連ねた退屈なものだ。そこには、結論として次のように記されている。「新型コロナウイルスとこれに対する承認済みの予防ワクチンが存在しないことにより現在生じている公衆衛生上の影響を考慮すると、mRNA‐1273の潜在的なベネフィットはリスクを上回る」[17]

これらすべての情報は、二日後、一二月一七日に開かれるFDAワクチン諮問委員会のオンライン会合で発表されることになる。モデルナからは、経営陣の数人が自宅からオンラインでプレゼンを行った。プレゼンは公開で行われ、一般の人の視聴が可能だ。

それは、まるでmRNA技術についての特別授業のようだった。モデルナの最高医学責任者のタル・ザクスは、この機会を利用して新たなワクチン技術に関するあらゆる懸念を払しょくしようと、こう説明した。「mRNA‐1273は、モデルナ初の感染症ワクチンというわけではありません」と、ザクスはプレゼン資料をスクロールしながら解説する。「実際、モデルナは過去五年間にさまざまな初期治験を行ってきました。これまでに総勢一七〇〇人以上の健康なボランティアに参加してもらい、一二の治験を実施しています。新型コロナウイルスは、私たちのmRNAワクチンが中和抗体を誘導した九件目のウイルスです。そして、これまでに安全性に関する重大な懸念は、いずれの治験でも示されませんでした[18]」

次のスピーカーは、メリッサ・ムーアだった。ムーアはモデルナの基盤技術の研究を統括する最高科学責任者で、マサチューセッツ大学医学部の教授でもある。彼女は、細胞レベルで何が起きているかを説明した。ワクチンが筋肉に注射されると、免疫系が活性化される。リンパ節（全身に配置されている小さな瘤のような組織で、異物と戦い感染を防ぐ細胞を内包している器官だ）には「抗原提示細胞」と呼ばれる特殊な免疫細胞が存在している。mRNAはこの細胞に入り込み、スパイクタンパク質をつくるための指示を与える。こうして産生されたスパイクタンパク質は、この細胞の表面に提示される。すると免疫系は、これを戦わねばならない相手として認識し、スパイクタンパク質に対する抗体を生み出すのだ。

続いて、ジャクリーン・ミラーが発言した。彼女はその年の初めにグラクソ・スミスクラインからモデルナに移り、同社の感染症の研究を率いている。ミラーは、モデルナの新型コロナワクチンに関するさまざまな研究について概要を説明した。彼女は、ワクチンの効果は一回目の接種のあと二回目の接種より前に発現するが、最大限の予防効果を得るには二回の接種が必要だと述べた。

そのあと、諮問委員会メンバーの医師や専門家からの質問と、何時間にもおよぶ議論が始まった。なぜ高齢者では有効率が低下するのか？（これはサンプルの数により生じた相違で、有効率はおおむね一貫している。）副反応はどうか？（対処可能である。）複数の人で顔の腫れが生じたと伝えられたが？（整形手術で皮膚充塡剤を入れていた人たちである。投薬治療により回復した。）ベル麻痺の症例については？（観察を続けているが、一般集団で生じ得る頻度と変わらない。）妊娠中や授乳中の女性や年少者についてはほとんどデータがないが？（広範な観察を行っていく。また、CDCはスマートフォンを利用したワクチン接種後の自己報告を推奨することにしている。）

ＦＤＡの審査には何十人もの人々が関わっているが、そのなかでも「主要領域審査官」と呼ばれる専門家が一五人いる。彼らはそれぞれが、臨床データ、毒物学、生物統計学、製造、安全、データの整合性など、ＦＤＡ審査のさまざまな分野を担当する。ワクチンに付けられることになるラベルさえチェックしていた。

治験実施施設の査察状況に関するチェックも行われた。一〇〇近くある施設のうち、九つの施設が第三相試験実施中に査察の対象となっていた。ワクチン承認のあと公開されたＦＤＡの書類によると、ＦＤＡの査察官は二つの施設で不備を指摘している。具体的な内容については、公開されなかった。モデルナ側が問題点を特定し、改善したことで、懸念は迅速に解消された。ＦＤＡは念のため、この二つの施設で得られたデータ七五〇人分を除いて第三相試験のデータを再解析した。なお、二つの施設からの感染例は一件しか報告されておらず、それはプラセボ投与群の参加者だった。

ＦＤＡのスタッフは、モデルナのワクチン製造プロセスも評価したが、特に問題は見つからなかった。このような専門的な検査はすべて、諮問委員会の会合が実施される数日ないしは数週間前に行われていたのである。

会合はマラソンのごとく長時間にわたった。全米各地からオンラインで参加した諮問委員たちは、ウェブカメラの技術的な不具合や、突然の消音、スクリーン共有のトラブルなどに悪戦苦闘しつつ、通り過ぎる電車の音や犬の吠え声や子どもの泣き声を背景に、八時間にわたって議論を続けた。会合はＦＤＡのウェブサイトでライブストリーミング配信され、ＹｏｕＴｕｂｅでも視聴することができた（アクセス数は、二〇二二年一二月時点で四万七〇〇〇回にのぼっている）[19]。

午後五時、投票に移る時間となった。一八歳以上の成人を対象としたモデルナの新型コロナワクチン接種は、はたしてベネフィットがリスクを上回ると言えるのか――？

しかし、投票の前にフィラデルフィア小児病院のポール・オフィット博士が発言を求めた。オフィットは治験の設計にも関わった経験豊かなワクチン専門家だ。数か月前までは、モデルナが第一相試験の結果について吹聴するのに対して健全な疑念を表明していた人物でもある。オフィット博士はのちに、その年の初めを振り返って、当時の自分はモデルナに対し、「自信過剰に陥っており、その代償を払うことになるだろう」と思っていた、と語る。

しかし今、投票に臨む諮問委員会メンバーとして、彼はこう言った。「我々に今投げかけられているのは、次のような問いです。すなわち、現時点で、厳しい安全性という観点から、我々はこのワクチンのベネフィットが理論上のリスクを上回ると言えるだけの十分なエビデンスを有しているか？　私は、その問いへの答えは、明らかにイエスだと考えます」

委員会メンバーには二分の時間が与えられ、電子投票が始まった。しかし、ここでちょっとした不具合があった。誰かが誤って別の質問を画面に表示したのだ。それは、一週間前の審査で使われた、ファイザー・ビオンテックのワクチンを推奨するかどうかという質問だった。あたかも、モデルナがファイザーに負けたことを、ここであらためて思い出させようとするかのように。

正しい質問が画面に表示されると、投票は一瞬のうちに終わった。ＦＤＡの職員が結果を読み上げた。二〇対〇。モデルナのワクチンは支持されたのだ。

何人かの委員は、投票のあと自分の決定についてコメントした。「このワクチンについてのエビデンスを綿密に検討しましたが、これまでに判明しているあらゆるデメリットを上回るものでした」と、スタンフォード大学の小児科教授へイリー・ガンスは言った。「このワクチンは、私たちがパンデミックのなか前進するのを助けてくれるでしょう。そして最終的には、集団免疫を得る安全で効果的な方法を提供してくれるものと思います」

「私が言いたいのは、ただ一つ、なんというすばらしい成果なんだ、ということです。貢献してくださった現在と過去の科学者の皆さんにお礼を言いたいと思います」と、ジェームズ・ヒルドレスは言った。彼はマイノリティ層が医療分野に不信感を抱く理由について声を上げてきた黒人の科学者だ。「一月にウイルスの遺伝子配列がわかったところからスタートして、一二月には二つのワクチンが供給可能になるなんて、本当にすばらしい成果です」

ＦＤＡの会合出席者の中で一人だけ、投票を棄権した人物がいた。マイケル・クリラ、ＮＩＨ

の臨床イノベーション部長だ。棄権の理由は、一八歳以上のすべての人を推奨対象とするのは、範囲が広すぎるのではないかと懸念したからだと彼は説明した。クリラは、すべての年齢層で接種によるベネフィットがリスクを上回っているとは確信できないとし、重症化リスクの高い年齢層に的を絞って接種を検討すべきではないかと意見を述べた。

とはいえ、二〇対〇という投票結果は、大きな進展だった。FDAの最終決定が下るのも、あとはもう時間の問題だ。

翌日の一二月一八日、金曜日の夜、モデルナの感染症規制対応部長のカルロタ・ビナルスのもとに、FDAから九ページのレターがメールで送られてきた。お役所的な公文書を八段落目まで読み進めたところに、良い知らせが書かれていた。「新型コロナウイルス感染症予防のため、モデルナワクチンの緊急使用を許可する」[20]

創業から一〇年、モデルナはついに最初の製品を手にしたのだ。

承認後

それは、クリスマスの一週間前のことだった。パンデミックは猛威を振るっていた。第二次世界大戦では、アメリカはおよそ四五か月間戦い、月平均で九二〇〇人のアメリカ軍兵士が死亡している。これに対して、二〇二〇年一二月のひと月に新型コロナウイルス感染で死亡した人の数は実に七万七〇〇〇人以上だ。[21] 経済は揺らいでいた。議会は新たな新型コロナ救済金として国民一人につき六〇〇ドルを直接支給することを決めた。[22] パンデミック政策の政治問題化も止まらなかった。連邦大陪審は、ミシガン州のグレッチェン・ホイットマー知事の新型コロナウイルス政策に不満を抱き、誘拐を企てた六人の男を起訴する。[23] 連邦最高裁判所は、感染拡大地域の学校における対面授業を一月初めまで停止するとしたケンタッキー州知事の命令を維持する判断を下した。キリスト教系の私立学校が知事の命令の差し止めを求めていたものだ。[24] 科学において驚異的な成果を先導していたにもかかわらず、アメリカのリーダーとしてのイメージは世界じゅうで急落していた。[25]

それから三週間後には、トランプ支持者らによる議会襲撃事件が起こる。

そうしたなかで、ワクチンは希望の兆しだった。荒涼とした風景のなかで輝く光だった。しかし、供給は限られている。接種にはまだ時間がかかるうえ、十分な数の人々がこれ以上の感染拡大を防ぐために自発的にワクチンを接種してくれるかどうかも定かではなかった。まだまだ、やるべきことは山ほどあった。

モデルナのワクチンが承認された数時間後、冷え込んだボストンの朝四時前、ステファン・バンセルはメールをチェックしていた。彼は早起きなのだ。私は夜のうちにバンセルにメールを送っておいた。数時間前に起きたことの重要性について、コメントをもらうためだ。

「一月の初めからずっと、私たちはこのウイルスを追いかけてきました」、彼は返信のなかでそう書き綴った。「人々を守り、命を救うために、一日一日が重要だとわかっていました。今日は歴史的な日です。協力と人間の創造力をもってすれば、最悪の敵にも打ち勝てるのだということが示されたからです。力を貸してくれたすべての人に感謝しています」

それが、新型コロナウイルスのパンデミックに対して、今日という日がもつ意味だった。では、モデルナにとってはどんな意味があるのか。私はこの点についても昨夜のうちに質問していた。バンセルはこう答えた。「私たちは一〇年間これに取り組んできました。モデルナのmRNAプラットフォームは、医薬に対する最先端のアプローチです。とはいえ、これはまだ始まりにすぎません」

彼はこの一年のほとんどを、今この成功の瞬間へと会社を押し進めることに費やしてきた。まだパンデミックが始まる前、フランスでの休暇から始まった一年だった。バンセルはクリスマスの週末に四日間の休みをとり、ボストンの自宅で好きなだけ眠った。午後になるまで寝た日もあった。「いい父親でも、いい夫でもありませんでした」と彼は認める。だが、一年間のプレッシャーが、ここで一気にやってきたのだ。

第14章

喜びの涙

ワクチン開発の成功が
人々にもたらしたもの

メリーランド州ベセスダの国立衛生研究所（NIH）キャンパスにある臨床センターは、「希望の家」とも呼ばれている。他に治療の選択肢がなくなった多くの患者が新しい薬に希望をつなぎ、ここで行われる治験に参加するからだ。「希望の家」は、がん患者への化学療法が初めて試みられた場所でもある。[1]

二〇二〇年のクリスマスの数日前、NIHの幹部や最前線の医療従事者たちが講堂に集まっていた。パンデミックがこれまでで最も暗く破壊的な局面を迎えるなか、新たな希望を届けるために。

「この恐怖と苦難に満ちた一年間、我が国の科学者たちの献身的な努力から、全世界を覆うパンデミックに対抗するための答えが生み出されることを切に願う祈りの声が響いていました」。NIHのフランシス・コリンズ所長は、マスクを着け、黒のTシャツにジャケット姿でステージに立ち、こう語った。「その祈りの声のかなりの部分は、実は、私自身の声でもありました」[2]

医学と科学の牙城ともいうべきこの臨床センターで、コリンズは、その祈りが聞き届けられたことを宣言しようとしていた。FDAがモデルナのワクチンの緊急使用を承認してから四日目のことだ。ファイザーのワクチン承認からは、すでに一週間以上が経っていた。ステージには、コリンズ、アンソニー・ファウチ、アレックス・アザー保健福祉長官が並ぶ。彼らはこれから、N

ＩＨがモデルナと共同で取り組んできたワクチンの最初の接種を受けるのだ。前週には、マイク・ペンス副大統領とナンシー・ペロシ下院議長がファイザーワクチンの接種を受けている。ジョー・バイデン次期大統領は、この日の前日にファイザーワクチンを接種し、その様子はテレビ中継された。（トランプ大統領は、一月にホワイトハウスで一回目の接種を受けたが、公開はされず、その事実がわかったのも彼が大統領の職を去って数週間後のことだった）

コリンズに続き、ファウチが演壇に立った。彼は懐かしそうな様子で、一九六八年にＮＩＨに入所したとき、この同じ講堂に座っていたと回想した。

リーダーたちに先立って、研究所の第一線で働く数人の医師たちが接種を受けた。ＮＩＨの医師の一人は、ワクチン接種を望む理由について次のように語っている。「私が毎日診察している、まだ新型コロナウイルスに感染していない患者さんたちを守るためにも、一緒に日々前線で働いている同僚の医療スタッフを守るためにも、そして、家に帰れば、家族を守るためにも、必ず役に立つからです」

医師らに続いて、アザー、ファウチ、コリンズという上層部が接種を受ける。ファウチは自分の番がくると、背広を脱いで、シャツの左の袖をまくり上げた。彼は数日後には八〇歳の誕生日を迎えようとしていた。司会を務めていたＮＩＨのコリーン・マクゴワンは、ファウチに発言を促した。「国じゅうでたくさんの人が、ファウチ博士がワクチンを打ったら自分も打つと言っています。ワクチン接種の重要性について、一言、お願いします」

「そうですね。私にとっては、理由は二つあります」と、ファウチは注射を待ちながら白いマスク越しに答えた。「まず第一に、私はＮＩＨの臨床センターで指導医を務めているので、患者さんと接する機会があるからです。しかし同じくらい、あるいはもっと重要なのは、多くの人たちに対するメッセージです。私がこのワクチンの安全性と有効性について絶対的な確信をもっていることを伝え、接種の機会を手にしているすべての人を勇気づけたいのです。みんながワクチンを接種することで、この国全体を覆う守りのベールが得られ、パンデミックを終わらせることができます」

ここまで話したところで、注射針が彼の腕に刺された。接種が終わると、ＮＩＨのスタッフが注射したところに絆創膏を貼る。ファウチは袖を下ろし、互いに距離をとって座る少人数の聴衆の軽い拍手に親指を立てて応えた。

ファウチはこのときまでに、バイデン次期大統領のもとで大統領首席医療顧問を務めることを了承していた。一月にバイデンが大統領に就任したら、長年務めてきたＮＩＡＩＤ所長職にはそのまま留まりつつ、新たな役職に就くことになる。

一連の接種の様子はライブストリーミングでオンライン配信され、テレビのニュース番組ではファウチが接種を受ける場面が放映された。今回のこのイベントは、ウイルスとの戦いにおける重要な一歩を祝うものであると同時に、まだワクチンに懐疑心や不安を抱いている人たちの背中を押すためのものでもあった。最後にワクチン接種を受けたのは、司会を務めたコリーン・マクゴワンだ。普段はＮＩＨで研究サービス部長を務めるマクゴワンは、自分のワクチン接種の経験を記録し、「フェイスブックにアップして、否定論者の友人たちにワクチンが安全で有効であることを示すつもりです」と語った。

初期の大量供給に成功

モデルナワクチンの緊急使用許可が出たとき、サプライチェーンの準備はすでに整っていた。ワクチンはいつでも出荷できる状態だ。モデルナは、マサチューセッツ州ノーウッドの自社工場と製造パートナーであるロンザが所有するポーツマスとニューハンプシャーの工場で数か月前からワクチンの製造を開始していた。できあがったワクチンは大きな特別のプラスチック容器に入れられ、工場内で冷凍保管される。そしてその後、各地に送られて最後の仕上げが行われた。送り先の一つは、インディアナ州ブルーミントンの委託製造メーカー、キャタレント社の工場だ。ここでは、ワクチンをバイアル瓶に小分けし、箱に入れ、出荷用に梱包する。

医薬品配送業者のマケッソン社のトラックがキャタレントの工場に入り、ワクチンの最初のバッチを積み込んでマケッソンの配送センターに運んだ。同社はＣＤＣと以前から交わしていたワクチン配送契約を八月に拡大し、新型コロナワクチンの配送も手がけることになったのだ（ファイザーはワープ・スピード作戦に加わっていないため、独自の配送ネットワークを用意していた）。マケッソンはワクチン・キットの配送業者にも指定された。このキットには、注射器と、ワクチンを接種した人に配る財布サイズのワクチン接種記録カードが入っている。[3]

マケッソン社の配送センターでは、ＵＰＳ社とフェデックス社のトラックにワクチンが積み込まれていた。緊急使用許可が出たすぐあとの日曜日の朝九時ごろ、フェデックスの最初の冷凍トラックが、ミシシッピ州のオリーブブランチのマケッソン配送センターを出発する。積み荷のワクチンの箱にはピンクの優先ラベルが貼られていた。トラックはテネシー州メンフィスのフェデックス配送センターにワクチンを運び、そこでワクチンの箱は仕分けされ、トラックや飛行機で月曜の朝にはワクチン接種施設に届けられた。

ワクチンの配給を管理したのは、モデルナの顧客であるアメリカ合衆国政府だ。その指揮を執ったのが、ワープ・スピード作戦の最高執行責任者ギュスターヴ・ペルナ陸軍大将だった。彼はアメリカ全土の接種施設にワクチンをどう割り当てるかを毎週決定する。CDCはオンラインシステムを通じて、病院やクリニック、その他のワクチン接種施設が希望数量を入力したり、割り当て量の通知を受けられるようにした。

ペルナとそのチームは、接種開始からの一週間で五九〇万回分のモデルナワクチンを配給することを決めた。のちの基準からみれば少ないものの、この初期の供給量は、始まったばかりの大規模接種キャンペーンに大きく弾みをつけた。それは、ファイザーがその週に予定していた出荷量のおよそ三倍であり、前週のファイザー出荷量のおよそ二倍だった。モデルナは一着でゴールはできなかったが、少なくとも供給の初期段階では、より速く、より多くのワクチンを送り出していたのだ。[4]

さらに、保管条件と取り扱いがファイザーワクチンより容易なことから、配送される施設の数も三四〇〇か所と、ファイザーの一〇〇〇箇所を上回った。モデルナのワクチンに緊急使用許可が出た翌日、記者団の質問に答えたペルナ将軍は、モデルナのワクチンが戦列に加わったことについて、「これで新型コロナウイルスに対し攻勢にでることができる」と語っている。[5]

モデルナは生産量を増やし、一二月の終わりまでには二〇〇〇万回分を供給する計画だった。その後も毎週毎月とペースを上げていき、二〇二一年の春か夏には安定したペースに達する予定だ。モデルナは、すでに一億回分の供給契約を結んでいた。そして、その契約数量はさらに増えていく。連邦政府は一回分およそ一六・五〇ドルの価格で、一億回分の追加購入オプションを行使した。二〇二一年の夏までには、モデルナはアメリカ国民の成人の三分の一以上にあたる一億人に二回接種できるだけの量のワクチンを生産している見通しだった（そして政府は、翌年にはさらに追加の注文をすることになる）。

初期の供給量のささやかな一部分は、モデルナの従業員、契約業者、取締役への接種にまわされた。ワクチン接種は、ワクチンの製造と供給を担う従業員を守るための追加的な防護壁になると同社は述べている。秋には従業員に何人か陽性者も出ていた。もっとも、これはおそらくモデルナ施設内ではなく、職場以外の場で感染したものと会社側は考えていた。また、バンセルは取締役会メンバーへの接種について、ワクチン関連の重要な決定をすべきときに取締役が感染していては困るからだと、その必要性を説明した。この時点でのモデルナの従業員数はおよそ一二〇〇人だ。したがって、必要となるワクチン数量は少ない。それでも、そこには州や連邦政府のガイドラインではまだ接種対象ではない人も含まれていた。たとえば、在宅勤務をしている健康な人などだ。これに対してファイザーは、八万八〇〇〇人以上の従業員を抱えているが、政府のガイドラインで接種対象となった従業員だけに接種をしていた。[6]

バンセルは一月三日の日曜日、ノーウッドの工場でワクチンを接種した。モデルナは工場内にワクチン接種用のクリニックを設け、地域の病院と契約して看護師を配置していた。バンセルと妻は、手を取り合って一緒に接種を受けた。「とても特別な気持ちでした」と、バンセルはのちにインタビューで語っている。「考えてもみてください。私は一〇年この技術に取り組んできました。この一年はまさにノンストップで努力してきた。でも、そうしてつくられたモデルナ製品が自分の体内に入るなんて、思ってもみませんでした。それが、もちろん、パンデミックのこともあって、こうしてFDAに承認されたモデルナ初の製品を実際に注射することになったのです」[7]

その後数日間、バンセルはmRNAやワクチンに関する自分の知識を新たな光のもとで見直すことになった。彼が何度も他の人たちに語り聞かせたプロセスが――ソフトウェアに例え、おばあちゃんのレシピに例えて説明してきたことが、実際に自分の体の中で起きているのだ。「私の体は小さな工場になって、四八時間でスパイクタンパク質をつくりだしました。そのタンパク質にでくわした私の免疫系は大慌てで抗体をつくり、その抗体が、後々同じものに出会ったとき私を守ってくれるのです」と彼は語った。

タル・ザクスとその他の幹部も、同じ頃にノーウッドでワクチン接種を受けた。ザクスはワクチンを打とうとしていた看護師に、エピペン（アナフィラキシー補助治療剤）は持っているかと問いただした。初期の接種でアナフィラキシーが出た例が報告されたため、ワクチン接種施設に新たに導入された安全対策ガイドラインだ。ザクスは接種を受けたときの気持ちを「大きな安堵感と喜びと誇りを感じた」と語っている（ちなみに、看護師はエピペンを持っており、ザクスがそれを必要とすることはなかった）。

当初、モデルナの従業員が新型コロナワクチンを接種するかどうかは任意だった。その後二〇二一年に、アメリカ国内の従業員については接種が義務化された。ただし、宗教上、医学上の理由がある場合は例外となる場合もあるとした。

二〇年にわたる長い物語に登場したその他の人たちも、それぞれワクチン接種を受けていた。mRNAに修飾を施すことで炎症を緩和することに成功したペンシルベニア大学の研究者、ドリュー・ワイスマンとカタリン・カリコの二人は、ファイザー・ビオンテック製ワクチンの接種を受けた。「光栄に思うし、幸せです」と、カリコは言った。「私はどちらかといえば基礎研究をしている人間ですが、いつでも何か患者さんたちの役に立てればと思っています。ワクチンとか感染症のことは、考えていませんでした。私がいつも考えていたのは、mRNAを治療に活用する道でしたから。mRNA研究への関心が高まっている今、mRNAワクチン技術を他の病気の予防や治療に活用していくための開発や治験が実現すればと期待しています」。口にこそしなかったが、もしかしたら彼女は、自分が正しかったことがついに証明されたと感じていたかもしれない。カリコの研究は何十年間もほとんど無視されてきた。mRNA研究にこだわったため降格されたことさえあったのだ。[8]

ワイスマンは接種を受けたときの心境をこう語る。「自分が二〇年間、この技術に取り組んできたことに思いをはせました。今、ついにそれを自分の腕に受けている。すばらしいことです」。ワイスマンは「私は基本的に、パンデミックを抑え込む道はこれしかないと思っていました」と言う。

数年前、苦い思いで会社と袂を分かっていたモデルナの共同創業者デリック・ロッシは、二〇二一年二月にボストン小児病院でワクチンを接種した。彼が接種したのは、ファイザー・ビオンテック製ワクチンだった。ロッシはこのことをジョークの種にしつつ、どのワクチンであろうと提供されたものを打つべきだと訴える。「とにかく、ワクチンが接種できて嬉しいです」と、彼は言った。

ワクチンを接種した有名人のなかで注目を集めたのが、カントリー歌手のドリー・パートンだった。彼女はモデルナの第一相試験実施時にはヴァンダービルト大学医療センターに寄付をし、同大学の治験実施を支援している。七五歳のパートンは、二〇二一年三月にヴァンダービルトでモデルナワクチンを接種し、その様子を動画に収めた。このなかでヒット曲『ジョリーン』の歌詞を替えて、こう歌っている。「ワクチン、ワクチン、ワクチン、ワクチン、お願い、ためらわないで。ワクチン、ワクチン、ワクチン、ワクチン、だって、あなたが死んでしまったら、もう遅すぎるのだから」[9]

多くのアメリカ国民が、ワクチン接種に殺到した。それをとても感情の揺さぶられる体験だと感じる人もいた。ベティ・パラッチは、シカゴ郊外の国家警備隊の運営する接種会場でワクチンを接種した。警備隊員には差し入れのキャンディーを持っていった。シカゴの独立テレビ局WG

N-TVのインタビューに応じた彼女は、パンデミックの日々について涙をこらえながら語った。「ひ孫にもずっと会ってないんです。娘や息子や孫たちを抱きしめることもできない。孫の一人は、ダウン症なんです。つらい毎日でした」。ワクチン接種を終えたあと、彼女はこう語った。「これまでずっと泣いて、泣いて、泣きました。今も泣きそう。でも、今日の涙は、喜びの涙です[10]」

小さな挫折、大きな目標

祝賀ムードの一方、ワクチンを配送し、何百万人、何千万人もの国民に接種するのは、予想よりも大変なことだった。そのため最初の数週間、接種のテンポは計画より遅れた。連邦政府は、大規模接種の運営のかなりの部分を州や地方行政府に任せていた。地域によっては接種の予約をとるのが難しく、テクノロジーに精通したボランティアたちが全米でSNSのグループを立ち上げ、空きを見つけるのを手伝っていたほどだ[11]。春まで接種対象者の厳格な基準を設けていた州もあれば、早期に希望するすべての人が接種できるようにした州もあった。連邦政府と州政府は、運用開始時の不手際について互いを非難し合っていた。

結局、二〇二〇年中に供給されたワクチンの数量は、モデルナとファイザーあわせて一五四〇万回分、そのうち実際に接種されたのはわずか四五〇万回分だった[12]。この供給量は、一二月末までに二〇〇〇万人分という下方修正された供給目標にすら届いていない。また、ワープ・スピード作戦が当初掲げていた二〇二一年一月までに三億回分という供給目標のわずか五パーセントだった。

モデルナも、当初の目標にわずかに届いていなかった。一月四日の時点で同社が供給したワクチンは一八〇〇万回分だが、公約していた数量は二〇〇〇万回分だ[13]。二〇二〇年のあの最初の数か月にもっと多くの資金を集めることができていたら、もう少し供給量を増やせたのではないか、とバンセルは思わずにはいられなかった。

製造工程の最後の部分にいくつか対処すべき問題もあった。たとえば、キャタレント社の工場でワクチンをバイアル瓶に小分けにする工程などである。これにより、出荷にいくぶんかの遅れが生じた。

国内の物流でも問題はあったが、国際的な物流はさらに難しかった。モデルナとロンザは海外への供給用に別個のサプライチェーンを設けていた。このサプライチェーンには、ワクチンのバルクを製造するロンザのスイス・フィスプ工場と、バイアル瓶への充塡と最終梱包を担うスペインのロビという会社が含まれている。アメリカ国外への供給は、国内よりも数か月遅れていた。

ロンザは、フィスプに計画している三つの生産ラインそれぞれにつき、およそ七〇人の従業員が必要だと計算し、スイス、イタリア、ドイツ、フランスで募集を開始した。しかし、いざ生産ラインが立ち上がると、一ラインあたり七〇人では足りないことがわかった。「増産の段階で、もっと人手がいると気づいたのです」と、ロンザのアルバート・ベイニー会長は、二〇二一年の四月に語っている。「熟練度の高い人員を追加で採用しようとしたのですが、今は世界中で熟練したオペレーターが不足しています」

二〇二一年の四月までには、モデルナはカナダやイギリスなどアメリカ以外の国に、約束した数量を供給できないことを伝えていた。カナダの場合、これにより四月から六月にかけて一六パーセント供給が不足することになる。[14]

このような挫折にもかかわらず、モデルナは強気の姿勢を崩さなかった。アメリカ政府に一億回分を三月三一日までに供給するという目標は撤回せず、さらに七月の終わりまでに追加で二億回分を供給する契約を交わした。[15]このときまでに、モデルナは六億四〇〇〇万回分を超える供給契約を世界じゅうで締結していた。アメリカへの三億回分に加えて、ＥＵに一億六〇〇〇万回分、日本に五〇〇〇万回分、カナダと韓国に四〇〇〇万回分、さらに他の国々とも契約している。

モデルナの従業員とパートナー企業の人々は、新しい国へのワクチン供給が開始されるたびにバンセルに記念の写真を送ってくれた。ワクチンを積んだ最初のパレットが日本やフランスで飛行機から降ろされてくる写真もその一つだ。「どちらも自分が実際に住んだことがあって、友達や家族がいる場所ですから、なおさら感慨深いです」とバンセルは語っている。

アメリカでは、ワクチン供給の深刻な不足は三月と四月には緩和されつつあった。バイデン新政権はワクチン・メーカーとの契約を拡大し、国防生産法の適用を継続することで供給を促進した。

国のワクチン計画は、当初の形から多くの点で変わった。バイデン政権は「ワープ・スピード作戦」という名称も取り止め、より戦術的でＳＦ的な響きのない「対策推進グループ」に改称している。[16] モンセフ・スラウイは一月、ワープ・スピード作戦の首席顧問を辞任した。[17] 三月にはグラクソ・スミスクラインも、スラウイを合弁会社ガルヴァーニの会長職から解任した。グラクソ・スミスクラインの発表によると、同社はスラウイが数年前同社社員だった際に同僚従業員にセクハラ行為をし、不適切な行為を行ったとされる件が事実であることを確認したという。[18] スラウイはコメントを発表し、自分の行動が元同僚に不快な思いをさせたと述べた。そして、この従業員と、妻、家族に謝罪し、職務から離れるとしている。[19]

徐々に整う供給体制

二月末、FDAは三つ目の新型コロナワクチンを承認した。ジョンソン・エンド・ジョンソンのワクチンである。当初、ジョンソン・エンド・ジョンソン側も連邦政府もこのワクチンが大規模接種の促進に役立つものと期待していた。同社のワクチンが一回接種型だったことも理由の一つだ。[20] しかし、実際の運用は思うように進まなかった。原因は、製造上のトラブルや、他の二社と比べた有効率の低さ（ジョンソン・エンド・ジョンソンは六六パーセント、ファイザーとモデルナは九四パーセント以上）、そして同社ワクチンの接種後に、まれにしか起きないが重大な副反応として、少数の人に血栓症が生じたことだ。[21] 同様の血栓症は、アストラゼネカのワクチンでも生じていた。同社のワクチンは一部の国で承認されたものの、アメリカでは承認が下りていない。そのほかに広範な使用ができそうな西欧製ワクチンはほとんどなかった。メルクは新型コロナワクチン開発プログラムを打ち切っており、サノフィとノババックスも開発に遅れをきたしていた。

最初の二〇〇〇万回分のワクチンを生産するのに、モデルナは三か月を要した。しかし二〇二一年の三月までには六倍にペースを上げ、一か月で四〇〇〇万回分を生産するようになる。製造部門トップのファン・アンドレスは、まもなくこれを月間五〇〇〇万回分に引き上げる計画だと語った。

モデルナは二〇二〇年のうちから、施設のスペースを拡張し、新しい設備を導入するなどして、ノーウッド工場とロンザの工場の生産拡大に向けて基盤を整えていた。例の、警察にエスコートまでしてもらった、ノーウッド工場の空調ユニット設置もその一例だ。とはいえ、いきなり最大能力での稼働はできません、とアンドレスは説明する。新しい設備や工程は段階を追って導入していく必要があるからだ。

新規雇用者の研修もまだ終わっていなかったし、設備の不具合や、フィルターなどの交換部品の納入遅れといったトラブルもあった。

「スタートしてからこれまで、トラブルのない週など一度もありませんでした」とアンドレスは言う。「ただ薬の製造では、初期トラブルがないことなど絶対にあり得ません。時間はかかるのです」。彼はそのプロセスを、ジェット機の軌道に例えた。ジェット機は飛び立ってすぐに巡行速度で飛べるわけではない。だが、いずれ必ずその速度に到達するのだ。

ときが経つにつれて、モデルナはより多くの従業員に研修を施しつつ、原料の迅速な調達など、さまざまな問題に対処する術も学んでいった。工程のスピードアップのために、大小さまざまな方法も模索した。経験を積んでいくうちに、たとえば最初は一か月に五バッチから六バッチしか生産できなかったラインで、一〇バッチを生産できるようにもなった。さらに、アンドレスのチームは、検査とバイアル瓶梱包の工程にかかる時間も短縮している。「だんだん調子は上がっていくものですよ」と彼は言った。

三月までには、アンドレスはプロセスが順調に進んでいると感じるようになっていた。「今はゾーンに入った状態です」と彼は言った。「この調子で供給を続けられればと願っています」[22]

収益の健全化

ワクチンの大きな効果は、公衆衛生上のものだけに留まらなかった。それは、モデルナのバランスシートを大きく変えた。二〇二一年の最初の三か月、モデルナは新型コロナワクチンの売上で一七億ドルの収益を計上した。利益は一二億ドル。新たなワクチンを売り出して最初の四半期としては、巨大な額だ。しかしそれも、その後やってくる利益のほんの一端にすぎなかった。モデルナは、二〇二一年通年で一九〇億ドルのワクチン売上を見込んでいるとした。[23]一方、ファイザーの第1四半期におけるワクチン売上収益は三五億ドルで、この時点で年間二六〇億ドルの売上を見込んでいた。

ワクチンは、モデルナに初めての黒字をもたらした。ワクチンの価格は、供給先の国にもよるが、一回分一五ドルから三七ドル。この価格に占める製造コストは、ごくわずかなものであることが判明している。原料費、製造人件費、外部の特許所有者へのロイヤルティの支払い、輸送その他のコストの合計は、一七億ドルの収入のうち一億九三〇〇万ドルだった。通年ではコストも増えるが、それでも予想収益の二〇パーセント程度と見込まれる。

四月までには、アメリカでは最も熱心にワクチンを求めた人たちの多くが接種を終えた。成人のアメリカ国民の半分が、少なくとも一回の接種を終える。各州は接種対象の制約を撤廃し、薬局で予約なしの接種もできるようになった。

すべては順調に進んでいるように思われた。五月末のメモリアル・デー（戦没将兵追悼記念日）までには、一日の平均新規感染者数は八八パーセント減少し、冬のピーク時には一日二五万人以上だった感染者数は三万人以下となる。死者の数も減っていた。ワクチンは人々の命を救っていたのだ。ある分析によれば、ワクチン接種により一三万九〇〇〇人もの死が回避されたという。[24] 有効性も依然として高いままだった。CDCの分析によると、モデルナワクチンもファイザーワクチンも実環境で九〇パーセントの予防効果を示した。[25] 行動制限を続けていた多くの州も制限を解除するか、夏までに解除予定であることを発表していた。ワクチンのおかげで、普通の生活が戻りつつあるかに思われた。

いかにしてワクチン忌避の人に摂取してもらうか

しかし、大規模接種キャンペーンは難しい局面に入っていた。いまや、目標はワクチンを希望する人に供給することから、人々のワクチン忌避感に対処する段階に移っていた。ワクチンに不信感をもつ人や、接種は不要だと考える人は大勢いた。なかには、巧妙なワクチン陰謀説を広める人たちもいる。ポリオワクチンの接種キャンペーンの際、コミュニティが団結し、公衆衛生への貢献に誇りを抱いたのとは大違いだ。

ワクチン反対の立場から、行き過ぎた行動にでる人もいた。二〇二〇年一二月、ウィスコンシン州の病院で奇妙な事件があった。ワクチン接種に懐疑的な薬剤師が数百本のモデルナワクチンを冷凍庫から出して放置し、使用不可能にしようとしたのだ。この薬剤師は消費物資に不正に手を加えた罪で有罪となり、連邦刑務所での拘禁三年の刑を言い渡された。[26]

ワクチンの供給が潤沢になったことで、戦略の主な方向は、接種を拒む人たちにワクチンの効用を説明して説得したり、ワクチンを接種した人に抽選で賞品を贈るなどの促進策の導入に移っていった。これは、地域によっては困難な仕事だ。そのうえ、高まる安全性への不安が、ワクチン忌避者を説得するうえで逆風となっていた。

副反応の報告

モデルナワクチンの大規模な治験では、頭痛や疲労感などいくつかの副反応が確認されていた。しかし、実際の接種では、モデルナでもファイザーでも重いアレルギー反応が報告された。その原因と疑われるのが、ポリエチエレングリコールである。これはｍＲＮＡが完全なまま人の細胞に入るのを助けるのに必要な成分で、どちらのワクチンでも使われていた。ポリエチレングリコールは、他の医薬品でも使われており、まれにアレルギー反応を引き起こすことが知られている。新型コロナワクチン接種での重いアレルギー反応の報告は今のところ比較的まれだが、十分懸念すべき点として、接種要領に新たな注意事項が加えられた。そこには、アレルギー反応の既往のある人に対しては接種後の観察時間を長くすることや、エピペン（アナフィラキシー補助治療剤）をワクチン接種施設に常備することなどが含まれている。さらに二〇二一年一月半ば、カリフォルニア州の保健当局は、三三万回分のモデルナワクチンのロットについて一時的な使用中止を勧告した。そのバッチから接種を受けた数人に重い反応が出たためである。[27]

また、ワクチンを接種する人が増えるにつれて、一時的ではあるが激しい副反応が出たという経験談が広まるようになった。発熱、頭痛、寒気、倦怠感などである。過去に新型コロナウイルスに感染したことがある人の場合、こうした症状は主に一回目の接種後にみられた。感染歴がない人の場合は、主に二回目の接種から数時間後に生じている。症状は一日か二日続き、その後はおさまっている。このような副反応はすべての人に出るとはかぎらないが、多くの人に広くみられる。そのため、病院などでは同じ病棟の医師や看護師がインフルエンザに似た症状で一度に休むことのないように、ワクチン接種のスケジュールを調整するようになった。

二〇二一年の春、ワクチン接種後の心筋やその外膜の炎症に関する報告が連邦政府職員の目にとまるようになる。なかには入院に至ったケースもあった。心筋炎や心膜炎と呼ばれるこうした症状は、二回目の接種から数日以内に生じている。発生リスクは低いものの、他のグループと比べ若い男性に顕著で、その発生頻度は、通常これらの症状が若い男性にみられる頻度よりも高かった。CDCの分析によると、発症数は一八歳から二九歳の男性ワクチン接種者一〇〇万人中二二件から二七件（およそ〇・〇〇二パーセント）である。数としては少ないが、他の年齢・性別グループでの発症数が一〇〇万人中六人以下であるのと比較すると、はるかに多いと言えた。[28]

研究者たちは、mRNAワクチンがある種の免疫反応の引き金になり、それが心筋炎を引き起こした可能性があると考えた。一部の専門家は、ワクチンによって生成されたスパイクタンパク質が関係しているとする理論を提起した。注射の際の不手際で静脈が損傷したことが原因かもしれないと指摘する専門家もいた。[29]

これは、専門家が頭を悩ませるコスト・ベネフィット分析に関わる問題だった。一部の感染症専門家は、ワクチンによって心筋炎が引き起こされるリスクは比較的低いものの、若い男性が新型コロナウイルス感染症で重症化するリスクも低いため、ワクチン接種の推奨には懸念を示した。統計分析データで比較すると、六五歳以上の男性では一〇〇万回のワクチン接種により一万二五〇〇件の入院と二四〇〇件の死亡が防がれた。一方、一八歳から二九歳の男性では、三〇〇件の入院と三件の死亡が防がれている。[30] このベネフィットは少数の若者（二二人から二七人）が被った心疾患発症というコストより大きいだろうか？　この年齢の男性は一回接種のみとすべきだろうか？　それとも、二回目の接種までの期間をもっと長くすべきなのだろうか？　いくつかのヨーロッパの国は、リスクについて調査する間、若い男性へのモデルナワクチンの使用を禁止した。最終的に、アメリカ政府は、若い男性にも二回接種を推奨する方針を継続することにした。新型コロナウイルス感染症自体が引き起こす既知のリスク（そのなかには心筋炎も含まれている）は、ワクチン接種のまれな副反応として心筋炎や心膜炎が生じるリスクを大きく上回るというのが、その理由である。政府はさらに、ワクチンと心筋症の間には関連性が「あるように思われる」が、その発症はまれであり、また発症してもほとんどが軽度ですぐに回復すると説明した。

しかし、リスクというものを人々が正しく理解しイメージするのは難しい。そのリスクがまれなものであっても、ニュースやSNSでくり返し伝えられたことで、一部の若者や親たちの間では接種を避けようとする姿勢が広がった。

この間に、モデルナはこのリスクについてより詳細に分析するため、一二歳以下の子どもを対象とした進行中の治験において、参加者登録目標を当初の二倍の一万二〇〇〇人以上に拡大している。

二〇二一年八月、モデルナの日本におけるワクチン供給パートナーである武田薬品工業が、三ロット（約一六〇万回分）のワクチンの自主回収を発表した。ワクチン接種施設のスタッフが封をしたバイアル瓶の中に異物らしきものを発見したのである。さらに、モデルナワクチンを接種した三人が接種から数日後に死亡している。モデルナは、日本向け製品のバイアル瓶充塡と最終梱包を行ったスペインのロビ社を調査した。ロビは異物混入の原因について、生産ラインのうちの一つで金属製の二つの部品の間に設置不具合による摩擦が生じ、その結果生じたステンレススチールの微小片がワクチンに混入した可能性が最も高いと説明した。また、モデルナはワクチン接種後の死亡事例について、ワクチンとの因果関係を示す証拠はなく、偶然の一致であるとの認識を示したものの、調査は続けるとした。さらに、金属片の存在が「過度のリスク」をもたらすことはないとも述べ、注射部位での局所反応を引き起こす可能性があるが、人体にそれ以上の害を及ぼすことはないと思われると説明した。[31]

だが大局的にみれば、ワクチン接種の安全上のリスクは低いと思われた。二〇二一年九月末までに、モデルナワクチンの接種回数はアメリカだけで一億四八〇〇万回に達した。六六〇〇万人以上が二回の接種を終え、一部の人は追加接種も済ませている。そして、大多数の人は、著しい安全上の問題を経験することはなかった。

政権が知的所有権の放棄を求める

二〇二一年前半、大規模接種が一段落する頃、世界の一部リーダーや団体はモデルナや他のワクチン・メーカーに対し、少なくとも当面、新型コロナワクチンに関する特許権を緩和するよう求めはじめた。インドと南アフリカは、二〇二〇年一〇月、一部特許の放棄を求める提案書を世界貿易機関（WTO）に提出する。世界の国々が製薬会社が所有する特許権に抵触することなく、新型コロナワクチンをより容易に製造できるようにするためだ。これらの国々と特許権放棄を求める団体は、バイデン大統領にこの提案を支持するよう訴えた。NIAID自身もスパイクタンパク質に関する特許をもっているため、多くの活動家たちはこれを利用して企業に働きかけるようNIAIDに求めた。モデルナは、まだNIAIDの特許権使用ライセンスを取得していない。

特許権侵害訴訟を起こすという脅しをかけ、モデルナがワクチン製造技術を他国に供与するよう圧力をかけるべきだというのが、彼らの主張だった。

五月、バイデン政権は世界への公平なワクチン供与を擁護する側に立つことを明確にした。それは、製薬産業の立場とは相容れないものだった。アメリカ政府は、新型コロナワクチンについて開発途上国にワクチン製造を許すため知的所有権保護を一時放棄することを支持したのだ。[32]

製薬会社は、バイデン政権の姿勢に猛反発した。これは新型コロナワクチンをはじめ医学の進歩を後押ししてきた知的所有権制度の根底を覆すものだと、各社は主張した。製薬業界はワシントンや世界各国の首都で、この動きに反対するロビー活動を展開した。[33]（一方、モデルナにとってもっと身近なところからも、権利放棄を求める声があがっていた。ケンブリッジ市議会は、かつて地元企業のモデルナが画期的事業を達成したとして祝賀決議を採択してくれたのだが、五月初めに新たな決議を採択する。それは、特許権の放棄への支持を表明し、これに反対しないようモデルナとファイザーに呼びかけるものだった[34]）

バンセルは、バイデン政権の発表は見せかけのポーズにすぎないととらえていた。バイデン政権がその立場を発表した翌日、バンセルはアナリスト向けの収支説明会のなかで、バイデンの特許権放棄支持の表明についてコメントし、「モデルナにとっては何も変わりません」と語った。[35]モデルナは前年の一〇月、パンデミックの間はその特許権を行使しないと表明していた。mRNAは新しい技術であるため、事実上余剰の製造能力はなく、ワクチン製造のスキルを持った人はごくわずかだ。当面はどのみちモデルナ、ファイザー、そして一握りの契約企業以外に、製造のための施設と能力をもつ企業は存在しない。

「ですから、昨日のニュースは見ましたが、この件で私の睡眠が一分たりとも削られることはありませんでした」とバンセルは言った。モデルナとファイザーが進むべき道は、今後数か月の供給を最大限にすること、そして特許権放棄という考えに惑わされないことです、と彼は述べた。[36]
それから数週間後には、もしも特許権放棄が一〇年か一五年前に実施されていたら、モデルナが二〇二〇年までに現在のような企業に成長することもなかっただろうとも語っている。「そしてｍＲＮＡワクチンは、今もまだ承認されていなかったことでしょう」。特許権がなければ、投資の見返りを求める投資家たちが先を争ってモデルナの成長に資金を提供することもなかったはずだ。[37]

二〇二一年の秋になっても、特許権放棄の提案はまだＷＴＯで審議されていたが、実施には至っていなかった。ただし、たとえ効力はなくとも、この提案は世界のワクチン格差の大きさに人々の目を向けさせた。モデルナは主に豊かな国と供給契約を結んでいた。アメリカ、日本、ＥＵの国々である。ワクチンの公平な分配を目指す国際的な枠組みＣＯＶＡＸとも、モデルナは当初、供給契約を結んでいなかった。ＷＨＯが主導し多くの国が資金提供をしているこのプログラムは、二〇億回分のワクチンを共同購入し、年末までに最貧国に供給しようとしていた。アストラゼネカなど他のワクチン・メーカーは、ＣＯＶＡＸとの契約に調印していた。

貧困根絶を目指す活動団体オックスファムなどをはじめとする一部団体は、モデルナに対し、豊かな国以外にもワクチンを供給するよう働きかけていた。一二月にモデルナのワクチンが承認されたとき、オックスファムの上席顧問はこう述べている。「主にアメリカの納税者の資金提供でつくられたモデルナの新型コロナワクチンは、すべての人のためのワクチンであるべきです。特許権に縛られず、大量に生産され、公平に配分され、地球上のあらゆる人が、どこに住んでいようと、豊かであろうと貧しくあろうと、無料で接種できるものであるべきです[38]」

このような圧力は、一定の成果をもたらした。二〇二一年五月初め、モデルナはCOVAXへの最大五億回分のワクチン供給契約に署名した。そのうち三四〇〇万回分は、二〇二一年の第4四半期中に供給される予定だ[39]。しかし、これでモデルナへの圧力が完全になくなったわけではなかった。多くの人は、モデルナに開発途上国のために動くよう求め続けた。二〇二一年九月末、モデルナの遅々とした対応に腹をたてた活動家たちが、ビーコンヒルのバンセルの自宅の前に偽物の骨を山積みにするという事件が起こる。記者会見で犯行を認めた活動家らは、ワクチン製造技術を開発途上国に供与せず、人の命より利益を優先しているとバンセルを非難した。そのなかには、ハーバード大学医学大学院の研究者数名も交じっていた。バンセルはつらい気持ちだった。彼はこの事件を、自分の家族に対する攻撃と感じた。また、抗議の前提が的はずれだとも感じていた。「ワクチンを供給し、そのうえ、それが十分でないとして名誉を傷つけられるのは、まったく不当です。しかも、その人たち自身はここアメリカでワクチンを接種しているのですから」、この馬鹿げた事件のあと彼は語った。「私たちは、ワクチンを商業目的で利用したことはありません。世界じゅうの人たち全員に一気にワクチンが行き渡るというのは不可能です。それに、二〇二一年の長期間にわたって、私たちは政府による輸出規制をかけられ、供給量の六〇パーセントはアメリカ政府が購入しているのです」

このような批判を受けるのは悲しいことだと、彼は言った。「一部の人は、歴史を忘れ、私たちの貢献が十分ではないと非難します。しかし私たちは、より大きな製薬会社にもできなかったことをやってきたのです」[40]。バンセルは、ワクチン製造技術の供与については態度を変えていなかった。それでも、モデルナはワクチンへのより広いアクセスの実現に向けて歩みはじめた。アフリカにワクチン製造工場を建設する計画を発表し、アフリカ連合に一億一〇〇〇万回分のワクチンの提供を約束したのだ[41]。

ときが経つにつれて、バンセルは非難にあまり苛立たなくなった。二〇二一年の一二月までに、いくつかの変異株の流行を目の当たりにしてきたバンセルは、あるインタビュー内でこう述べている。「もっと多くのワクチンを製造しようとしなかったことを、深く悔やんでいます。生産計画が少なすぎた。それが残念でなりません」。ただし、彼は自分自身とモデルナを多少擁護もしている。二〇二〇年初めの時点でワクチンの需要を予測するのは困難だった、と彼は振り返った。

見違える企業への成長

二〇二一年の夏は、少なくとも最初のうちは平穏だった。新規感染者数と死者数は六月までにはかなり減っていた。マスク着用義務も撤廃される。ＣＤＣは、二回のワクチン接種を終えた人は屋内でも戸外でもマスクを着用する必要はないと宣言した。

モデルナは、ワクチンを接種した従業員に対し、ケンブリッジとノーウッドの施設でのマスク着用義務を撤廃した。一四か月にわたって在宅勤務だった人たちも職場に戻ってきた。ケンドール・スクエアのレストランも営業を再開し、以前のようにランチやディナーにも行けるようになった。

ただし、その間にモデルナはすっかり変わっていた。わずか数フロア分だったオフィスは、今では本社を置くビルの一〇フロアすべてを占めている。在宅勤務から戻ってきた社員が目にしたのは、改修工事中のメインエントランスやロビーだった。

この頃、私は再びバンセルを訪ねた。始まったばかりのワクチン開発プロジェクトについて話を聞いた一六か月前以来の訪問だ。バンセルのオフィスも変わっていた。デスクは立ったまま作業ができるスタンディング・デスクになっていた。傍にはイタリアのワインの名が書かれた木の箱が置かれている。モデルナの治験薬のバイアル瓶を埋め込んだ透明なペーパーウエイトは、二つ増えていた。一つは新型コロナワクチンの第一相試験開始を、もう一つはＦＤＡの緊急使用許可を記念したものだ。小物類の傍らに、紙の名札が掛かっている。二〇二〇年にホワイトハウスに呼ばれたときのものだ。それはもう、ずっと昔のことのように感じられた。

バンセルは、くつろいだ様子だった。彼の会社のおかげで、社会は普通の生活を取り戻しつつある。そして、それは早期に実現するだろうとバンセルは語った。毎朝ＣＤＣがオンラインで発表するワクチン接種者数をチェックするのが習慣になっていたバンセルは、日常生活が戻ってくるのは四月か五月と予想した。そして、二〇二一年後半に何が起きるかはまだ予測できないが、としながらも、一月にピークとなったパンデミックの波は、秋か冬には収束するとの見方を示した。

さらにバンセルは、標準の二回接種を受けた人も一定の時期に追加接種を受ける必要があると考えている、と述べた。ワクチンをすり抜けようとする変異株への対応と、時の経過とともに弱まっていく抗体生産を補うためである。全員が必要ということではないかもしれないが、高齢者や免疫不全のある人は追加接種を受けたほうがいいだろう、と彼は語った。たとえば、自分の母親は七二歳で、白血病を患っており、一月にフランスでワクチンを接種しているが、おそらく追加接種が推奨される典型的な例だ、とバンセルは言った。

バンセルは、ワクチン生産を拡大したいとも語った。すでに二〇二一年中に一〇億回分という目標を掲げているほか、二〇二二年からは年一四億回分のペースを目指していく。しかし最近になって、世界各国の首脳からのワクチンの追加供給を要請する電話が増えていた。まだモデルナと契約していない国や、既存の契約を拡大して二〇二二年分を確保しようとする国からの電話だ。さらに追加接種も控えている。また、ワクチンが子どもにも安全と判断されれば、さらに需要が増えるだろう。

「かなりの生産能力拡大が必要です」とバンセルは述べた。そして、実際にそのために動いてもいた。モデルナは、ノーウッド工場の生産能力を五〇パーセント増やすことを決めた。また、海外での生産も倍増させる予定だ。そのために、ロンザの所有するスイスのフィスプ工場の生産ラインも増やすことにしていた。[42]

こうした生産拡大を通じて、二〇二二年には最大三〇億回分のワクチン供給体制が整う見通しだった。

バンセルのいるオフィスから一五マイル（約二四キロメートル）南にあるノーウッド工場も、二〇二一年六月時点で、二〇二〇年二月とは大きく姿を変えていた。変化の一つは、警備体制だ。メインの駐車場には遠隔操作の金属製の扉がついていて、外部の車をシャットアウトしている。私のような来客を乗せたウーバーのタクシーなどは、メインエントランスに着けることはできなかった。

もとはポラロイドの廃工場だったモデルナのメイン製造施設は、前年の一二月からこれまでにモデルナがアメリカ国内用に供給してきた二億回分のワクチンのほとんどを製造してきた。そして今、七月末までに供給を約束した三億回分のアメリカ国内向けワクチンの生産に向けて、作業は続いている。モデルナは目標達成を記念して、「二億回分」と書かれた青いTシャツを従業員に配っていた。

モデルナの製造統括のスコット・ニッカーソン（彼はバンセルやファン・アンドレスと同様、イーライリリー出身である）の話しぶりからは、落ち着きが感じられた。生産拡大の最も大変な時期は、もう過ぎたという様子だった。彼はモデルナが製造プロセスを効率化し、製造時間の短縮をはかり、生産を増強してきた道のりに満足していた。「業務が軌道に乗り、もてる力を発揮できれば、製造工程にかかる時間を短縮し業務改善を図ることにつながります」と彼は言った。「そうしてさらに業務に磨きをかけ、さらなる改善を目指すのです」

アンドレスの直属の部下であるニッカーソンには、一つだけ心配なことがあった。業者からの原料納入の遅れである。プラスチック製品はどれも不足していると彼は言った。「バッグもチューブもフィルターもです」。少し間をおいて、彼はもう一度自分自身に言い聞かせるようにくり返した。「バッグ、チューブ、フィルター」。まるで、魔法でそれらを呼び出そうとするかのようだった。他のワクチン・メーカーも、不足に直面していた。メリーランド州の小さな会社ノババックスは、有望な組み換えタンパク質ワクチンの生産の遅れをバッグやチューブやフィルターの不足のせいだとしていた。

ノーウッド工場の生産能力拡大計画については、モデルナは、一本の生産ラインを秋までに、もう一本を二〇二二年の初めまでに稼働させるとしていた。ワクチン製造用のスチール製タンクや、白いプラスチック製のドラムや、その他の設備はすでに据え付けを終え、仕上げと最終検査を待っている状態だ。

駐車場をはさんだ向かい側には、新技術開発棟があった。以前は自動車整備学校が入っていた建物だ。木々に囲まれた小道を少し行くと、別の建物の改修工事が進められている。ここには、品質管理ラボと治験薬製造プラントが置かれることになっていた。ヘルメットをかぶり緑色の安全反射ベストを着た建設作業員が歩き回り、バックを告げる建設車両のアラーム音がひっきりなしに鳴り響いている。

製造部門のシニア・ディレクター、マット・バロウズは、バイオテクノロジー分野で二〇年以上の経験を持つベテランだが、「こんなスピードでの規模拡大は、これまで一度も経験したことがありません」と言う。「これまでも、これからも、この拡大の旅路は続いていきます」

ニッカーソンの部下であるバロウズは、新しい従業員の採用も進めていた。バイオテクノロジー分野での製造の経験がある人もいれば、ノースイースタン大学やウースター工科大学といった近隣の大学で工学や化学を専攻した新卒者もいる。オンライン面接やリモートでの採用活動が続いた一年を経て、ようやく新規採用の人々と直接顔を合わせることができて嬉しいと、バロウズは語った。

ロンザやサムスンバイオロジクスといった委託製造業者との間で、新規契約や追加契約も結ばれた。ノースダコタ州のアルデブロン社など原料供給業者とも契約を交わした。アルデブロンはワクチン製造用の鋳型《テンプレート》であるプラスミドDNAを供給している小規模な会社だ。

さらにモデルナは、スイスをはじめヨーロッパ各地に海外事業部を置き、ポーランドのワルシャワには事務部門のサポート拠点を開設した。首脳陣の顔ぶれも変わった。ローレンス・キムの後任として新たな最高財務責任者をアムジェンから招き、タル・ザクスの後任にはジョンソン・エンド・ジョンソンから新たな最高医学責任者を採用した。（ザクスは、モデルナを辞めて数か月経っても、モデルナ時代の悪夢にうなされることがあったという。場面はきまってどこかの部屋で、たとえばワクチンの投与量などをめぐってバンセルと打ち合わせをしているのだが、彼の突きつける高い要求に応えられない、という内容だ。今では、そんな夢を見ることもなくなった。ザクスはその後、バイオテクノロジー専門の投資会社オービメッドでベンチャーパートナーとして働いている）

モデルナはまた、最高ブランド責任者という新たな役員を置いた。モデルナという会社とmR

NAの認知度を高めるためである。

事業の成功で資金の余裕もできたため、会社のロゴも作成した。コア・サンズというフォントを用いたシンプルなロゴだ（「モデルナ」という名前のフォントもあるが、こちらは使われていない）。ボストン・レッドソックスの本拠地フェンウェイパークのレフト後方にそびえたつ名高き高い壁「グリーンモンスター」にも、このロゴがペイントされている。

モデルナは、誰もがその名を知る企業になっていた。ニュースサイトのアクシオス社と世論調査会社ハリス・ポール社による二〇二一年五月発表のアクシオス・ハリス調査では、モデルナは「最も評判の良い会社」の第三位にランクインしている。パタゴニアとホンダに次ぐ順位だ。さらに、七位にはファイザーが入っている。モデルナは、特に倫理観と企業市民の評価項目で高いスコアを得ていた。[43] ファイザーの躍進も印象的だった。大手製薬会社の評判は、パンデミック以前はかなり低かったからだ。それでも、モデルナより下位に甘んじたというのは、マンハッタンのファイザー本社の面々にとってはジャブを食らった気分だろう。

二〇二一年五月、バチカンのローマ教皇庁は、安全で有効なワクチンの供給にリーダーシップを発揮したとしてステファン・バンセルに教皇英雄賞を授与した。授賞式はリモートで行われている。[44] また、駐アメリカレバノン大使は、ヌーバー・アフェヤンとレバノン出身のモデルナ従業員六名、取締役会メンバー一名にレバノン国家功労勲章を授与した。[45] アフェヤンは、ボストン大学の二〇二一年度学位授与式でマスク姿の大学院生を前にスピーチもしている。彼はモデルナを

「人々の命を救うワクチンを、これまでの人類の歴史上、誰も成し得なかったスピードで開発したｍＲＮＡ医薬品分野のパイオニア・カンパニー」と呼び、大きな拍手を受けた。[46] モデルナのワクチンアクセス・パートナーシップ担当シニア・ディレクターのハミルトン・ベネットは、《フォーチュン》誌が選ぶ急成長するエグゼクティブ「40Ｕｎｄｅｒ40」に名を連ねた。[47]

スペイン王室が運営する基金は、二〇二一年アストゥリアス女公技術科学研究賞受賞者にモデルナの共同創業者デリック・ロッシと六人の科学者を選んだ。新型コロナワクチンへの道を開いた研究が受賞理由だ。六人の科学者のうちの二人は、ペンシルベニア大学のカタリン・カリコとドリュー・ワイスマンだった。[48] カリコとワイスマンは、その後、アメリカの生物医学研究分野の最高峰とされるラスカー・ドゥベーキー臨床医学研究賞を受賞、さらに生命科学ブレイクスルー賞を受賞し、賞金三〇〇万ドルを獲得した。[49] 一〇月には、バーニー・グレアムとキズメキア・コーベットが、非営利組織が選ぶ「今年の最優秀連邦政府職員賞」を共同受賞した。グレアムがＮＩＨを退職し、コーベットがハーバード公衆衛生大学院の教授の職を得てＮＩＨを離れた数か月後のことだった。コーベットは現在、同大学院のコロナウイルス研究室を率いている。[50]

共同創業者のケネス・チエンは、二〇一三年にハーバード大学を離れて以来、スウェーデンのカロリンスカ医科大学に所属しており、同大学のウェブサイトに紹介記事が掲載されている。共同創業者でマサチューセッツ工科大学教授のロバート・ランガーは、今もモデルナの取締役会メンバーだ。彼は二〇二一年春、マサチューセッツ州ニーダムにあるオーリン工科大学で卒業式のスピーチも行っている。[51]

もちろん、もっと非公式な形での称賛もあった。多くの従業員は、心打たれる体験をしていた。製造部門リーダーのマット・バロウズは、よくモデルナのロゴ刺繍のついたフリースのベストを着ているのだが、子どものスポーツ大会などでは、それを見た他の親たちが歩み寄ってきて、ワクチンのお礼を言ってくれるそうだ。ダンキンドーナツの列に並んでいると、見知らぬ人が文字どおり背中をぽんと叩いて褒めてくれることもあった。それに、タル・ザクスが祖国のイスラエルを訪れたときのことだ。彼はテルアビブの北にあるビーチ近くで昼食を食べていた。すると、食事客の一人が近づいてきて、こう言った。「テレビで、すべてうまくいきますよ、と言ってくださったドクターですよね？ 握手してお礼を言わせてください」。イスラエルの大学からは、ザクスに名誉博士号が授与された。

モデルナは変わった。世界は回復への道を歩み出したかに見えた。アメリカ国民は夏を前に、安堵と開放感を味わっていた。

しかし、新型コロナウイルスのもたらす苦しみや死は、まだ終わってはいなかった。

第 15 章

デルタ

変異する新型コロナウイルスにモデルナはどう対処したのか

ウイルスはどんな種類のものでも、絶えず変化する。人から人へと伝播するなかで変異していくのだ。コロナウイルスも例外ではない。各国の保健当局はこのパンデミックを通じて、中国・武漢で最初に発見された新型コロナウイルスから生じた変異株をすべて監視追跡してきた。その どれもが、深刻な懸念を引き起こすほどのものではないとみられてきた。ところが二〇二〇年一二月、モデルナのワクチンが承認を間近に控えていた頃、イギリス国内で警戒すべき変異株が発見される。従来のものより七〇パーセント感染力が強いとみられるこの変異株は、アルファ株と名づけられた。[1]

アルファ株の出現は、それまでの主流株をターゲットに設計されたワクチンや治療薬が効きにくくなるレベルまでウイルスが変異している可能性をさらに高めるものだった。この株自体は、すぐに勢いを失うかもしれない。だが、変異株はその後も次々とやってくる。実際、アルファ株の発見からまもなく、南アフリカでまた別の変異株が検出された。ベータ株である。[2]

一二月下旬、アメリカでモデルナワクチンが承認されたわずか数日後、モデルナは声明を出した。自社のワクチンはこれらの変異株に対しても有効であり、必要な免疫反応を引き出せるものと確信している、という内容である。このワクチンはスパイクタンパク質全体をターゲットとしている。そして、新たな変異株におけるスパイクタンパク質部分の変異率は、元のウイルスと比較して一パーセントにも満たない。[3]

「ですから、これまでにわかっている情報からすると、ワクチン接種によって生じた中和抗体がウイルスを中和する能力は、これらの変異株に対しても変わりはありません」、タル・ザクスは二〇二一年一月、きわめて重要なJPモルガン・ヘルスケア・カンファレンスでこう述べている。「私の考える懸念すべきタイミングは、感染歴がある、もしくはすでにワクチン接種を受けた人が新たな変異株に高確率で感染しているという実際の臨床データが出てきたときですね」[4]

変異株用の設計変更

たとえ現行のワクチンが新たな変異株に対して効果が薄いとわかったとしても、mRNA技術を活用して元の設計を微調整すれば、より変異株にターゲットを絞ったワクチンに変更できる、とザクスは語った。なにしろモデルナとそのパートナーである政府保健機関が新たなワクチンをどれだけ迅速に設計・製造・試験できるかは、この前年にすでに示したとおりだ。

とはいえ、現行ワクチンが大規模第三相試験で示されたのと同レベルの高い防御効果を変異株に対しても発揮できるかを確認するため、モデルナは一連の試験を行う必要があった。

そこでモデルナは、バーニー・グレアムやキズメキア・コーベットといったNIAIDの研究者らと再び協力し、二〇二〇年初旬の第一相試験でモデルナワクチンの接種を受けた八人の血液サンプルを分析することにした。その基本的な手法は、これらの血液サンプルに新型コロナウイルスの変異株を混ぜ合わせるというものだ。このとき用いられるウイルスは変異を忠実にコピーしつつも増殖できないよう調節されているため、研究者に危険をもたらす恐れはない。そのうえで、ワクチンによって引き出された血液サンプル中の抗体がウイルス変異株を効果的に中和できるかどうかを分析するのだ。

結果は、良否の入り交じったものだった。まず、ワクチンはイギリス型アルファ株に対しても、元株に対するのと同じく有効であることが示された。これは良いニュースだ。アルファ株は感染力がより強いとはいえ、モデルナのワクチンはその力をある程度抑えることができる。

ただし、南アフリカで発見されたベータ株については、問題ありだった。ワクチンによって引き出される抗体の中和効果が、ベータ株に対しては著しく低くなることが試験で判明したのだ。[5]スティーヴン・ホーグからこのデータを見せられたバンセルは、「ああ、くそ」と声を漏らした。そして、同じことは今後もくり返されることになる。

モデルナ首脳陣は二〇二一年一月下旬の金曜日にこのデータを見せられ、週末を費やして対応を協議した。中和効果が低下するとはいえ、変異株に対応する新たな改変ワクチンは必要はなく、現行ワクチンで十分なのではないか、と彼らは願っていた。ただ、いざ変異株対応の追加接種が必要となったときに、不意を突かれた形になるのは避けたい。

こうして翌月曜日までには、モデルナ首脳陣は今このタイミングで対策に乗り出すべきだと決断した。南アフリカで流行しているベータ株の変異にマッチした、新たな型のワクチンを開発しようというのだ。うまくいけば、これをすでにワクチン接種済みの人に追加接種することで、ワクチンの防御効果をより高めることができる。[6]

「引き続き警戒を怠ってはならないと、あらためて強く示す出来事でした」とモデルナ社長のホーグは語った。「このウイルスは絶えず変化し、タイプを変えていく。新たな変異株については常に試験し、ワクチンが依然有効かどうかを確かめる必要があります」

モデルナは、一年前にたどったステップを再びくり返すことになった。変異株に対応した新たなワクチンを迅速に設計し、臨床試験用の初回バッチを急ピッチで製造する。そして二月下旬、このバッチをＮＩＡＩＤに向けて出荷した。元ワクチンの初回バッチを出荷した日から、ちょうど一年が過ぎた日のことである。新バッチは「ｍＲＮＡ‐１２７３・３５１」と名づけられた。「３５１」と追加されたのは、南アフリカの変異株が研究者の間で当初「Ｂ・１・３５１」と呼ばれていたためだ。

「モデルナはパンデミックが制御下に置かれるその日まで、変異株を追跡し続けます」、バンセルはこの日そう発言している。

さらに、モデルナはそれ以外の試験プランも用意していた。まず、現行ワクチンの三回目接種についての治験だ。二回目接種から数か月後に追加接種をすることで、変異株への防御効果が得られるかどうかを確認する。加えて、元株とベータ株の両方をターゲットとする混合ワクチンの開発も進めることになった。

そこで再び、これらの治験に向けてボランティアが集まってくれた。モデルナワクチンを世界で二番目に接種した、あのマイクロソフト勤務のニール・ブラウニングも再び治験に参加した。

彼はこの間に結婚していた。感染リスクを避けるため、式は野外でささやかに済ませている。そして今回、彼はモデルナワクチンの三回目の接種を受けた。接種直後は接種部位を押すと痛みを感じ、微熱と寒気がしたものの、どれも数時間で治まっている。ブラウニングはその後も研究施設を定期的に訪れ、免疫反応を調べるため血液サンプルの採取を受けた。

五月初旬には、ある程度の結果が見えてきた。モデルナは今回、元ワクチンとベータ株をターゲットとするワクチンの両方で追加接種の治験を行っている。どちらも、元ワクチンを二回接種した人を対象に、六か月から八か月の間隔を空けての追加接種である。その結果、どちらの追加接種でもベータ株に対する中和抗体は増加していることがわかった。さらに、ブラジルで検出された関連株に対する抗体も増加している。ただし、ベータ株に対応した新型ワクチンのほうが、元ワクチンを追加接種するよりも強い免疫反応を誘導できるようだ。[7]

この時点では、モデルナはベータ株に特化した追加接種用ワクチンについて国からの承認を得ることを見据えつつ、引き続きこれら複数の追加接種アプローチで治験を続けていく計画だった。とはいえ、そこまで急いでいたわけではない。この時点ではまだ、進行中の大規模ワクチン接種キャンペーンは十分に功を奏していた。

強力な変異株、デルタの発見

ところが、アメリカ国内の感染の波もだいぶ収まってきた頃、インドで懸念すべき勢いで急増していた新たな変異株が発見される。この変異株はすでにアメリカも含め他の国々に飛び火していた。当初はB・1・617・2と名づけられたその株は、アルファ株よりも感染力が強く、ワクチンを回避する恐れがあった。それがデルタ株だった。[8]

さかのぼって前年の二〇二〇年冬、ワクチンへの希望が高まるのと並行するように、アメリカでは感染が急拡大し死者数もピークに達している。そのときと同じように、二〇二一年初夏のこの時期、マスク着用義務が解除され日常の暮らしが戻りはじめたことで、世の中には大きな希望とある種の安堵感が生じていた。そして同じく、それと並行するように、保健当局はデルタ株への警戒を呼びかけることになる。アメリカ国内で流行する新型コロナウイルスは、じきにこの変異株にほぼ置き換わる恐れがあると当局は警告した。そして、デルタ株の蔓延を食い止めるには、現時点で接種可能な三種類のワクチンのいずれかを、より多くの人が接種することが重要だとした。

六月半ば時点で、アメリカの成人人口のうち二回のワクチン接種を終えた人の割合はおよそ五五パーセント。けっして悪い数字ではないが、それでも依然多くの人が、より感染力の増した新たなデルタ株の脅威にさらされたままということになる。加えて、地理的にみても明らかに脆弱な地域があった。アメリカ北東部、特にニューイングランド【訳注：アメリカ北東部の六州から成る地方】では、ワクチン接種率は全国平均を上回っている。たとえばバーモント州におけるワクチン接種率は六二パーセントだ。一方で、南部ではこの割合は大きく下がる。たとえばアラバマ州で二回接種を終えた人の割合はわずか三〇パーセントである。

ワクチン未接種者が高い割合を占めるこれらの地域は、デルタ株の温床となるだろう。そして感染が広がれば広がるほど、デルタ株はさらに変異を重ね、新たな変異株を生み出しかねない。

一部地域における依然として低いワクチン接種率と、マスク着用やソーシャル・ディスタンスといった対策の緩和、そして急速に広がるデルタ株という三つの要素が不運にも重なった影響は、七月下旬にはしだいに明らかに見えてくる。感染者数、入院者数、そして死者数は再び上昇に転じた。特に打撃を受けたのは、フロリダのように制限緩和に動いていた州や（フロリダでは新型コロナウイルスによる入院者数が国内最悪レベルで増加している）、ワクチン接種率の低い各州である。[9]

医師や看護師たちは最悪のパンデミックをようやく乗り越えたと思った矢先に、またも続々と集中治療室に運び込まれる重症患者の治療に追われることになった。八月下旬には、アメリカ国内で新型コロナウイルス感染症によって亡くなる人の数は一日平均で一五〇〇人にのぼっていた。七月初旬の段階では、その数は二〇〇人足らずだったというのに、である。集中治療室に運びこまれるのは、ほぼ全員がワクチン未接種者だった。

しかし、やがてワクチン接種済みの人の間でも検査で陽性となるケースが出はじめる。いわゆる「ブレークスルー感染」である。さらに、そのなかで少数ではあるが重症化する例も出てきた。結局のところ、臨床試験で示されたワクチンの有効性は一〇〇パーセントではないのだ。割合的には小さいものの、治験参加者の一部は実際に新型コロナウイルスに感染している。ただ、ワクチンが当初期待されていたように人への感染を完全にブロックしたり、無症状感染を防いだりするものではないことは、この時期しだいに明らかになっていった。

デルタ株が流行の主流となってもなお、ワクチンを接種した人は未接種の人よりも高い防御効果を得られていた。たとえばマサチューセッツ州などの一部州では、二〇二一年秋までに検査で陽性となった人のうち、ワクチンを二回接種済みの人の割合は一パーセント未満である。[10] また別の調査によれば、二回のワクチン接種を完了した人と比べて、そうでない人は新型コロナウイルスに感染する確率が五倍、入院する確率が一一倍高かった。

とはいえ、デルタ株の登場は、ワクチンがいわば完全防弾ではないことを人々にあらためて思い出させた。あるいは、そのことを初めて知る人もいた。学校現場も含めた屋内でのマスク着用は再び義務化される。わずか数週間前には、教育関係者らはこの二年間ではじめて通常の学期を迎えられると意気込んでいた。しかし、一二歳以下の子どもへのワクチン接種はいまだ承認されていない（モデルナとファイザーは両社とも、この年齢層への治験を進めている最中だった）。教室での授業が再開すれば、子どもたちの間でデルタ株が急速に広まる恐れもあった。

夏が終わる頃には、人々はこのパンデミックは永遠に終わらないのではないかと懸念するようになる。新型コロナウイルスはもはやパンデミックではなくエンデミック【訳注：一定の季節や地域で日常的にくり返される流行】期に入った、という声も出はじめた。

そして相変わらず、アメリカ人のかなりの部分が、ワクチンに対して「ノーサンキュー」という態度をとり続けていた。

反ワクチンが生んだ代償

新型コロナワクチンに反対する人々は、けっして一枚岩の一つの勢力ではない。ワクチン忌避派のなかには、新型コロナウイルス感染症をそこまで恐ろしい病気ではないと考えている人もいれば、モデルナなどの製薬会社が安全性と有効性をないがしろにして利益に走っていると批判する人もいる。ワクチンを打つほうが感染するよりも健康上のリスクが高いと思っている人、あるいはmRNAという新しい技術を不安視する人もいる。より広くワクチン全般に反対している人や、ワクチンの義務化が嫌だという人もいるだろう。また、mRNAワクチン開発時の実験やジョンソン・エンド・ジョンソン製ワクチンの製造過程で胎児組織由来の細胞株が使われていることに異議を唱える人もいる（ただし、ワクチン自体に胎児組織は含まれていない）[11]。反ワクチン派によるソーシャルメディア上での誤情報拡散キャンペーンは、人々の不信感を煽ることとなった[12]。二〇二一年五月には、ワクチン懐疑派のロバート・F・ケネディ・ジュニア率いる小児健康防衛基金がアメリカ食品医薬品局（FDA）に対し、安全面のリスクと有効性への疑問を挙げて、新型コロナワクチンの承認を取り下げるよう請願を行った。FDAはこれを却下している[13]。

テネシー州ナッシュビルのヴァンダービルト大学の感染症医ヘレン・キープ・タルボットは、こうした風潮の高まりを不信の念とともに見ていた。彼女はアメリカ疾病予防管理センター（CDC）のワクチン顧問委員を務めており、二〇二一年七月時点ですでに一八か月近くにわたってなる。

新型コロナワクチンをめぐる議論や採決に携わってきた。タルボットはテネシー州の一部地域で低調なワクチン接種を後押ししようと、ワクチンのベネフィットを人々に伝える啓蒙活動に励んできた。しかし、やがて同僚の医師らのもとには、ワクチン未接種の感染患者が殺到することになる。

「こうした人々は本来、苦しんだり死んだりせずにすんだはずです。それは本当に受け入れがたいことでした」、二〇二一年七月下旬のビデオ通話でタルボットは涙をこらえながらそう語った。新型コロナワクチンは「贈り物」だと彼女は言う。「けれど、その贈り物はむだになっているのです」

すでに接種を終えた人々のなかには、ワクチン忌避派に怒りを覚える層も出てきた。ワクチンを打とうとしない人のせいで、ウイルスにさらに広がり強毒化していく余地を与えてしまうという批判だ。ワクチンはすぐそこにあり、無料で提供されている。これこそアメリカの創造力の産物だというのに――。デルタ株が猛威を振るうなか、ワクチンへの反感はワクチン忌避派への反感を助長していった。シェブロン社やＣＶＳヘルス社といった一部の企業は、もうたくさんだとばかりに社員のワクチン接種を義務化する。デルタ航空のように、ワクチン未接種者の給与から月に二〇〇ドルを差し引くという措置に出た企業もあった。入院費用などの負担額が四万ドルに達し、会社を通じて提供される医療保険料の急増が見込まれたためである。ニュージャージー州の民主党州知事がワクチン反対派の抗議者に対して突然激昂する姿をとらえた動画は、ソーシャルメディアで広く拡散された。動画のなかで、州知事はこう訴えている。「あなた方は、とんでもないまぬけだ！　あなた方のその発言や主張のせいで、人々は命を落としているんだぞ！」

アラバマ州の共和党州知事も「ワクチン未接種者を責めるべきときがきた」と発言している。

ワクチン忌避の限界

ワクチン忌避派への世間の忍耐は限界を迎えつつあった。加えて、実際にワクチンを忌避し続ける人もしだいに減っていく。デルタ株の流行に伴い、ワクチン接種率は上昇しはじめていた。これはつまり、ワクチン忌避派の一部がデルタ株にこれまでにない脅威を感じたということだ。二〇二一年九月初旬に行われたある世論調査では、ワクチンを絶対に、またはおそらく接種しないと答えた人の割合は回答者全体の一七パーセントだった。同年初めの調査での三二パーセントから減少した形である。[14]とはいえ、ワクチン接種率は依然として、さまざまな人口統計層や所属政党によって差があった。一一月初旬の時点で新型コロナワクチンを少なくとも一回接種した人の割合は、アジア系アメリカ人ではおよそ七一パーセントにのぼる一方、白人では五五パーセント、ラテン系では五三パーセント、そして黒人では四八パーセントにとどまっている。[15]また、共和党員のワクチン接種率が五五パーセントなのに対し、無党派層ではその割合は六〇パーセント、民主党員では八〇パーセントにものぼっていた。[16]

ワクチン忌避派への圧力はさらに続く。バイデン大統領は連邦政府職員と多くの医療従事者に対し、ワクチン接種を義務化。さらに従業員一〇〇人以上の企業に対し、全従業員のワクチン接種か週に一度の検査を義務づけると発表した。検査のコストを考えれば、多くの雇用主はほぼ確実にワクチンを義務化してしまうほうを選ぶだろうと考えられた[17]。連邦裁判所はのちに、バイデン大統領のこの大規模企業向け義務化措置について差し止めを命じている。ただし、医療従事者へのワクチン接種義務化については続行が認められた。

追加接種と混乱

一方、モデルナは方針を転換し、ベータ株からデルタ株にターゲットを変更する。救世主として褒賞と称賛、そして利益を手にした深い満足の一年は、少しずつほころびだしていた。

「このウイルスの反撃能力とその感染力の増大を前にして、私たちは常に著しく謙虚であらねばならない。デルタ株はそのことを、私たちに教えてくれたと思います」、ホーグは八月初旬に行われたアナリストとの電話会議のなかで、そう述べている。「今年初めの時点で、私たちの大半は新型コロナウイルスのことを強力な病原体だと認識していた。しかし、デルタ株の出現は、このウイルスがさらにとてつもない進化を遂げられることを示したのです[18]」

モデルナはデルタ株をターゲットとするワクチンの開発に着手した。しかし、すぐに再び方針を切り替え、元ワクチンであるｍＲＮＡ‐１２７３（いくつかの国では「スパイクバックス」の名でも知られる）の三回目接種を目指すことが目下最善の戦略だと確信している、と述べるようになる。治験を通じて、二回目接種からおよそ六か月後に元ワクチンによる三回目の追加接種を（五〇マイクログラム、すなわち元ワクチンの半分の投与量で）行うことで、デルタ株への中和抗体が上昇することが判明したのだ。

モデルナはこのデータをＦＤＡに提出し、五〇マイクログラムでの三回目の追加接種について承認が下りるのを待った。そして八月、ＦＤＡは特定の免疫不全の人を対象に、モデルナおよびファイザーのワクチンの三回目接種を承認する。

ほどなくしてバイデン政権は、秋にも一般の人に対象を拡大して追加接種キャンペーンを行う方針であることを発表した。イスラエルやハンガリーなど一部の国々では、すでに一般を対象とした追加接種キャンペーンが始まっている。それはデルタ株への対応というだけでなく、時間との戦いという側面もあった。世界でも最高レベルのワクチン接種率を達成したイスラエルだが、そのイスラエルでは二回接種後およそ六か月で免疫が弱まっていることを示すデータが出ていたのである。アンソニー・ファウチはこのデータを例に挙げ、三回目接種を受けることでウイルスへの防御をより強化できると説明した。

しかし、この追加接種計画を懐疑的にみる向きもあった。政府外部だけでなく、ＦＤＡを含めた政府内部の感染症専門家からも疑問の声があがったのである。ワクチン接種済みの人が感染する例はたしかにあるが、重症化するケースはごくまれだ、と彼らは主張した。

「三回目接種を推し進める動きについては、私は今のところ理解できません」、フィラデルフィア小児病院のワクチン学者であるポール・オフィットは秋の初めにそう発言している。オフィットは元ワクチンの承認にあたったＦＤＡ諮問委員会のメンバーであり、この当時はファイザーワクチンの追加接種に対する承認審査に携わっていた。ファウチが例に挙げた抗体レベルの低下については、視点が狭すぎるのではないかとオフィットは指摘する。ワクチン接種済みの人の免疫に関するその他の指標は、依然として重症化を予防できるレベルに保たれていると彼はみていた。九月、ＦＤＡの元職員二名も含めた一部の科学者から成るチームが、影響力ある医学専門誌《ランセット》誌に論文を公開する。これまでのワクチン接種だけでも重症化を防ぐ効果は十分に維持されており、国民全般を対象とする追加接種は適切ではないというのが、この論文の主張だった。[19]ワクチンの役割はウイルスを地球上から撲滅することではなく、重症化や死を防ぐことだという認識は、この頃にはかなり広まりつつあった。一部の専門家は「ブレークスルー感染」にばかり目を向けた対策に苦言を呈する。現行のワクチンはたしかに感染を防ぎきれてはいないが、死亡や重症化による入院は防げている、と彼らは主張した。

オフィットらの陣営は部分的には勝利を収めることになる。ＦＤＡの諮問委員会は、一六歳以上を対象としたファイザー社製ワクチンの三回目接種を却下したのだ。委員会は投票のすえ、六五歳以上の高齢者と高リスクの成人のみに対象を絞ることを推奨する決定を下した。より幅広い層への追加接種に踏み切るだけの十分なデータが欠けているというのが、委員らの指摘だった。さらに、心臓に炎症が起こる心筋炎の副反応リスクが若者の間でより高いことから、若年層への追加接種を不安視する声もあった。[20]

それから数日後、ＣＤＣは追加接種の対象とすべき層について、独自の推奨方針を発表する。これはＦＤＡの決定とは異なっており、接種対象には教師など職業上の理由で感染リスクが高い成人なども含まれていた。

九月下旬、バイデン大統領は三回目のワクチン追加接種を受けた。[21]九月に承認されたファイザーワクチンの追加接種に続いて、一〇月にはモデルナとジョンソン・エンド・ジョンソンのワクチンについても、それぞれに異なる複雑な資格要件と接種間隔のもと追加接種が承認される。さらにFDAは、追加接種時に最初の二回とは異なるメーカーのワクチンを用いる、いわゆる交互接種についても問題ないと発表した。[22]バンセルは何か月も前から、追加接種が必要になるかもしれないという見通しを口にしてきた。それが今、こうして現実となったわけだ。

バイデン政権の新型コロナウイルス対応チームは、この年の初めからワクチンの供給を強化し、国民に対するワクチン接種を着々と進める順調な滑り出しをみせていた。だが、やがてワクチン忌避という壁に突き当たり、接種資格者のうち七〇〇〇万人がいまだ未接種という状態でデルタ株の出現を迎える。こうして、デルタ株はワクチン接種率の低い地域を中心に猛威を振るいだした。選挙前の大統領候補時代には新型コロナウイルスにより大勢の死者を出したとして前任者を鋭く批判していたバイデン大統領だったが、いまや自身が大統領として、ウイルスの進軍を食い止めることの難しさを痛感することとなった。

政府の追加接種方針は多くの混乱を生み出していた。それに加えて、新型コロナワクチンを世界に公平に分配することを主張する一部活動家らは、全世界の人々が一回目の接種を受けるまでアメリカ国民は追加接種を控えるべきだと主張する。世界保健機関（WHO）のテドロス・アダノム・ゲブレイエソス事務局長も、世界のすべての国で人口の最低四〇パーセントに行き渡るだけのワクチン在庫を確保するため、少なくとも二〇二一年末までは追加接種を一時停止するよう求めた。「すでに二回接種を終えた健康な人々に、追加接種で広くワクチンが使われているのは見たくない」とテドロス事務局長は述べている。[23]

さらに、この時期に至ってもなお、子どもへのワクチン接種がいつになるのか、あるいはそもそも、それが実行されるのかどうかは誰にもわからなかった。接種対象者の下限年齢は一六歳から一二歳に引き下げられたものの、一一歳以下の子どもは依然として接種対象外だ。二〇二一年一〇月下旬、FDAはようやく五歳から一一歳の子どもへのファイザーワクチン接種を承認した。ただし、モデルナワクチンの青少年への使用については、心筋炎のリスクを引き続き見きわめたいとして、決定を先延ばしにした。モデルナも六歳から一一歳の子どもを対象とする承認申請を延期している。[24] 子どもが新型コロナウイルス感染症で重症化するリスクは大人に比べてかなり低いものの、その可能性はけっしてゼロではない。そして実際、デルタ株の流行に伴って、一八歳以下の子どもの入院者数も増加していた。さらに、感染した子ども本人は軽症でも、その子から他の子どもに感染が広がる可能性がある。保健当局や感染症専門家は、子どもへの接種は個人を守るためだけでなく、周囲への感染を抑えてコミュニティ規模の「集団免疫」を築くうえでも重要だと述べた。それは学校において生徒や教師たちを守る新たなレベルの防壁となるだろう。

戦いが続くことを覚悟する

二〇二一年秋には、デルタ株をめぐる混乱と追加接種をめぐる議論によってモデルナ首脳陣はすっかり疲弊し、宙ぶらりんの状態に置かれていた。バンセルは、今年の冬は新型コロナウイルスの大流行の波が訪れることはないと確信して、夏を迎えた。その見通しは本来であれば正しかったのだが、そこにデルタ株が襲来したのである。追加接種をめぐる混乱は、人々の不信に拍車をかけた。早く子どもに追加接種を受けさせたいと熱望する親もいれば、そうした流れに深い疑念を抱く人もいた。

将来の明るい見通しや日常生活の再開に望みを寄せる人は減っていった。少なくとも、そうした言説に慎重になった人は多いように見受けられた。モデルナを取り巻く状況も、完全に勢いを失ったとは言わないまでも、何かが変わっていた。モデルナのワクチンは依然として、人々を新型コロナウイルスの最悪の被害から守るうえで貢献している。とはいえ、夏前にみられた感染者数の急減が幻想にすぎなかったことは、いまやはっきりしていた。ワクチンは、人々が望むほど早くパンデミックを終わらせてはくれないのだ。

二〇二一年九月になる頃には、バンセルも理解していた。この世界的パンデミックが終わりを告げるのは、まだずっと先になるだろう。ワクチンに関する壮大な発言の数々は、トーンダウンした見通しに変わっていた。元通りの日常が戻ってくるのは「一年後」になるだろう、と彼はスイスの新聞《ノイエ・チュルヒャー・ツァイトゥング》紙に語っている。二〇二二年半ばまでには世界中の人にワクチンが行き渡るのに十分な増産体制が整うだろう、とも述べた。

バンセルはさらに、ワクチン未接種の人は感染を通じて免疫を獲得することになるとも指摘している（もし生き残れればだが）。「デルタ株は非常に感染力が強いため、ワクチンを打っていない人は自然感染により免疫を得ることになるでしょう。そうして最終的には、インフルエンザと同じような状況になると思います。ワクチンを打って安全に冬を過ごすか。それとも、ワクチンを打たずに感染のリスクとともに過ごし、場合によっては重症化するリスクも受け入れるか」

二〇二一年末には、モデルナ従業員がこれまでずっと戦ってきたこと、そしてその戦いはこれからも続くことを、バンセルは理解していた。常に「もっと早く」と求め続けた苛烈な経営者である彼ですら、すでに苦闘を重ねている従業員にさらなる負担をかけることに心を痛めた。「彼らは自分の健康を、家庭生活を、すべてを犠牲にしてきました（……）他の人たちを救うという、その目的のために」、バンセルはそう語る。

変異株への対応について語るスティーヴン・ホーグの口調にも、疲労感がにじんでいた。彼らはベータ株への対応に全力であたっていた矢先、突如ターゲットをデルタ株に変えることを余儀なくされたのである。「私たちは、このウイルスの先を行こうと常に全力を尽くしてきました。そして、科学に忠実であろうと」とホーグは言う。「しかし、予期せぬことは往々にして起こるものです。これまでのところ、私たちは一度としてウイルスの先を行けていない」

二〇二一年の紆余曲折を経て、ホーグは「このウイルスについて、私たちはまだ何も知らないのではないかという気分にさせられました」と言う。「私たちは新型コロナウイルスに何度も身の程を思い知らされてきたのです」

「終わりが来ればと願ってはいますが、二〇二一年はまるで二〇二〇年の再来のようでした。多くの点で、昨年よりもずっと厳しい一年だった気がします」とホーグは語った。

第 16 章

まだ始まりにすぎない

モデルナがもたらした「本当の勝利」とはなにか

二〇二一年秋、新型コロナウイルスとその変異株に身の程を思い知らされつつも、バンセルとホーグは投資家に向けては強気な姿勢をアピールしていた。「いまや、モデルナのｍＲＮＡ技術が機能することは誰もが知るところです」、バンセルは自信に満ちた態度でそう語った。九月第一月曜日の祝日レイバーデイ（労働者の日）から数日後に行われた、アナリストや投資家に向けてのスピーチの一節である。「過去一〇年間、私たちはｍＲＮＡは必ず機能すると信じてきました。そして今では、それが機能すると知っているのです」

本当ならば、バンセルはニューヨークのホテルでこのスピーチを行うはずだった。モデルナはパンデミックが始まって以来初となる対面形式で、金融関係者を招いた投資家説明会「Ｒ＆Ｄデイ」を開催する予定だったのだ。会社の資金面に大きな影響力をもつ支持者たちと再びしっかりと顔を合わせ、つながりを再構築しておきたいとバンセルは熱望していた。[1]

しかし、その計画はデルタ株によって変更を余儀なくされる。オンライン形式への変更は、いわば勝利のウイニングランとなるはずの舞台で掲げられた警告旗だった。

バンセルは追加接種について集中的にアピールした。もし幅広い層を対象に承認されれば、それは会社にとってたしかな収益源となる。さらに、モデルナは新型コロナワクチンだけの会社ではない、という重要なメッセージを強く打ち出す必要もあった。モデルナは今ではインフルエンザから、がん、心疾患まで幅広い病気をターゲットに、三〇を超えるmＲＮＡ医薬品・ワクチン候補を開発中だ。今後数年でこの研究開発パイプラインから生まれるであろう成功は、新たな創薬の道をたしかなものとし、増収を支えてくれるだろう。そして、世界最大にして最重要な製薬会社の仲間入りを果たしたモデルナの地位を、さらに確固たるものにしてくれるはずだ。

モデルナの首脳陣はたしかに疲弊していた。それに、誰もが正常な時間感覚を失っていたのかもしれない。だが振り返ってみれば、疾病Ｘをターゲットにワクチンを開発しようというモデルナの大きな賭けとその勝利は、奇跡であると同時に、通常ではあり得ない出来事だった。なにしろ、ここまでまだわずか二〇か月である。その二〇か月で、モデルナは大きな変貌を遂げた。一つの自社製品ももたず、一部の投資家から懐疑の目を向けられつつあった無名のバイオテクノロジー企業が、今では一八〇〇人以上の従業員を擁する有力企業だ。二〇二一年の最初の九か月間で計上予定の利益は七〇億ドルを上回る。

唯一のライバル

モデルナの偉業は、同社よりも大手のライバル各社の状況と比べると、さらに際立っていた。ジョンソン・エンド・ジョンソンの一回接種型のワクチンは有効性が大幅に低いうえ、製造過程での汚染問題により初期のワクチン供給も滞っている。さらに、血栓症を起こすリスクがあるとして、保健当局から調査のために数週間の使用停止も勧告された。結果として、ジョンソン・エンド・ジョンソンのワクチンが大規模接種キャンペーンで果たした役割は、当初の期待よりもかなり小さなものとなる（アメリカ疾病予防管理センター〈CDC〉はその後の二〇二一年下旬、安全上のリスクを理由に、成人はジョンソン・エンド・ジョンソン製ワクチンよりもmRNAワクチンを使用するよう勧告している）。アストラゼネカがオックスフォード大学と共同開発したワクチンは、アメリカ国外で承認され、世界各地で大量に製造されることとなった。特にmRNAワクチンを多く確保できない低所得の国々で製造が行われた点は重要だ。ただし、アストラゼネカのワクチンもまた、血栓症のリスクと初期の製造の遅れに悩まされた。加えて、二〇二二年一月現在、アメリカ国内での使用許可はまだ下りていない。一方、メルクは自社の新型コロナワクチン開発プロジェクトを打ち切り、最終的にはジョンソン・エンド・ジョンソン製ワクチンの製造に協力することで合意した（ただし、感染者の治療に有望な治療薬の開発は引き続き進めていた）。グラクソ・スミスクラインとの共同開発でおくれをとったサノフィもまた、その後は補助的な役割に回り、モデルナのワクチン製造を支援することとなった。アメリカにおけるワクチン開発競争の先頭集団のなかで唯一モデルナよりも企業規模が小さいノババックスのワクチンは、治験では良好な結果を出していた。しかし製造に遅れが生じたうえ、二〇二一年九月時点で同社はいまだFDAへの承認申請を完了していない。

そうしたなかで、モデルナと唯一肩を並べていたのが、ファイザーとそのパートナーのビオンテックだった。実際のところ、ファイザーはモデルナに打ち勝っている。アメリカで最初に新型コロナワクチンの承認を受けたのも、接種対象を子どもまで広げる承認を最初に受けたのもファイザーだ。そして最終的に、より多くのワクチンを出荷したのも。こちらもやはり移民であるファイザーのアルバート・ブーラCEOは、ビオンテックと提携するという賢い賭けに出た。そして、そこから先はバンセルと同じように、部下たちに妥協なくプレッシャーをかけ、記録的スピードでのワクチン供給に成功したのである。[2] さらに、ファイザーは新型コロナウイルス感染症に有効な抗ウイルス薬も開発しており、この薬は二〇二一年後半に承認された。これにより、二〇二二年のファイザーの予想売上高は、新型コロナウイルス関連だけでも、他の多くのライバル社の総売上高をはるかに凌駕することになる。

とはいえ、モデルナはそのファイザーをぴったりと追走していた。いくつかの初期マイルストーンにおいては、その差はわずか一週間にすぎない。両社の規模の違いを考えれば、これは驚くべき事実だった。パンデミックが始まった頃、モデルナは一つの自社製品ももたず、手持ちの資金と投資額は二〇億ドルを下回り、従業員数もわずか八〇〇人だった。[3] これに対してファイザーは、五二〇億ドルの年間収益と八万八〇〇〇人の従業員を擁していたのである。[4]

ファイザー製ワクチンと何が違うのか

二〇二一年の大半の間、世界のほとんどの人にとって、ファイザーとモデルナのワクチンはおおよそ同じようなものという認識だった。この二つのワクチンは、どちらもほぼ同じスケジュールで開発された。同じ技術を用い、設計も第三相試験で示された有効性も似通っている。どちらもジョンソン・エンド・ジョンソンのワクチンよりも優れているとみられ、もう一つのmRNAワクチンであるドイツのキュアバック製ワクチンに対しても性能面で上回っていた。キュアバックはモデルナ最初期のライバルでもある。二〇二一年六月、キュアバック製ワクチンの有効性がわずか四七パーセントという治験データが示されたことで、同社はこのプロジェクトを断念し、別の新たなワクチンの開発を目指すこととなる。[5] 有効性が低かった理由として考えられるのは、キュアバックのワクチンが無修飾のmRNAを用いている点だった。ファイザーとモデルナのワクチンはどちらも修飾mRNAを用いることで炎症反応を最小限に抑えている。かつてワイスマンとカリコがペンシルベニア大学で行った発見を基盤とする技術だ。

ファイザーとモデルナの両ワクチンの間に違いがあるとすれば、それは名前くらいだろうと一般には思われていた。ヨーロッパなどブランド名の使用を許可された地域では、モデルナは自社ワクチンを「スパイクバックス」という名に改称している。これはコロナウイルスの「密告者」であるスパイクタンパク質に敬意を込めた名称だった。アメリカ国内ではFDAから正式承認が得られるまで、このワクチンは単に「モデルナCOVID-19ワクチン」と呼ばれていた。一方、ファイザーのワクチンは二〇二一年八月に正式承認されて以降、「コミナティ（COMIRNATY)」という名称となる。これは「Covid」と「mRNA」と「免疫（immunity)」を混ぜ合わせた造語だ。

しかし、二〇二一年後半になると、モデルナ製ワクチンのほうがファイザー製よりも優れていると示唆する研究が出てくる。メイヨー・クリニックで行われた研究によれば、研究期間全体を通じたモデルナ製ワクチンの予防効果は八六パーセントであり、ファイザー・ビオンテック製ワクチンの七六パーセントを上回った。重症化による入院を防ぐ効果もモデルナ製ワクチンのほうが高いことが示されている。さらに、デルタ株が急増した七月、モデルナ製ワクチンの有効性は七六パーセントに下がっているが、ファイザー製の有効性はさらに低く四二パーセントまで低下していた。デルタ株が猛威を振るったフロリダでは、モデルナ製ワクチンの接種を受けた人はファイザー・ビオンテック製ワクチンを受けた人よりも感染リスクが六〇パーセント低かったという。[6]

CDCもまた、メイヨー・クリニックのこの研究結果を補強するデータを公表している。重症化による入院を予防する効果はモデルナ製ワクチンでは九五パーセントだったのに対し、ファイザー・ビオンテック製ワクチンでは八〇パーセント、ジョンソン・エンド・ジョンソン製ワクチンでは六〇パーセントだった。[7]さらに、《ニューイングランド・ジャーナル・オブ・メディシン》誌に掲載された論文によれば、モデルナ製ワクチンの有効性は九六パーセント、対するファイザー製は八九パーセントだった。[8]

この差を生み出した要因は何か？　考えられるのは、投与量とタイミングだ。モデルナのワクチンはより高用量で、免疫反応を引き出すmＲＮＡがより多量に含まれている。二回目の接種タイミングも、モデルナが一回目接種から四週間後なのに対して、ファイザーは三週間後だ。モデルナ製ワクチンのほうがファイザー製よりも筋肉痛など特定の副反応を引き起こしやすいという点も、モデルナ製ワクチンが高用量ゆえに違いを生んだという見方と一致する。また、考えられる別の要因として、両ワクチンの脂質ナノ粒子の化学的構成の違いを指摘する研究者もいた。

九月にオンラインで行われた「R&Dデイ」のなかで、スティーヴン・ホーグは投資家たちに対し、この件に関する彼自身の見解を語っている。パンデミックが長引くなか、モデルナ製ワクチンの優位性が徐々に明らかになっている理由は何か。それは技術そのものではなく、技術への取り組み方にあると彼は考えていた。「何かに対して一〇年向き合ってきたか、それとも一年かの違いだと思います」とホーグは言う。「我が社は、中核であるこの技術プラットフォームに莫大な投資をしてきました。（……）だからこそ、モデルナはより高用量のワクチンを実現できた」。それが「より高段階の」抗体を引き出す結果につながったのだろう、とホーグは続ける。「そして、より高段階の中和抗体は、より優れた免疫の付与につながるものと考えられます。これが最終的には、現在報告されている現実環境における優位性の一因となったのでしょう」

ワクチン開発がもたらした「本当の勝利」

一方で歴史家たちは、このワクチン競争をもう少し長期的な視点でとらえはじめていた。その歴史のなかで、モデルナはたしかな地位を占めていた。それまでの常識をくつがえす革新的なmRNA技術を、実現可能なワクチン開発の選択肢として確立した主な功労者という立ち位置である。もっとも、モデルナが当初計画していたmRNAの活用分野は収益性の高い治療薬の分野であり、ワクチンはあまり重要視されていなかったわけだが。さらにモデルナとファイザーはどちらも、並外れた驚異のスピードでワクチン開発を成し遂げ、世界じゅうの何百、何千万という人々の命を救うことになるであろう立役者だった。

ヴァンダービルト大学の感染症専門家であるウィリアム・シャフナーは、mRNAについて「二一世紀の科学であり、とても胸躍る技術だ（……）これはワクチンを超高速で開発・試験し世に送り出せることを示す実行面での証明となるだろう」と語っている。

また、デューク大学の免疫学者バートン・ヘインズは《ニューイングランド・ジャーナル・オブ・メディシン》誌のなかで、mRNAワクチンは「科学と医学上の並外れた勝利」だとして、次のように書いている。「それを可能にしたのは、科学界がそれまで長年、HIV、インフルエンザ、RSウイルス、ジカ熱など、他のさまざまなワクチンにおける技術開発を通じて、そのための下地を築いてきたこと、そして新型コロナワクチンの有効性試験を迅速に進められる治験コンソーシアムが整備されていたことだ。もしもmRNAと脂質ナノ粒子を用いたこれらのワクチンがパンデミックの制圧に大きく寄与することになれば、mRNA技術は未来のウイルス流行におけるワクチン設計を劇的に変えることになるだろう」[9]

ミシガン大学の医学史家で、エピデミックに関する著作もあるハワード・マーケルは、よりシンプルな言葉でこう表現する。「これまでのワクチンの歴史の頂点に立つものだ。こんなにも待ち望まれたワクチンが、闘いのさなか、すなわちパンデミックの混沌のさなかに開発・製造・供給されたことは歴史に例がない。まさにハリウッド映画のような展開だ。人々が病に倒れて死んでいき、大パニックが起こったそのときに、援軍が駆けつけたのである」。スミソニアン博物館には、パンデミック下の状況を物語る他のさまざまな展示品とともに、ニューヨークの病院で接種されたモデルナ製ワクチンの初回ロットの薬瓶が展示されている。[10]

ｍＲＮＡの成功は、大手製薬会社の間にもｍＲＮＡの信奉者を生むこととなった。大手各社はなおも自社改革の途上にあった。そのさなかに、彼らは小規模なバイオテクノロジー企業がほぼ社内で開発した革新的な技術に直面したのである。多くの製薬大手は当初、（多くの科学者たちと同じく）ｍＲＮＡに対して否定的だった。それがいまや、状況は変わった。フランスの製薬大手サノフィは、ｍＲＮＡ分野への進出を目指して二社を買収。そのうちの一社はアメリカのマサチューセッツ州レキシントンを拠点とするトランスレート・バイオ社で、買収額は三二億ドルにのぼった。トランスレート・バイオは新型コロナワクチンの共同開発でもサノフィと協力してきた企業である。ファイザーもまた、ビオンテックとの協働と自社開発の両方を通じて、今後さらに多くのｍＲＮＡワクチンを開発予定であるとしている。

市場からの評価

モデルナが挑んだ賭けは、歴史的なものだった。「Ｒ＆Ｄデイ」に参加した投資家やアナリストたちは、その賭けがどれだけの金銭的リターンを生んだかを直近の発表ですでに知っている。モデルナはこの年の前半だけで、全世界で合計五九億ドルのワクチン売上を計上していた。二〇二一年全体の予想売上高は二〇〇億ドルにのぼる。[11] これにより、モデルナの新型コロナワクチンは世界で最も売れている医薬製品の一つとなる見通しだった。その上を行くのは、おそらくファイザーの新型コロナワクチンだけだろう。ファイザーはその売上高を三三五億ドルと見込んでいた。（ちなみに一一月、モデルナはアメリカ国外への供給を拡大するなかでワクチン輸送に遅れが生じているとして、通年の予想売上高を一五〇億～一八〇億ドルに下方修正した。同じ週、モデルナよりも企業規模が大きく、パンデミック開始時点でグローバルな製造流通網を有していたファイザーは、通年の予想売上高を三六〇億ドルに上方修正している）

こうしてモデルナは一つ目の自社製品を売り出した初年から、売上高で世界の製薬大手トップ二〇に割って入ることになる。しかも、同社の従業員数はわずか一八〇〇人だ。製薬業界での成功を測る一つの指標に、従業員一人あたりの収益がある。ほとんどの大手製薬会社では、従業員一人あたり一〇〇万ドルもあれば良いほうだ。それがモデルナの場合、二〇二一年の従業員一人あたり収益は、このままいけば一〇〇〇万ドルという驚異の数字となる見通しだった。

モデルナのこのとてつもないワクチン売上は、あと数年は続くだろうと金融市場はみていた。もちろん、売上が徐々に縮小していく可能性はあるが、それもけっして悪いことではない。なにしろ、それはすなわちパンデミックが縮小し終わりを迎えつつあることを意味するからだ。二〇二一年半ばの時点で、モデルナはすでに二〇二二年に向けて一二〇億ドル分のワクチン供給契約を交わしており、さらに多くの契約交渉を進めていた。アナリストらは、モデルナが二〇二一年以降も、二〇二三年までに三〇〇億ドル以上の新型コロナワクチン売上を計上すると予測していた。

モデルナの利益率は高かった。ワクチン製造コストは依然として、製品収益の二〇パーセント以下だ。したがって収益の大部分がそのまま最終利益になる。バンセルは「R＆Dデイ」のなかで、モデルナは一五〇億ドルの現金を保有しているとアナリストらに説明した。すべてが始まった二〇二〇年一月には、その額はわずか一三億ドルだった。

二〇一八年に新規株式公開（ＩＰＯ）で公募価格割れを起こしたとき、スティーヴン・ホーグはモデルナの株価が二三ドルから一九ドルに下がるのを見ながら「ひどい痛手」を感じていた。だが二〇二一年八月には、だいぶ違う気分だったに違いない。モデルナの株価は四九七ドルに達し、年初来三七八パーセント増となったのだ。これにより、同社の時価総額は二〇〇〇億ドル近くまで上昇する。株価は秋にはピークを過ぎて下降しはじめ、二〇〇ドル半ばに落ち着いたものの、投資家たちは依然としてモデルナに高い価値を見いだしていた。長年にわたり収益性の高い医薬品を量産してきた大手バイオテクノロジー企業の数社よりも、モデルナは高く評価されていたのである。二〇二一年秋には、モデルナはギリアドやリジェネロンといったバイオテクノロジー企業を上回っていた。さらに二〇二一年の一時期には、ＵＰＳ、スターバックス、シティグループといった他業界の有名企業すらかすんで見えるほどの時価総額を有していたのである。

モデルナの株価が急上昇したのは、二〇二一七月に株価指数の一つであるＳ＆Ｐ５００の構成銘柄に採用され、この指数に連動するファンドを通じて株が買われたことも影響していた。新型コロナワクチンの売上と収益も要因の一つだ。だが、株価の動きにはもっと多くの要素が絡んでくる。二〇二〇年と二〇二一年のモデルナが、まさにそうだった。世界にとっての悪いニュースは、ビジネスにとっては良いニュースとなることもしばしばだ。夏にデルタ株による感染が急増したことで、多くの投資家は、パンデミックはもはや日常的に流行がくり返されるエンデミックに移行しつつあると考えた。それはつまり、追加接種の需要が高まるということだ。このウイルスが依然として病気を引き起こし、大勢の人を死亡させていることを考えれば、モデルナの新型コロナ関連事業はそれまでの見立て以上に持続可能なものとなりそうだった。

大成功の対価――しかし、それは相応なものか？

株価が上がれば、首脳陣や共同創業者らの正味の資産額も増える。バンセルの所有する自社株式の総額は、二〇二一年秋には一二〇億ドルを超えた。これにより、彼は《フォーブス》誌の世界長者番付で上位二〇〇人の仲間入りをする。モデルナの取締役会長ヌーバー・アフェヤンと彼が率いるベンチャーキャピタル企業のフラッグシップも、いまや一〇〇億ドル近い価値のモデルナ株を保有していた。マサチューセッツ工科大学のロバート・ランガーは四五億ドルを、モデルナの社長であるスティーヴン・ホーグは二〇億ドル分を有している。[12] これらの資産はモデルナの株価に応じて価値が変動するため、けっして確定した額ではない。とはいえ、モデルナの株価が二〇二一年末から二〇二二年初めにかけて下落して以降も、その額はほとんどの人の生活水準に照らせば十分高額と言えた。

何年も前にモデルナと袂を分かったデリック・ロッシも、モデルナ株でかなりの富を得ていた。

少なくとも、二〇二一年六月にカナダで行われたオークションで、デヴィッド・ボウイの手による希少な絵画を一〇万八一二〇カナダ・ドル（約八万七七八九ドル）で落札できるほどには安泰だった。[13]ロッシは学術界からは身を引いていたが、バイオテクノロジー業界での活動は続けていた。彼は現在、ケンブリッジのバイオテクノロジー企業、インテリア・セラピューティクス社の共同創業者となっている。同社は「ＣＲＩＳＰＲ／Ｃａｓ９」というゲノム編集技術による創薬を目指す企業だ。さらに、再生医療に取り組むオハイオ州クリーブランドの企業、コンヴェロ・セラピューティクス社でもＣＥＯを務めている。

ファイザー、ビオンテック、ノババックスといった他社の経営陣や創業者らも、同じように富を得ていた。彼らは新型コロナウイルスとの闘いを通じて会計上の価値が大きく上がった自社株を保有し続けるか、またはそれをパンデミック前よりも高い株価で売却した。あるいは、その両方というケースもあった。

こうした富が多数の人を死に追いやったパンデミックのさなかに生み出されたことに、不快感を覚える向きもあった。その富が納税者の税金によって生じたものであり、そのうえ世界の貧しい国と豊かな国とのワクチン格差がなんら是正されていないとなれば、なおさらである。「これだけ迅速に新たなワクチン億万長者を生み出しておきながら、安心を切に求める世界の何十億もの人々にワクチンを供給できずにいる。その事実はまさに、この残酷な病を私たちが集団として制圧できなかった証です」、そう指摘するのはオックスファムの保健政策マネージャー、アンナ・マリオットだ。「彼ら億万長者は、多くの製薬会社が自社ワクチンの独占を通じて得た膨大な利益の具現化です。これらのワクチンには公的な資金が投入されており、何よりもまず世界の公共財であらねばなりません。民間企業が利益を得るチャンスであってはならないのです。ワクチンの増産が可能となり、価格が下がり、世界じゅうにワクチンが行き渡るよう、一刻も早くこの独占を終わらせる必要があります」[14]

ＣＤＣの元所長であるトム・フリーデンは、貧しい国々へのワクチン供給の取り組みが手薄だとしてモデルナとファイザーを強く批判している。たしかに、両社はＣＯＶＡＸを介したワクチン分配やアメリカ政府による他国への寄付などを通じてワクチン供給を進めてきた。しかし両社には、自社よりもすばやく貧しい国々に供給を拡大できるような他の事業主体に新型コロナワクチン技術を移転する責任がある、とフリーデンは主張する。[15]

バンセルのように経営陣が富を得る構図は、高いリスクに報いる仕組みになっているアメリカのバイオ医薬品エコシステムがもたらす副産物だ。それは特許とその利用の上に成り立っている。医療保険制度が分断され薬価が統制されていないアメリカでは、高額医薬品の開発が大きなインセンティブとなる。システム上、より多くの人に役立つ安価な薬よりも、高価な薬のほうが有利なのだ。

新型コロナワクチンの価格決定では通常の医薬品の場合と比べて、こうした力学はある程度抑えられていた。非常時ゆえに連邦政府が唯一の買い手となり、比較的控えめな価格で交渉が行われたからだ。とはいえ、この事業が製薬会社にとって営利目的であることに変わりはない。深刻な非常事態下にあってもなお、モデルナとファイザーは非営利価格でのワクチン提供をはっきりと拒否していた。

このシステムを擁護する層は、こう主張する。もし事業が成功し、人々の命が救われ、社会に利益がもたらされたなら、そのためにリスクを負って資金を投じた人々には相応の報酬があってしかるべきだ。それに、今日の医薬によって得られた利益は、明日の医薬を開発するための資金になる。

ただし、この理論には、製薬会社とともにリスクを背負うのは誰かという点がすっぽりと抜け落ちている。それは、一般の納税者だ。国立衛生研究所（NIH）による大量の資金援助と大学研究所が生み出すアイデアや基礎研究なしには、どんな製薬会社も成功はできない。二〇一八年のある調査によれば、二〇一〇年から二〇一六年にかけてFDAに承認された二一〇の新薬のすべてにおいて、関連研究にNIHの資金が投じられていた。さらに、最終製品である医薬品の最大の買い手は、政府の医療保険プログラムだ。[16]

業界内部にも、このシステムに疑問を抱く人はいる。経営陣の報酬はあまりにも高額ではないか？　このシステムを助長する高い薬価が、最新の医薬を多くの人にとって手の届かないものにしているのではないか？

「私たちが気にかけるべき根本的な社会上の懸念は、この業界が多くの人から金を得て、わずかな人に分配するという構造によって成り立っている点です」と語るのは、かつてメルクとアムジエンで研究開発部門のトップを務め、現在はスタートアップのバイオテクノロジー企業を率いるロジャー・パールマターだ。「これは、我が国の不平等なリソース分配を助長する一つの要因となっています。もっとも、テック企業に比べれば、最大の要因とは言えませんが。収入格差や資産格差は、いまや壊滅的な影響を及ぼしつつあります」

パールマター自身も、このエコシステムの恩恵を受けていた。自分が今率いているスタートアップ企業が存在できるのは、年金基金から豊富な資金を得たベンチャーキャピタルやその他の投資家が会社に出資し、その見返りを何年も待ってくれているからだということも理解している。スタートアップ企業の経営陣がより良い給与を求めて会社を去ったり、私財をなげうって新企業に投資したりしていることも知っていた。ただ、彼が疑問を呈しているのは、何をもって「相応の報酬」とするかだ。

「私たちが目指すのは、ほんの一握りの人々をとんでもない大富豪にすることでしょうか?」とパールマターは問いかける。「それが本当に、社会の求めることなのでしょうか?」

医学史家のハワード・マーケルは、またもずばりとこう表現する。「もちろん、彼らの稼ぎぶりは馬鹿げている」

モデルナの共同創業者であるケネス・チエンさえも、パンデミックのさなかにモデルナ株によって大金を得たことを後ろめたく感じはじめていた。二〇二一年を経るなかで、開発途上国へのワクチン供与を進めるために、モデルナはもっと何か手を打つべきだとも感じるようになった。「最高値をつけた買い手にワクチンを売るだけではなく、世界にワクチンを行き渡らせるために、モデルナには進んで行動してほしいのです」。自分たちはパンデミックによって利益を得ている、そう感じていたチエンと彼の妻は、今こそ社会に何かを還元するべきだと考えた。二人は世界の健康に関する活動を支援する非営利財団を設立し、自分たちのもつモデルナ株を寄付している。

一方で、このエコシステムは医学の進歩を生み出すうえでは最善の形だと考える人もいる。あのランチ・ミーティングでデリック・ロッシに最初に声をかけた技術移転弁護士のライアン・ディーツは、製品を売って利益を得られる可能性があるからこそ、進歩は生まれるのだと主張する。モデルナがパンデミック発生時に即座に対応できたのは、長年にわたり資金調達に励むことでmRNA技術を磨いてきたからだ。「モデルナが今こうして存在しているのは、多くのベンチャーキャピタルに『薬の開発に成功すれば、売れる市場がある』と訴えることができたからです」とディーツは言う。ちなみに、彼自身はモデルナ創業時に出資しておらず株式は得ていない。「結局のところ、新型コロナワクチンはけっして思いつきで生まれたのではありません。このワクチンが今こうして存在するためには、このような市場と投資が絶対的に必要だったのです」

ローレンス・キムは二〇二〇年にモデルナを去って以降も、このエコシステムに留まり続けていた。彼は自身もベンチャーキャピタリストに転身し、サードロック・ベンチャーズ社の一員となっていたのだ。かつて二〇一〇年にロッシのアイデアを却下した、あの会社である。キムは自分がモデルナ株の売却で利益を得たことを自覚していたし、モデルナの現在の首脳陣が大きな富を得たことも知っていた。しかし、株価の上昇によって得をしたのは、モデルナの株主ならば誰もが同じだと彼は指摘する。

「役員報酬というのは、いわば株主との契約です」とキムは言う。「経営陣にインセンティブを与える最善の方法は何か？　それは長期的な形でのインセンティブ報酬です」。バンセルへの役員報酬としてのストックオプションについて、キムはこう指摘する。「ステファンは株価が上がらなければ利益を得られません。そして彼は、自分の側の契約内容をしっかりと果たしたのです」。少なくともバンセルの報酬については、キムの言うことは的を射ていた。二〇一八年のIPO時にバンセルに付与された大量のストックオプションは、この年に彼が得た五八六〇万ドルという莫大な役員報酬のかなりの部分を占めている。このストックオプションの権利行使価格は、IPO価格と同じ二三ドルだ。つまり、翌年のほとんどの間、彼のもつストックオプションにそう大きな価値はなかったことになる（言い換えれば、権利を行使して株を買うために支払う額のほうが、その株を売って得られる額よりも低いということだ）。モデルナの株価は二三ドルを割り込むことが多く、二〇二〇年三月までは――すなわち、パンデミックが始まるまでは、この低迷のパターンが破られることはなかった。

モデルナがアメリカ国民の税金から多大な資金援助を得ていたことは、たしかに事実だ。だが、だからといって同社や経営陣が利益を得る資格がないとは言えないとキムは考えている。「政府からの資金援助について言えば、重要なのは支払った額に見合ったものを国が得ているかどうかです。政府はワクチンの開発と製造を促し、有利な価格でこれを手に入れました。他国よりも明らかに有利な価格で、です」。彼は「たしかに、国からの開発支援はモデルナにとって経済的メリットにつながった」としたうえで、こう続けた。「しかし、政府が投資したからという理由で、他の株主が利益を得る機会を奪われるべきではないと私は思います。それでは、政府は民間企業にまったく資金援助できないことになる」

「私が一株一八ドルでモデルナ株を売ったときは、誰も批判しませんでした」とバンセルは語る。「そして株価が上がったのは、別にこちらがそう仕向けたり操作したりしたからではありません」。モデルナに八年から一〇年にわたって在籍し、その間ずっと株を売却できずにいた人もいる、と彼は指摘した。なかにはモデルナへの投資が資産の九九パーセントを占め、資金を動かせない状態の人もいたという。バンセルは、そうした人たちが株式を売却しようとするのは当然のことだと述べた。

このように、このシステムが良いか悪いか、正しいのか間違っているのかを双方が主張するなかで、見えてくるものがある。この議論は突き詰めれば、パールマターが示唆した一つの核心的な問いに集約されるのではないかという点だ。その問いとはすなわち、どれだけの報酬額をもって相応とするか、である。ベンチャーキャピタルとバイオテクノロジー企業の織り成すエコシステムが不当だというわけでも、リスクに報いるのが間違っているわけでもない。ただ、リスクに見合った十分な報酬とは、はたしてどの程度のものなのか？　そして、どのラインを越えたら、報酬はリスクの大きさを上回り、少数が豊かになるのと引き換えに多くの人が優れた医薬品の恩恵を受けられない事態が生まれてしまうのか？

モデルナ自身も歴史的な富を手にしたことを意識してか、いくつかの動きに出ている。二〇二一年七月、モデルナは初期資金五〇〇〇万ドルを寄付する形で、新たな慈善財団を設立した。この財団の目的には、科学教育とイノベーションの促進、公衆衛生の向上、医療へのアクセス向上などが含まれている。さらに、モデルナは非営利団体と提携し、クリグラー・ナジャール症候群

Ｉ型という非常に希少な疾患に対するｍＲＮＡ治療薬の開発にも乗り出した。もし成功すれば、開発された薬は患者に無料で提供されるという。

これらはけっして小さな歩みではない。とはいえ、モデルナの経営陣が得た富の大きさに比べれば、実にささやかなものでもある。たとえば慈善財団への五〇〇〇万ドルの寄付をとっても、その金額はバンセルの保有する株式総額のほんの一端にすぎないのだ。

モデルナの「真価」に気づき始めた人々

二〇二一年九月の投資家説明会「Ｒ＆Ｄデイ」に向けての数か月、モデルナの株価は上昇した。新型コロナワクチンの次に来るものへの期待による強気相場だった。「この技術の利用は、ワクチンという枠を超えていくでしょう」と、ドリーハウス・キャピタル社のポートフォリオマネージャー、マイケル・コールドウェルは語っている。同社はモデルナのＩＰＯには加わらなかったものの、のちになって投資を決めていた。

ドリーハウスやその他の会社は、モデルナが輝かしい事業をいくつも擁するプラットフォーム・カンパニーとなることを期待してモデルナ株の買いに動いていた。なんといっても、モデルナは新型コロナワクチンの迅速な開発と製造でめざましい業績をあげたのだ。別の分野でも同じく成功を収める可能性は高い。「モデルナの優れた人材と、彼らの目的意識、行動力、そして積極的に攻める姿勢は際立っています。今のところ、彼らに賭けない理由はありません」とコールドウエルは語った。
モデルナ株は、ジェフリーズ社のアナリスト、マイケル・イーの言葉を借りると「バイオテクノロジー業界のテスラ」とも言える存在になっていた。イーロン・マスク率いる電気自動車メーカー、テスラの株は、成長する電気自動車市場に同社が君臨するだろうとの期待から二〇二〇年と二〇二一年に急上昇している。この明るい見通しによって、テスラの時価総額はゼネラル・モーターズの一〇倍に膨れ上がった。モデルナはこのときと同じ「話題株」となったと、マイケル・イーは二〇二一年八月の調査レポートで書いている。注目の理由は、「既存の技術よりもスピーディーに、より低いリスクとより高い成功率で、より大きな潜在的効果をもった製品を創り出す、モデルナの破壊的イノベーション技術」だ。[17]
バンセルとモデルナの幹部たちは、二〇二一年九月にオンラインで行われた「R＆Dデイ」でこの「話題」を大いに活用した。[18]
我が社はさらに多岐にわたるｍＲＮＡワクチンを市場にもたらすために果敢に挑戦していきます、とモデルナ首脳陣は語った。これらのワクチンの基本的な設計コンセプトは、新型コロナワクチンのそれと変わらない。人の体を期間限定のタンパク質工場に変え、体内でつくらせたタンパク質によって望ましい免疫反応を引き出すというものだ。
特に注力分野として挙げられたのが、混合ワクチンだった。たとえば、一回の接種で新型コロナウイルス感染症とインフルエンザを同時に予防するワクチンが考えられる。「毎年追加接種する形の呼吸器疾患混合ワクチン」も例に挙げられた。これは年一回の接種を通じて新型コロナウイルス感染症、インフルエンザ、そして現状まだ予防ワクチンが存在しない呼吸器合胞体ウイルス（RSウイルス）感染症を予防するものだ。また、季節性インフルエンザの四つの型に同時に対応する予防ワクチンも考えられるだろう。有効性も、流行シーズンにより四〇〜六〇パーセントという現在のレベルより高くなることが期待される。

これらはどれも、すばらしい医薬品となるだろう。さらに投資家にとって重要なのは、その販売がくり返し生じることだ。モデルナは追加接種型の呼吸器疾患混合ワクチンについて、少なくとも季節性インフルエンザワクチンと同程度の、年間およそ五億回分という規模の市場を見込んでいる。有効性が高くなれば、その市場は五〇億ドルから六〇億ドルという現在の規模を大きく超えるものになるだろう、とモデルナ幹部は説明した。

バンセルは、毎年のウイルスの傾向に合わせてターゲットとなるウイルスを追加したり取り換えたりすることで、ワクチンをカスタマイズすることも可能だと示唆した。ある年には新型コロナウイルス感染症とインフルエンザを、翌年にはさらに別の病気も追加で予防する、といった対応もできるのだ。さらに、インフルエンザウイルスや新型コロナウイルスの変異株に合わせて年ごとにターゲットを変えることもできる。複数のウイルスをターゲットにすることで利便性が増すため、ワクチン接種の推奨に応じる人も多くなるだろう。それはすなわち、投資家が期待するとおり、市場規模が拡大するということだ。

加えて、モデルナは六〇歳以上の人を対象にしたRSウイルスワクチン単独での治験開始も計画していた。そこではまたもや、同じくRSウイルスワクチンの開発に取り組んでいるグラクソ・スミスクライン、ファイザー、ジョンソン・エンド・ジョンソンといった強豪と競うことになるだろう。

さらにモデルナは、サイトメガロウイルス（CMV）感染症のワクチン開発の取り組みも続けていた。サイトメガロウイルスは妊婦が感染すると生まれてくる子どもに先天性の障害が出る可能性があるほか、臓器移植後の患者が発症することもある。モデルナが手がけるCMVワクチン「mRNA-1647」の仕組みは、新型コロナワクチンよりも複雑だ。新型コロナワクチンでは、mRNAを通じて細胞につくらせるのはスパイクタンパク質という一種類の物質だけだった。しかし、モデルナのCMVワクチンには六本の異なるmRNA鎖が組み込まれている。そのうち五つは、ウイルスのペンタマー複合体と呼ばれる部位を産生するよう細胞に指示するものだ。さらに六つ目のmRNAは、ウイルスのもつグリコプロテインBと呼ばれるタンパク質の産生を指示する。ペンタマーとグリコプロテインBは、ウイルスがさまざまなヒト細胞に侵入し増殖するのを助ける物質だ。したがって、これらをターゲットにすることで、ウイルスの増殖を防ぎ、感染を防止することが期待できる。

初期治験で良好な結果が得られたのを受けて、モデルナは二〇二一年一〇月、CMVワクチンの大規模な第三相試験を開始した。

そのほかにも、モデルナが開発を進めているワクチン候補としては、急性感染症である伝染性単核症の原因となるエプスタイン・バール・ウイルスに対するワクチン、ジカ熱ワクチン、HIVワクチン、ニパウイルスワクチンなどがある。ニパウイルスは、モデルナとNIAIDによる

「ストップウォッチ演習」で当初ターゲットに予定されていたウイルスだ。二〇二〇年一月に新型ウイルスの報道が飛び込んできたことで、その計画は一変したわけだが。

予防ワクチンとは別に、mRNA技術を使ったさまざまな病気の治療薬の開発も続けていくと、モデルナ首脳陣は語った。対象となるのは、自己免疫疾患、心不全、頭頸部がんを含むがん、そして特定の希少疾患である。

なかでも最も興味深い分野が、患者一人一人に合わせたがんワクチンの開発である。このワクチンの仕組みはこうだ。まず医者が患者の腫瘍の生検を行い、ネオエピトープと呼ばれる部位を特定する。ネオエピトープは免疫系の反応を引き出すいわば目印で、人体ががんと戦ううえで重要な役割を果たす（とはいえ通常の免疫反応では、これはしばしば勝ち目のない戦いだ）。モデルナの技術では、このネオエピトープの遺伝情報をmRNAワクチンに組み込むことで、体内でのネオエピトープ産生を強力に促し、がんを攻撃する免疫反応を活発化させる。「生検針から注射針まで」の日数、つまり生検実施からワクチン接種までに必要な日数は、わずか数週間である。

二〇二〇年の間、モデルナはがんワクチンの治験参加者募集を一時中断していた。新型コロナワクチンの増産に手いっぱいだったためだ。だが、今ではその治験も徐々に再開しつつある。

血管内皮細胞増殖因子（VEGF）を利用した心臓病の治療薬の第二相試験も再開された。共同創業者のケネス・チエンがハーバード大学で行っていた研究に端を発するものだ。この薬は血管再生に有効とされるVEGFタンパク質の産生を促進するよう設計されている。治験の初期結果は一一月に公表されており、安全性は確認されているが、さらなる治験が必要だ。

すべてが順調に進めば、モデルナは二〇二〇年代半ばには、複数の治療薬やワクチンを製品化しているはずだ。そしてその数は、おそらく今後さらに増えていく。十数年前、実験室でマウスの筋肉を緑色に光らせたmRNAは、今後数年で死に至る病を予防し、人々を苦しみから解放してくれるだろう。モデルナは、絶望から力強い未来を取り戻すリーダーに――そして、クリエーターになるのだ。

もちろん、これらのmRNA利用の試みが成功するという保証はない。医薬品の開発とは、そういうものだ。mRNAをワクチンとして二回か三回接種するのと、治療薬としてくり返し投与するのとでは、まったくの別問題だ。病気を治療する一方で、好ましくない副反応は引き起こさないような形でmRNAを体内に届ける方法を、モデルナは今後も模索していかねばならない。

これらの業務はいずれも、新しい社屋で進められることになるだろう。二〇二一年末、モデルナはケンドール・スクエアのビニー通りを数区画行ったところに新しい本社と研究開発センターの建設を開始していた。近隣にはIBMワトソン・ヘルスやフェイスブック、サノフィの施設が立ち並び、角を曲がればタッテ・ベーカリーやターナー建設がある。床面積四六万二〇〇〇平方フィート（約四万二九二一平方メートル）のビルは、二〇二三年に完成予定だ。[19]

大企業を打倒すると豪語していたスタートアップ企業は、いまや自身が大企業に列せられるようになっていた。財政も含めたあらゆる面で、モデルナは大手製薬会社との差を縮めつつある。だがバンセルは、モデルナを単なる大手製薬会社にするつもりはなかった。

「私たちのこと大手製薬会社と呼ぶ人がいますが、なぜそんなことをいうのかわかりません」、いつものように自信たっぷりにバンセルは言った。そして続く言葉で、ＩＴ系スタートアップ企業さながらの展望を示してみせた。

「モデルナは、情報医学をベースとしたプラットフォーム・カンパニーです」と彼は言った。「大手製薬会社はアナログの世界に住んでいますが、私たちはデジタルの世界に住んでいる。これは始まりにすぎないと、私たちは思っています」

新たな戦い――オミクロン

一一月の終わり、南アフリカの科学者たちが、懸念すべき新たな変異株を特定する。感染力は非常に強い恐れがあるが、初期の報告によれば、症状は軽いようだった。とはいえ、変異箇所が非常に多く、ワクチンの効果をすり抜けることもあるようだ。

感謝祭の前日にこのニュースを耳にしたとき、バンセルは再び「ああ、くそ」と思った。「オミクロン株の遺伝子配列を見たときは、デルタ株と大きく異なっているのに衝撃を受けました」と彼は振り返る。連休となる週末のうちに、なんらかの対応をしなければならなかった。しかし、家族には少しの間何も言わないことにした。感謝祭の日は一家で午後の食事を楽しむことになっていたからだ。料理の準備はほとんど妻がしてくれた。バンセルは妻が音楽を聴きながら料理をしている間に、自宅オフィスとキッチンを往ったり来たりしていた。オフィスでは、電話をかけ、メールで同僚や外部の科学者や政府関係者と連絡をとり、対策を協議する。だがキッチンではそんなことはおくびにも出さず、食事の間は「感謝祭をオミクロンから守ること」に全力を注いだ。食事のあと、彼は妻にこのニュースを伝え、仕事に戻った。

感謝祭の翌日の金曜日には、新たな変異株出現のニュースが広がっていた。モデルナの幹部はリモートで会議をし、戦略を練った。そして、現行ワクチンが変異株にも効くかどうかを検証するため試験を行い、必要な場合にはオミクロン株に対応する改良型ワクチンの開発を開始すると発表する。もしこれが承認されれば、すでにオミクロン株対応前のワクチンで追加接種を済ませた人にとっては四回目の接種になる。ファイザーや他の製薬会社も同じ対応だった。初期の試験では、ファイザーワクチンもモデルナワクチンもオミクロン株に対する有効性はある程度失われるが、定期的な追加接種を行えば効果を保てることがわかった。

一部の公衆衛生の専門家は、冬が近づいていることに加えてオミクロン株が出現したことで、広範な追加接種の必要性が高まっていると指摘した。しかし、モデルナや他のワクチン・メーカーがその可能性について言及すると、一部の人たちは目をむいた。どうせ追加のワクチンをもっと売ろうとしているんだろう、というわけだ。このような懐疑的な見方は、風刺的なポップカルチャーにも浸透していた。風刺コメディー番組《ザ・デイリー・ショー》は司会者のトレヴァー・ノアの動画をネットにアップしている。動画のなかで、ノアはこう思案してみせる。「オミクロンの感染は今のところほとんどが軽症だ。一方で、新しいワクチンで大儲けしようとしている男がいて、彼は新しいワクチンが必要だと言っている。ふむ……」

ノアはそこで、バンセルの口調をまねてこう続けた（もっとも、そのアクセントにフランス人らしさはみじんも感じられないが）。「もし新しいワクチンをつくらなければ、この病気は私たちのもとを去りません。『フェラーリ』、いや、失礼、『フォーエバー（永遠に）』、ちょっと別のことを考えていたものですから」。それから、自分の声に切り替えてトークを続ける。「モデルナのCEOが嘘をついているなんて言っているわけではありません。そんなこと、言ってませんよ。ただ、彼はこの問題について一番客観的な情報源ではない、私が言いたいのはそういうことです。私は新しいワクチンについて、中立の専門家の意見を聞きたいんです。公衆衛生担当の政府専門家などの意見をね」。そして、とどめにこう付け加えた。「それか、ジョンソン・エンド・ジョンソンのCEOの意見でもいい。彼のワクチンはどのみち誰も買いませんから。つまり彼は利害関係者ではない。だから、信じていいんです」。もちろん、ノアが動画で語っていることがすべて真実というわけではない。オミクロンはたしかに平均的には症状が軽い。しかし、まもなく感染は急速に拡大し、その結果、死者の数も再び上昇するのだ。それに、モデルナとファイザーに大差をつけられているとはいえ、およそ一六〇〇万人のアメリカ国民がジョンソン・エンド・ジョンソンのワクチンを接種している。それでもなお、ノアのこのトーク動画は、ワクチンが国民的議論の的として深く浸透していること、そして、製薬会社が国の保健政策に影響を及ぼしているのではと人々が疑念を抱いたとき、その議論がいかに辛辣なものとなり得るかを如実に示すものだった。

モデルナは、貧しい国へのワクチン供与に関して果たすべき役割と、特許に関わるいさかいの両方に悩まされていた。株価は五〇〇ドル近い最高値をつけたあと、一貫して下がり続ける。オミクロン株が出現した際には一時的に三〇〇ドル半ばまで値上がりしたものの、その後また値を下げ、二〇二二年の初めには二〇〇ドル以下になっていた。

人々は、疲れきっていた。パンデミックが始まってもう二年が経とうとしていたこの時期に、またも方針を転換し、オミクロン株対応の追加接種用ワクチンに再び取り組まなければならない。その考えに、バンセル自身もひどく疲れていた。バンセルやモデルナの従業員が新型コロナウイルスとの戦いに捧げた時間は、パイプラインにある残りの新薬候補から奪い取られた時間でもある。これらの業務は完全に止まっていたわけではない。しかし、新型コロナウイルス関連の業務がそれ以外の仕事に「間接的な打撃」を与えたことは、バンセル自身も認めるところだった。世界はまるで、パンデミックに囚われているかのようだ。そして、バンセルもまたパンデミックへの対応に囚われ、自らが思い描いていたプラットフォーム・カンパニーへの道を全力で歩むことができずにいる。

二〇二一年一二月、バンセルはボストンの科学博物館で従業員のための年末パーティーを開くことにしていた。パンデミック以前は、それがモデルナの伝統行事だったのだ。ようやく従業員と直接顔を合わせ感謝の気持ちを伝えられるこの日を、彼は楽しみにしていた。パンデミックが始まってからというもの、モデルナの大きな行事はすべて中止になっていたのだ。

ところが、マサチューセッツ州では新型コロナウイルスの感染者数が急激に増えつつあった。入院者数は過去一〇か月で最大となる。マサチューセッツ州はアメリカでワクチン接種率が最も高い州の一つだというのに、だ。この時点では、感染者の急増はまだデルタ株によるところが大きく、これに年初のワクチン接種による免疫効果が弱まってくる時期が重なった形だった。そこにさらに、オミクロン株が迫っているのだ。この新たな変異株が何をもたらすのかは、まだ誰にもわからない。

モデルナは、年末パーティーの中止を決めた。

エピローグ

　この本を執筆していた二〇二一年のほとんどの間、新型コロナウイルス感染症の新規感染者数は減少傾向にあった。ワクチンによって免疫を獲得した人が増えていったからだ。春から初夏にかけては、私がこの原稿を書きあげる頃までには、モデルナはパンデミックとの戦いを終え、mRNA技術を他の病気との戦いに使う方向に舵を切っているだろうと思える日々もあった。要するに、私はこの本がエンディングを迎えられると思っていたのだ。ついにパンデミックは終わったと誰もが思えるような、ある特定の一日、または少なくとも時期が来るはずだ、と。

　しかし、そうはならなかった。

　出版の都合で、この物語の本編は二〇二一年末で終わっている。そして、私がこのエピローグを書いている二〇二二年三月現在も、パンデミックはまだ続いている。季節的に流行をくり返すエンデミックの局面に近づいていると見る人もいるようだ。新規感染者数は、二〇二一年の後半に猛威を振るった変異株による感染拡大の波がいくつか続いたあと、今はまた少し落ち着いている。オミクロン株の威力はすさまじかった。わずか数週間で、二世帯に一人は感染者がいるのではと思うほどの勢いで流行が拡大した。二回接種を終えた人も、追加接種をした人も感染した。休暇の計画など二年続けて忘れ去られ、休暇以外の時期も学校では欠席が目立った。

オミクロン株の蔓延は、私たちのパンデミック体験を変え、ワクチンへの見方も変えた。ワクチンは、オミクロン株のように伝播力の強い変異株の感染を防ぐことはできなかったのだ。一月には、アメリカの一日の新規感染者数は八〇万人を超え、前年の冬の感染者数さえ小さく見えるほどだった。それに伴い死者の数も増え、一月と二月にはアメリカ全土で一日平均二〇〇〇人を超える。これは、事故や糖尿病やインフルエンザなど新型コロナウイルス感染症以外の病気による死者を合わせた数よりも多かった。

しかし、それはモデルナやファイザー・ビオンテックのワクチンが失敗だったということではない。そんなことは、けっしてない。第一に、オミクロン株が出現する以前に実施された分析では、新型コロナワクチン接種によってアメリカ全土ですでに一〇〇〇万人以上の死亡を防ぐことができたと推計されている。[1] 新たな変異株が蔓延して以降も、ワクチンを接種している人は感染しても生存率ははるかに高かった。さらにCDCの分析によれば、少なくとも二回の接種を済ませた人は、一度も接種していない人よりも感染の可能性が低く、死亡するケースもはるかに少ない。追加接種をした場合はその差はさらに広がり、特に体の弱い高齢者の重症化や死亡を防ぐ効果が大きかった。データは更新され続けているが、ほぼすべての場合に言えるのは、ワクチン未接種のケースでは接種済みのケースに比べて重症化率や死亡率がはるかに高いということだ。

二〇二二年一月のデータによれば、アメリカでワクチン未接種の人が感染して死亡する割合は、追加接種まで済ませた人の二一倍以上だった。オミクロン株最盛期には、追加接種を終えた六五歳以上の人の一週間の死亡件数は、一〇万人あたり六人だった。悲しいことではあるが、それでもワクチン未接種の高齢者の死亡件数が一〇万人あたり一二七人だったことを思えば、少ない数だと言える。[2]
オミクロン株の感染は急激に拡大したが、同じように急激に勢いを失った。感染者数は二月から三月にかけて大きく減少する。たくさんの人が感染し、その結果、人口のかなりの部分を占める人々がワクチンか自然感染、あるいはその両方によって免疫を得たためだ。死者数は新規感染者数よりも遅れて減少するため、まだ死者は出ていたものの、一日平均の死者数は減りつつあった。三月には、最後まで残っていた学校でのマスク着用義務などの感染防止策も解除された。
二〇二二年の春が近づいてくる頃には、オミクロンも収まり一息つけるという安堵感が広がっていた。一部専門家は、これからの波はそれほど厳しいものにはならないと考えていた。免疫が獲得できていることと、ウイルスの自然の進化により弱毒化が見込まれるためである。しかし、多くの人々は苦い経験を通じて、期待しすぎないほうがいいことを学んでいた。くり返しやってくる変異株の波は、人々の心にある種の疲労感を呼び起こしていた。トンネルの向こうに光が見えたと思っても、すぐ新しい変異株が生まれ、行動制限も戻ってきて、光は結局消えてしまうのだ。そして、また新たな希望が生まれても、また別の変異株が現れ、感染者数は急増する。オミクロンの亜系統ＢＡ・２がそうだった。あるいは変異株とは別に、季節性の再流行も起こるかもしれない。これが、限りなく続く。
モデルナにとって、新型コロナウイルスはたしかに終わっていなかった。ステファン・バンセルとスティーヴン・ホーグ、それにモデルナの従業員たちは、ウイルスとの闘いを続け、ワクチン供給の新たなマイルストーンに取り組んでいた。三月の終わり、モデルナは、自社ワクチンの低用量投与により、六歳以下の子どもに安全に免疫が誘導されたと発表する。これにより、アメリカでの一八歳以下の子どもを対象とした接種の正当性を裏付ける、すべての必要なデータが得られたとモデルナ首脳陣は判断した（いくつかの国ではすでに子どもへの接種が承認されていた）[3]。また、追加接種の戦略もいまだ進行中だった。三月末、ＦＤＡは、五〇歳以上のすべての成人と五〇歳未満の成人で免疫不全のある人を対象に、モデルナワクチンの二回目の追加接種を許可した（したがって合計の接種回数は四回となる）。一回目の追加接種との間隔は、少なくとも四か月空けることとした[4]。バンセルは二月のアナリストたちとの会合で、最終的に新型コロナワクチンの追加接種は秋か冬、インフルエンザと同じ時期に行われることになるだろうとの見方を示した。さらに、将来的にはこの季節ごとの一回の接種で、新型コロナウイルス感染症とインフルエンザの両方を予防できるようになるかもしれないとも述べた。

これらすべてが示唆するのは、新型コロナワクチンの試験や製造や販売で、モデルナは今後しばらくは多忙であろうということだ。それはつまり、モデルナにとってワクチン事業が収益の出るビジネスであり続けるということでもある。

おそらく、もうすぐ価格も上がるだろう。現時点では、アメリカ政府が一回分およそ一六ドルという価格でモデルナワクチンを購入している。しかし、季節ごとに追加接種を行うという形になったとき、政府がこの方式を継続するかどうかは不明だ。ワクチンの購入と分配は民間企業が担うことになるかもしれない。バンセルは二月のインタビューで私に次のように語っている。民間市場に任されることになれば、価格は上昇するだろう。なぜなら、「一六ドルというのは、ワクチンの値段としてはあり得ない」からだ。

モデルナの変貌を如実に示す数字を以下にあげてみようと思う。

●七五七〇万人：二〇二二年三月時点、アメリカ国内で、少なくとも二回モデルナワクチンを接種した人の数。全人口の二三パーセントである。

●八億七〇〇万回分：二〇二一年中に世界に供給されたモデルナワクチンの数量。

●一七七億ドル：二〇二一年におけるモデルナの世界での新型コロナワクチンの売上。

●一二二億ドル：二〇二一年におけるモデルナの純利益。

●六億四一〇〇万ドル：二〇二一年の売上から特許のサブライセンス料としてセルスクリプト社に支払ったロイヤルティの額。これは、ワイスマンとカリコの研究に基づきペンシルベニア大学が取得した特許に関するものだ。

●二一〇億ドル：二〇二二年分のワクチン追加供給契約の総額。

●三〇〇〇人：二〇二二年二月現在のモデルナの従業員数（これに加え、同社サイトでは、六五〇人分の採用枠の募集が行われている）。

●四九七・四九ドル：ピーク時のモデルナの株価。二〇二一年八月のもの。

●一六五・九二ドル：二〇二二年三月二五日のモデルナの株価終値。

●六六九億ドル：二〇二二年三月末時点のモデルナの時価総額。

二〇二〇年まではほぼ無名だった会社が、ついにmRNA技術をめぐる公約を実現し、製品を生み出した。大量生産されたその製品は、世界じゅうで何億人もの腕に注射され、そして最終的には製薬会社が初めて市場に投入した製品としては前例のない、予想以上に膨大な額の年間収入をもたらしたのだ。

モデルナは、この収入の一部を利用して研究開発費を倍増し、さまざまな病気へのワクチンや治療薬の開発を進める計画だ。「今後予定しているのは、新薬候補のパイプラインの大幅な拡充です」とバンセルは二月のインタビューで語っている。「このプラットフォームを拡張するうえで、足りないのは資金でした。それが今は手元にあるのです。できるかぎり投資を拡大するつもりです」

収入の一部は従業員への特別ボーナスの支給にも使われた。マネージャークラス以下の一般事務職も含む従業員が一月にボーナスを受け取ったが、その額については会社は明らかにしていない。バンセルとその他の経営陣は、二〇二一年分として数百万ドルの特別報酬を受け取っており、その詳細は二〇二二年三月の有価証券報告書に記載されている。

しかし、このような財政上の成功は、コストも伴うものだった。その一例が、経営陣がモデルナから受ける特典としての——あまり特典とは感じられないかもしれないが——本人と家族への警護サービスの提供だ。会社側は、ワクチン関連の業務をめぐり「身辺の脅威が高まっている」ためと理由を説明している。安全にかかわる問題なので、当然ながら、誰がどのような種類の脅威を、誰に対して及ぼしているかといった詳細は明らかにされていない。しかしモデルナは、幹部の安全は「最重要課題である」と述べている。

実際、モデルナの経営は、すべてがバラ色とは言えなかった。報酬について詳細を記した有価証券報告書では、幹部の人事についても公表している。一二月、モデルナは最高商務責任者のコリンヌ・ル・ゴフを解任した。彼女は一一か月前にその職に就いたばかりだった（会社側は、「非自主的な退職」と婉曲的な表現を使っている）。報告書のなかでモデルナは、会社は消費者と公衆衛生について、より経験ある人材を必要としていると述べている。しかし、なぜ採用の際にそれが問題にならなかったのかについては然るべき説明はなかった。ル・ゴフはコメントを控えている。バンセルの主導する組織体制は、今も流動的だった。くり返される離職と絶え間ない「人員のアップグレード」の試みが、なおも残っているように思われた。

さらに、特許に関わる訴訟も持ち上がっていた。これだけの収益、これだけの利益を得たモデルナは、特許権侵害訴訟がビジネスの一部である業界において、いわば丸々と太ったうま味のある獲物だった。二〇二二年三月、ケンブリッジの隣人であるアルナイラム社が（かってジョン・マラガノアが率いていた会社だ）、モデルナに対して訴訟を起こした。モデルナのワクチンが、mRNAを体内に安全に届けるために不可欠な脂質ナノ粒子に関わるアルナイラムの特許を侵害していると訴えたのだ。その二週間前には、他のバイオテクノロジー企業二社が同様の訴訟を起こしている。モデルナはこれらの申し立てを否認し、法廷で争う準備をしていた。アメリカ政府との特許をめぐる争いも、今のところ保留状態になってはいるが、いつ激化してもおかしくなかった。

もっとも、二〇二二年三月末現在、そのような動きはまだ見られない。

絶え間なく起こされる訴訟に業を煮やし、モデルナは攻勢に出る姿勢を示した。特許に関する公約を一部修正し、低所得国に対してはその特許権を行使しないが、アメリカのような豊かな国においては特許権が尊重されることを期待する、としたのだ。それが意味するところは、モデルナは今後、場合によっては、特許権侵害訴訟の原告になることもあり得るということである。そうした訴訟は決着まで何年もかかる場合もあるが、同社の弁護士はもちろん、良い結果を勝ち取るはずだ。

パンデミックが始まって二年以上が経つなか、モデルナと新型コロナウイルスは微妙な関係にあった。一方では、会社の収益はパンデミックのなりゆきと連動していた。バンセルはしばしば投資家に対し、モデルナは新型コロナワクチンだけの会社ではない、そのほかの潜在的に重要な製品にも目を向けてほしいと訴えていた。しかし、ワクチンはいまだにモデルナの唯一の製品で、会社側が「スパイクバックス」というブランド名を根づかせようとしても、人々はいまだにこのワクチンを「モデルナ」という名前で呼んでいる。投資家たちがモデルナワクチンの需要は失われつつあると感じれば、株価は下がる。将来的な需要が堅調であると見られれば——たとえば、世界のどこかで感染が拡大すれば、株価はまた跳ね上がる。モデルナの他の新薬候補の動向とは関係なく、だ。モデルナの経営陣はパンデミックに縛られていると感じていたが、一部の投資家やアナリストたちも同様だった。投資家たちの時間軸はさまざまだ。短期の変動を追いかける投資家もいれば、長期的なｍＲＮＡの潜在力に目を向ける投資家もいる。投資銀行ジェフリーズのアナリスト、マイケル・イーは、このようなある種の緊張状態をとらえ、二〇二二年三月の調査レポートで次のように書いている。「二〇二二年になんらかの『波』があれば、株価は高騰するかもしれない。しかし、興味深いことに、投資家は株価が新型コロナをめぐって乱高下しないことを望み、他の新薬候補に価値を見いだそうとしているように思われる（……）」[5]

モデルナの経営陣も、株価の変動が少なく、開発中のその他の製品の価値が認められることを望んでいた。その一方で、彼らは引き続き新型コロナワクチンの追加接種を継続的な収益源として、さかんにアピールしていた。バンセルは三月のアナリストたちとのオンライン会合で、イギリス、カナダ、スイスなどいくつかの国々はすでに二〇二三年供給分の追加接種用ワクチンの注文を済ませたと語っている。

モデルナは依然として、世界の人々にワクチンへのアクセスを拡大するよう求める圧力にさらされていた。貧困根絶を掲げる団体オックスファムは、モデルナの株を保有しており、四月末に行われる年次株主総会（新型コロナウイルスの影響でオンライン総会となっている）で株主提案権を行使し、ある提案を投票にかけている。低所得国で他社がワクチンを製造できるよう、知的財産権と技術ノウハウを移転することについてモデルナ取締役会で検討を行うよう提案するものだった。モデルナの取締役会は、株主に対し提案に反対投票するよう勧告し、モデルナは貧しい国へのワクチン供給量を増やそうとしたが、一部のケースでは現地での物流の問題が障害となり実現できていないと説明した。このような活動家主導の提案が、株主総会の投票で多数を得ることはほとんどない。とはいえ、この一件は、モデルナの世界へのワクチン供給の姿勢が必ずしもすべての人の賛同を得ているわけでないと、あらためて思い起こさせるものだった。

　モデルナをめぐるもう一つの変化は、パートナーシップにおけるその役割が逆転したことだ。数年前、小さなモデルナは大手製薬会社のアストラゼネカやメルクを頼り、資金や専門知識、それに生まれてまもないｍＲＮＡ技術の検証で支援を求めた。だが今、ｍＲＮＡ技術は世に認められ、一七〇億ドルの軍資金を手にしたモデルナは二つの小さなスタートアップ企業に支援をしている。最先端の細胞・遺伝子編集技術を用いた創薬に取り組む企業で、モデルナは数千万ドルのライセンス料を前払いしている。その小さな会社の幹部たちは、バンセルやホーグたちモデルナの幹部がアストラゼネカとの提携に成功し、財政基盤の安定を得たのと同じ道を歩んできたとも言えるだろう。そして今、彼らの前には将来の株式公開へとつながる道も見えているのかもしれない。

「もし、どこかの大学やスタートアップ企業にモデルナのプラットフォームに組み込めるような優れた技術を持つ研究室があれば（……）我々は喜んでその事業に参入していきます」、バンセルは二〇二二年初めの投資家との会合で述べている。

　三月、モデルナは世界の保健当局が最大のリスクと定めた一五の疾患について、新たなワクチンの探求に取り組むと表明した。そのなかには、モデルナがすでに取り組んできたジカ熱ワクチンもあれば、結核ワクチンのように社として未経験のものもある。

　モデルナがワクチン開発計画にあたり依拠したのは、世界保健機関（ＷＨＯ）が定めた疾病リストを含むいくつかのリストだ。そのＷＨＯのリストは、二〇二二年三月現在、数年前のものとは変わっていた。今トップに挙げられているのは、新型コロナウイルス感染症だ。
しかし、リストの最後に挙げられた疾病だけは変わっていない。それは、「疾病X」だ。新型コロナウイルスがかつてそうだったように、未知の脅威は常にそこにある。モデルナにできるのは、これに備える準備を全力で整えておくことだけだ。

ピーター・ロフタス

二〇二二年三月二八日

謝辞

アメリカで、そして世界じゅうで、新型コロナウイルスがもたらした最悪の結果に苦しんだすべての人たちとその家族に今、思いをはせたいと思う。特に親や家族を失った子どもたちのことを思うと、胸が張り裂ける思いだ。

多くの時間を割いて取材に応じてくれた、たくさんの人たち——モデルナの物語に直接登場した人や、より広く新型コロナワクチンの探求に関わった人たちのご助力なしには、この本は完成していなかっただろう。本書に発言を引用した多くの人たちとは、直接会って話を聞くことができた。何時間もインタビューに答えてくれた人もいる。多忙ななか、貴重な時間を割いてくださった一人一人に、心から感謝している。そのほとんどが、世界に広がるパンデミックへの対応でもっと緊急の仕事を抱えていた人たちだった。特に、ステファン・バンセル、スティーヴン・ホーグ、フアン・アンドレス、タル・ザクス、ローレンス・キム、ヌーバー・アフエヤン、デリック・ロッシ、ケネス・チエン、ロバート・ランガーに、お礼を申し上げたい。そして、モデルナに関わるさまざまなインタビューで協力してくれた、レイ・ジョーダン、コリーン・ハッシー、ケイト・クローニン、ラヴィーナ・タルクダールにも、感謝の気持ちを伝えたい。

この本は、《ウォール・ストリート・ジャーナル》の献身的なジャーナリストたちから成る大きなチームの一メンバーにすぎない私の経験から生まれた。このチームは、二〇二〇年初めにいち早く行動を起こし、歴史的なパンデミックを追ってきた。それから二年以上、健康・科学チームの同僚たち、そして《ウォール・ストリート・ジャーナル》の全員が、本社や世界じゅうの支局で精力的に働いた。私たちは、多数の死者と激動をもたらした感染拡大のなかで、信頼できる情報を求める読者の強い要求に応えるべく全力をあげた。

この本は、主に私自身の取材に基づいている。しかし、その基礎には、多くの同僚たちの知的で洞察力に満ちた仕事があった。まず「健康・科学」チームのリーダー、ステファニー・イルゲンフリッツに、お礼を申し上げたい。ステファニーはヘルスケアの分野に広い知識を持ち、人の心を動かすニュース記事になり得る素材をとらえる鋭い目をもっている。取材スタッフの仕事にも、「まあまあ」程度のレベルでは満足しない。私たちは彼女のもとで、ニュースのあらゆる側面をカバーし、十分な準備をするよう鍛えられた。そして、サブリーダーで私の直属の上司であるジョナサン・ロッコフにも心からの感謝を。二〇二〇年の初め、私が最初にモデルナを訪ねたのは、彼の勧めによるものだった。彼は製薬業界に関する深い知識と編集力で、私たちの取材活動を統率していた。

「健康・科学」チームや《ウォール・ストリート・ジャーナル》のその他の部署のジャーナリストの皆さん、一緒にパンデミックに関わる取材をする機会を得たことを嬉しく思う。皆さんの仕事はこの本にも生かされている。ジャレッド・ホプキンス、ジョー・ウォーカー、メラニー・エバンス、アンナ・ワイルド・マシューズ、ベツィー・マッケイ、フェリシア・シュワルツ、エイミー・ドックサー・マーカス、ダニエラ・ヘルナンデス、ブリアンナ・アボット、デニス・ローランド、ジュリー・ヴェルナウ、サラ・トイ、デヴィッド・フリーマン、パトリック・マッグローティ、ジェニー・ストラスバーグ、ジョン・カンプ、トム・バートン、ステファニー・アームー、グレッグ・ザッカーマン、ナイラ・モーガン、リディア・ランドール、ドリュー・ヒンショー、スーザン・プリアム、ロルフ・ウィンクラー、ボージャン・パンセフスキー、ヌール・マラス、リズ・ベルトラン、チップ・カミングス、スチュ・ウー、トニア・コーワン、ファンヘ・ゴメス、テイラー・ウムラウフ、メーガン・ピーターセン、チェイス・ガエウスキー、ダン・フロシュ、エリザベス・フィンデル、ブライアン・ゴームリー、ロビー・ウエラン、アンマリー・フエルトリ、トレネイ・ヌーリー。さまざまなプロジェクトでの皆さんとの共同作業は、とても楽しく貴重な経験だった。また、自分が関わらなかったその他の仕事でも、皆さんが創り出してきた素晴らしい成果を誇りに思っている。《ウォール・ストリート・ジャーナル》の「事業」チームの編集者の皆さん、出版デスクの皆さん。記事に磨きをかけ、とんでもないミスをせずに済むよう私を救ってくれてありがとう。また、ここ数年で「健康・科学」チームを離れたものの、残された私たちの心にその足跡が深く刻まれている何人かの人たちにも、あらためてお礼を言いたい。ジャンヌ・ウォーレン、ロン・ウィンスロー、リー・ホッツ。ほかにもお礼を言わねばならないのに、ここに書くのを忘れてしまった人がいたら、どうぞお許しいただきたい。

　私がこの本の執筆に取り組むこと、そのための時間を取ることを許してくれた《ウォール・ストリート・ジャーナル》紙の編集局長マット・マレー、編集主幹のカレン・ミラー・ペンシエロに感謝する。

この本は、一部他の出版物や記事に依拠している。その際は本書全体を通じて、出典を表記した。ニュースサイト《スタット》のデイミアン・ガードの記事や、《ネイチャー》誌のエリー・ドルジンの記事は、モデルナのパンデミックが始まる前の日々やmRNAの研究についてより多くを知るのに大変役立った。

《ウォール・ストリート・ジャーナル》の同僚、トム・グリタは、自身も著作者であり、私と同じく以前は《ダウ・ジョーンズ・ニュースワイヤーズ》で働いていた。彼は著作権代理人を紹介してくれ、執筆中も貴重なアドバイスをくれた。ほかにも《ウォール・ストリート・ジャーナル》の仲間やその他の人たちが、出版について役立つことを教えてくれ、相談にのってくれた。トリップ・ミックル、ダン・ハーリー、ジェイミー・レイディ、デイヴィッド・オシンスキー、アンディ・ウエラン、クリスティン・フリール、ボブ・ウィーマンに感謝の気持ちを捧げる。

フレッチャー・アンド・カンパニーの著作権代理人、エリック・ルプファーと出会えたのは、幸運だった。彼は最初から、かけがえのない存在だった。本の構想を一緒に議論し、経験のない私が出版社を見つけるのも手伝ってくれた。彼はテーマを把握する能力に優れ、この本の焦点にすべき点や構成などで多くの有益なアドバイスをくれた。フレッチャー社のケリー・カルツェウスキーにも大変お世話になった。

この本が誕生したのは、ハーバード・ビジネス・レビュー・プレスの上席編集者スコット・ベリナートのおかげだ。彼はまず私に打診のため連絡をくれ、さらには膨大な時間をかけて全部の章をチェックしてくれた。テーマを汲みあげ、修正案を提示し、原稿全体の形を整えてくれた。同社のスタッフの皆さん、アン・スタール、デイヴィッド・ゲーリング、ステファニー・フィンクス、フェリシア・シヌサス、エリカ・ヘイルマン、ジュリー・デヴォル、リンゼイ・ディートリッヒ、ブライアン・ガルヴィン、アレクサンドラ・ケファート、サリー・アシュワース、ジョン・シプリー、アキラ・バラスブラマニヤンにもお礼を申し上げたい。

素晴らしいデザインをしてくれたスペンサー・フラーとフェイスアウト・スタジオ社にも心から感謝している。ファクトチェックをしてくれたガール・フライデイ・プロダクションズ社にも。そして、私と同じグレンサイドの住人ピーター・クリラとケリー・カーティス、写真とウェブサイトのデザインを引き受けてくれてありがとう。

このプロジェクトに取り組んでいる間、家族や友人からたくさんの励ましの言葉をかけられ、応援してもらった。ノートルダム大学時代のデビルズプールやビーアコ、グレイスとルイスの仲間たち、日曜ブランチのメンバー、グレンサイドの友人たち、メイプル・グレン、ラ・サール、セントA、ほかにも書ききれない。

私のきょうだいたち、エド、パット、ジョアンナ、クリスティーヌとその家族は、私の本が出ることを知って、とても喜んでくれた。義父のジム・「ポピー」・バークと叔母のアリス・ヘロンも。次回の親戚の集まりは、マスクなしで開けることを祈っている。それとも、また寒い雨の日に戸外で会わなくてはならないのだろうか。

父のエドワード・V・ロフタス・シニアは、航空エンジニアで、私の知っているなかで一番と言っていいくらいの物知りだった。子どもの頃は、父にたくさんの質問をした。父は我慢強く答えてくれた。うるう年って、なぜあるの？　自動車のエンジンは、どうやって動くの――？　父は私が一一歳のとき、白血病で亡くなった。自分が今こうしてジャーナリストになっていることを思うと、私はあの頃からずっと質問を投げかけ続けてきたのだろう。父の思い出は、私たちの心に生き続けている。

母のナンシー・バークは、創造的な思考の人だった。父が亡くなったあと、五人の子どもを育てながら生計を立てた。中年になってから大学に入り、大卒の資格も得た。その後は、病院の管理責任者や図書館の司書として働いた。生涯、読書を愛し、子どもたちを頻繁に図書館に連れて行き、本への愛を植え付けてくれた。それは今、孫たちの代にも受け継がれている。「司書のおばあちゃん」は、いつもおもしろい本を用意して待っていてくれる。母は私たちみんなに溢れる愛情を注いでいる。この本を書いている間、母の支えは、私にとってかけがえのないものだった。

私の子どもたち、ジェームズ、ノラ、ルークは、私が《ウォール・ストリート・ジャーナル》の記事のための取材に多くの時間を割き、それからこの本を書いていた間、パンデミック生活の辛さを味わっていた。学校はリモートになり、友達とも会えない。それでも、驚いたことに、子どもたちはすぐに立ち直り、適応する道をみつけ、元気に暮らし、互いに支えあった。私たちの絆はさらに強まった。子どもたちは私を元気づけ、勇気をくれた。

最後に、妻アイリーンの励ましと助けがなかったら、この本を書きあげることはできなかっただろう。彼女は才能あるライターで編集者だ。その鋭い指摘は、この本をより良いものにしてくれた。本の進捗状況についての限りない議論にも我慢強く付き合ってくれ、私が自信を失い、（現実で、あるいは心の中で）挫折感に打ちのめされていたときは、励ましてくれた。しかも、その間ずっと自分の仕事もこなし、パンデミックにおける親の役目も果たしながらだ。妻の愛とサポートに、そして私を信じてくれたことに、永遠の感謝を贈りたい。

■原注

プロローグ

1 Rebecca Farley, "Do Pharmaceutical Companies Spend More on Marketing Than Research and Development?" PharmacyChecker.com, July 24, 2020, https://www.pharmacychecker.com/askpc/pharma-marketing-research-development/.
2 Catherine Elton, "The Untold Story of Moderna's Race for a Covid-19 Vaccine," *Boston Magazine*, June 4, 2020, https://www.bostonmagazine.com/health/2020/06/04/moderna-coronavirus-vaccine/.
3 "Health Officials Work to Solve China's Mystery Virus Outbreak," *Wall Street Journal*, January 6, 2020, https://www.wsj.com/articles/health-officials-work-to-solve-chinas-mystery-virus-outbreak-11578308757.
4 "2018 Annual Review of Diseases Prioritized under the Research and Development Blueprint," WHO Research and Development Blueprint, February 6–7, 2018, https://www.who.int/docs/default-source/blue-print/2018-annual-review-of-diseases-prioritized-under-the-research-and-development-blueprint.pdf.
5 Julie Steenhuysen and Dan Whitcomb, "Washington State Man Who Traveled to China Is First U.S. Victim of Coronavirus," Reuters, January 21, 2020, https://www.reuters.com/article/us-china-health-usa/washington-state-man-who-traveled-to-china-is-first-u-s-victim-of-coronavirus-idUSKBN1ZK2FF.
6 Matthew J. Belvedere, "Trump Says He Trusts China's Xi on Coronavirus and the US Has It 'Totally under Control,'" CNBC, January 22, 2020, https://www.cnbc.com/2020/01/22/trump-on-coronavirus-from-china-we-have-it-totally-under-control.html.
7 Larry Elliott and Graeme Wearden, "Trump Blasts 'Prophets of Doom' in Attack on Climate Activism," *Guardian*, January 21, 2020, https://www.theguardian.com/business/2020/jan/21/trump-climate-1tn-trees-davos.
8 Donna Young, "CDS Reports 1st US Case of Coronavirus; NIH Working with Moderna on Vaccine," S&P Global Market Intelligence, January 21, 2020, https://www.spglobal.com/marketintelligence/en/news-insights/trending/4urhd31MJzBeDot3X1frXw2.
9 Jessica Wang, Ellie Zhu, and Taylor Umlauf, "How China Built Two Coronavirus Hospitals in Just over a Week," *Wall Street Journal*, February 6, 2020, https://www.wsj.com/articles/how-china-can-build-a-coronavirus-hospital-in-10-days-11580397751.

第1章

1 "All Nobel Prizes in Physiology or Medicine," The Nobel Prize, https://www.nobelprize.org/prizes/lists/all-nobel-laureates-in-physiology-or-medicine/.
2 Matthew Cobb, "Who Discovered Messenger RNA?" *Current Biology* 25, no. 13 (June 29, 2015): R526–R532, https://www.sciencedirect.com/science/article/pii/S0960982215006065.
3 Laura Fraser, "The Demonstration," Genentech, September 29, 2016, https://www.gene.com/stories/the-demonstration.
4 Peter Loftus, "FDA Blesses Blindness Treatment That Could Cost $1 Million," *Wall Street Journal*, December 19, 2017, https://www.wsj.com/articles/fda-approves-first-gene-therapy-to-tackle-genetic-disease-in-u-s-1513703450.
5 Elie Dolgin, "The Tangled History of mRNA Vaccines," *Nature*, September 14, 2021, https://www.nature.com/articles/d41586-021-02483-w.
6 ウォルフによる1990年の論文には、共著者としてロバート・W・マローンも名を連ねている。マローンは当時、製薬会社バイカル社に勤務する傍らウォルフと共同研究を行っていた。彼はのちの2021年、自分が「mRNAワクチンの発明者」であると主張する一方で、新型コロナワクチンの試験と安全性に疑問を呈している。J. A. Wolff et al., "Direct Gene Transfer into Mouse Muscle in Vivo," *Science* 247 (March 23, 1990): 1465–1468; Tom Bartlett, "The Vaccine Scientist Spreading Vaccine Misinformation," *The Atlantic*, August 12, 2021, https://www.theatlantic.com/science/archive/2021/08/robert-

malone-vaccine-inventor-vaccine-skeptic/619734/.
7 Peter Loftus, Jared S. Hopkins, and Bojan Pancevski, "Moderna and Pfizer Are Reinventing Vaccines, Starting with Covid," *Wall Street Journal*, November 17, 2020, https://www.wsj.com/articles/moderna-and-Pfizer-are-reinventing-vaccines-starting-with-covid-11605638892.
8 Aria Bendix, "BioNTech Scientist Katalin Karikó Risked Her Career to Develop mRNA Vaccines. Americans Will Start Getting Her Coronavirus Shot on Monday," BusinessInsider.com, December 12, 2020, https://www.businessinsider.com/mrna-vaccine-Pfizer-moderna-coronavirus-2020-12.
9 Katalin Karikó et al., "Suppression of RNA Recognition by Toll-like Receptors: The Impact of Nucleoside Modifi cation and the Evolutionary Origin of RNA," *Immunity* 23, no. 2 (August 1, 2005): 165–175, https://pubmed.ncbi.nlm.nih.gov/16111635/.
10 CellScript license, June 26, 2017, https://www.sec.gov/Archives/edgar/data/1682852/000119312518323562/d577473dex108.htm.
11 "Penn Study Finds a New Role for RNA in Human Immune Response," News Release, University of Pennsylvania School of Medicine, August 23, 2005, https://www.eurekalert.org/news-releases/883761.
12 "The Nobel Prize in Physiology or Medicine," Press Release, October 8, 2012, https://www.nobelprize.org/prizes/medicine/2012/press-release/.
13 Kazutoshi Takahashi and Shinya Yamanaka, "Induction of Pluripotent Stem Cells from Mouse Embryonic and Adult Fibroblast Cultures by Defined Factors," *Cell* 126, no. 4 (August 25, 2006): 663–676, https://www.cell.com/fulltext/S0092-8674%2806 %2900976-7.
14 Luigi Warren et al., "Highly Efficient Reprogramming to Pluripotency and Directed Differentiation of Human Cells Using Synthetic Modified mRNA," *Cell Stem Cell* 7, no. 5 (November 5, 2010): 618–630, https://www.ncbi.nlm.nih.gov/pmc/articles/PMC3656821/.
15 免疫疾患研究所はのちにボストン小児病院に統合されている。
16 "Landmark Law Helped Universities Lead the Way," AUTM, https://autm.net/about-tech-transfer/advocacy/legislation/bayh-dole-act.
17 AUTM 2018 Licensing Activity Survey, https://autm.net/AUTM/media/SurveyReportsPDF/AUTM FY2018 US Licensing Survey.pdf.
18 Brian Gormley, "Biotech Entrepreneur Timothy Springer Has Another Act," *Wall Street Journal*, July 19, 2017, https://www.wsj.com/articles/biotech-entrepreneur-timothy-springer-has-another-act-1500463800.
19 John Carroll, "Ironwood Raises $188M in IPO but Takes a Big Price Cut," Fierce Biotech, February 3, 2010, https://www.fiercebiotech.com/biotech/ironwood-raises-188m-ipo-but-takes-a-big-price-cut.
20 Steven Prokesch, "The Edison of Medicine," *Harvard Business Review*, March–April 2017, https://hbr.org/2017/03/the-edison-of-medicine.
21 John Wilke, "Biotech Company Is Questioned about 'Try It Out' Sales Strategy," *Wall Street Journal*, November 8, 1994, accessed via Factiva.
22 John Wilke, "PerSeptive Restates Its Results for Much of Past 2 Fiscal Years," *Wall Street Journal*, December 28, 1994, accessed via Factiva.
23 "SEC Settles Corporate Revenue Recognition and Illegal Stock Trading Case," United States Securities and Exchange Commission, February 29, 2000, https://www.sec.gov/litigation/litreleases/lr16457.htm.
24 Ron Winslow, "Perkin-Elmer to Buy PerSeptive, Seeks Role in Drug Development," *Wall Street Journal*, August 26, 1997, https://www.wsj.com/articles/SB872511484859449000.
25 Flagship Pioneering, https://www.fl agshippioneering.com/about.
26 ロッシがプレゼンに用いたパワーポイント資料を著者が確認。
27 ロッシによれば、グラクソ・スミスクラインには初期データを提示していたものの、この時点ですでに新会社(のちのモデルナ)の設立プロセスに入っていたため、それ以上のプッシュはしなかったという。
28 Flagship Pioneering, accessed November 10, 2021, https://www.flagshippioneering.com/

companies/moderna.
29 From Moderna's S-1: https://www.sec.gov/Archives/edgar/data/0001682852/000119312518323562/d577473ds1.htm; Amended Form S-1 registration statement filed with the SEC, page 9: https://www.sec.gov/Archives/edgar/data/1682852/000119312518341958/d611137ds1a.htm.
30 "Safe, Efficient Method Reported for Creating and Differentiating Human Pluripotent Stem Cells," September 30, 2010, Targeted News Service, accessed via Factiva.
31 Derrick Rossi, "Modified RNAs Advance Stem Cell Field," YouTube, September 30, 2010, https://www.youtube.com/watch ?v = pfYvuZdOhPs.

第2章

1 "CureVac Raises EUR 27.6 Million in Financing Round," Fierce Biotech, May 10, 2010, https://www.fiercebiotech.com/biotech/curevac-raises-eur-27-6-million-financing-round.
2 現在は他の教育機関と統合されている。
3 バンセルがミネソタ大学で主に取り組んだのは生化学工学だった。博士論文のタイトルは「共焦点レーザー走査型顕微鏡を用いたマクロ多孔性マイクロキャリアのトポグラフィー画像処理」。その要旨は、特殊な顕微鏡と(少なくとも1990年代においては)最先端の画像処理ソフトを用いて、研究室で動物の細胞を培養するのに使われる微小なビーズの構造を分析するというものだった。工学を扱いつつ、生命科学の要素もあわせもつ論文だったわけだ。Stéphane Bancel and Wei-Shou Hu, "Topographical Imaging of Macroporous Microcarriers Using Laser Scanning Confocal Microscopy," *Journal of Fermentation and Bioengineering* 81, no. 5 (1996): 437–444, https://experts.umn.edu/en/publications/topographical-imaging-of-macroporous-microcarriers-using-laser-sc.
4 Stéphane Bancel, "The Other Side" speaker series, Harvard Innovation Labs, 2016: https://www.youtube.com/watch ?v =-P53wVGfvjw.
5 Offer letter filed with the SEC, February 23, 2011: https://www.sec.gov/Archives/edgar/data/1682852/000119312518323562/d577473dex1012.htm.

第3章

1 United States Census Bureau, https://www.census.gov/quickfacts/fact/table/cambridgecitymassachusetts/PST045219.
2 Michael Blanding, "The Past and Future of Kendall Square," *MIT Technology Review*, August 18, 2015, https://www.technologyreview.com/2015/08/18/10816/the-past-and-future-of-kendall-square/.
3 "Kendall History," Cambridge Redevelopment Authority, https://www.cambridgeredevelopment.org/redevelopment-history-of-kendall?rq=biogen.
4 Jacob Goldstein, "Sanofi-Aventis CEO on Pharma's 'Lost Decade,'" *Wall Street Journal*, January 13, 2010, https://www.wsj.com/articles/BL-HEB-28671.
5 "Top 200 Drugs by Retail Sales in 2000," DrugTopics, March 19, 2001, https://www.drugtopics.com/view/top-200-drugs-retail-sales-2000.
6 "Is It True FDA Is Approving Fewer New Drugs Lately?" FDA, https://www.fda.gov/media/80203/download.
7 "Pfizer Reports Fourth-Quarter and Full-Year 2012 Results; Provides 2013 Financial Guidance," Pfizer, January 28, 2013, https://www.pfizer.com/news/press-release/press-release-detail/pfizer_reports_fourth_quarter_and_full_year_2012_results_provides_2013_financial_guidance.
8 "GlaxoSmithKline to Plead Guilty and Pay $3 Billion to Resolve Fraud Allegations and Failure to Report Safety Data," United States Department of Justice, July 3, 2012, https://www.justice.gov/opa/pr/glaxosmithkline-plead-guilty-and-pay-3-billion-resolve-fraud-allegations-and-failure-report.
9 Jonathan D. Rockoff and Peter Loftus, "Merck to Cut 13,000 More Jobs as Patents Expire," *Wall Street Journal*, July 30, 2011, https://www.wsj.com/articles/SB10001424053111904800304576475752260745450.

10 Peter Loftus, "J&J Is Short of Cancer Drug Doxil," *Wall Street Journal*, July 21, 2011, https://www.wsj.com/articles/SB10001424053111903554904576460290484704816.

11 "Pfizer to Acquire Wyeth, Creating the World's Premier Biopharmaceutical Company," Pfizer, January 25, 2009, https://www.pfizer.com/news/press-release/press-release-detail/pfizer_to_acquire_wyeth_creating_the_world_s_premier_biopharmaceutical_company; "Merck and Shering-Plough to Merge," SEC, https://www.sec.gov/Archives/edgar/data/310158/000089882209000096/pressrelease.htm.

12 Peter Loftus, "Big Pharma's Delicate Dance on Drug Prices," *Wall Street Journal*, February 21, 2016, https://www.wsj.com/articles/big-pharmas-delicate-dance-on-drug-prices-1456110323.

13 Kenneth R. Gosselin, "Cambridge Will Gain 350 Pfizer Jobs, Many from Groton," *Hartford Courant*, February 3, 2011, https://www.courant.com/business/hc-xpm-2011-02-03-hc-pfizer-massachusetts-0203-20110202-story.html.

14 Peter Loftus, "New Kind of Drug, Silencing Genes, Gets FDA Approval," *Wall Street Journal*, August 10, 2018, https://www.wsj.com/articles/fda-approves-first-drug-based-on-gene-silencing-research-1533923359.

15 Jessica Hall and Ransdell Pierson, "Merck to Buy Sirna for $1.1 Billion in Cash," Reuters, January 19, 2007, https://www.reuters.com/article/us-sirna-merck/merck-to-buy-sirna-for-1-1-billion-in-cash-idUSWEN841420061030; John Carroll, "Merck Writes Off RNAi, Punts Sirna to Alnylam for $175M," Fierce Biotech, January 13, 2014, https://www.fiercebiotech.com/financials/merck-writes-off-rnai-punts-sirna-to-alnylam-for-175m.

16 Peter Landers, "MS Drug's Epic Journey from Folklore to Lab," *Wall Street Journal*, June 22, 2010, https://www.wsj.com/articles/SB10001424052748704256304575320714138159240.

17 Pankaj K. Mandal and Derrick J. Rossi, "Reprogramming Human Fibroblasts to Pluripotency Using Modified mRNA," *Nature Protocols* 8 (2013): 568–582, https://www.nature.com/articles/nprot.2013.019.

18 Stéphane Bancel, "What If mRNA Could Be a Drug?" TEDx Talks, December 27, 2013, https://www.youtube.com/watch?v=T4-DMKNT7xI&t=290s.

19 Damian Garde, "Moderna's Top Scientist Steps Down Amid a Billion-Dollar R&D Push," Fierce Biotech, October 13, 2015, https://www.fiercebiotech.com/r-d/moderna-s-top-scientist-steps-down-amid-a-billion-dollar-r-d-push.

20 Elie Dolgin, "The Billion-Dollar Biotech," *Nature* 522 (June 4, 2015), https://www.nature.com/articles/522026a.

21 Damian Garde, "Ego, Ambition, and Turmoil: Inside One of Biotech's Most Secretive Startups," STAT, September 13, 2016, https://www.statnews.com/2016/09/13/moderna-therapeutics-biotech-mrna/.

22 "Moderna Announces $40 Million in Financing to Advance Development of New Biotherapeutic Modality: Messenger RNA Therapeutics," Moderna, December 6, 2012, https://www.prnewswire.com/news-releases/moderna-announces-40-million-in-financing-to-advance-development-of-new-biotherapeutic-modality-messenger-rna-therapeutics-182304241.html.

23 "AstraZeneca and Moderna Therapeutics Announce Exclusive Agreement to Develop Pioneering Messenger RNA Therapeutics in Cardiometabolic Diseases and Cancer," AstraZeneca, March 21, 2013, https://www.astrazeneca.com/media-centre/press-releases/2013/astrazezeca-moderna-therapeutics-cardiometabolic-diseases-cancer-treatment-21032013.html#.

24 Ben Hirschler, "AstraZeneca Cuts Another 2,300 Jobs in Sales, Admin," Reuters, March 21, 2013, https://www.reuters.com/article/us-astrazeneca-strategy/astrazeneca-cuts-another-2300-jobs-in-sales-admin-idUSBRE92K06V20130321.

第4章

1 "Battle of the Biotech Unicorns: CureVac vs. Moderna," YouTube, November 3, 2017, https://www.youtube.com/watch?v=-w7ULkppEVI.

2 Ben Miller, "Juno Therapeutics Completes $176M Fundraising Round; Bezos a Contributor," *Puget Sound Business Journal*, April 24, 2014, https://www.bizjournals.com/seattle/blog/health-care-inc/2014/04/juno-therapeutics-completes-176m-fund-raising.html.

3 "Moderna Announces License and Collaboration Agreement with Merck to Develop Messenger RNA-Based Antiviral Vaccines and Passive Immunity Therapies," Moderna, January 13, 2015, https://investors.modernatx.com/news-releases/news-release-details/moderna-announces-license-and-collaboration-agreement-merck.

4 Dan Primack, "The $3 Billion Startup That Wants to Help You to Make Medicines in Your Own Body," *Fortune*, January 8, 2015, https://fortune.com/2015/01/08/the-3-billion-startup-that-wants-to-help-you-to-make-medicines-in-your-own-cells/.

5 "Moderna Closes $450 Million Financing to Support Growth of Messenger RNA Therapeutics Platform across Diverse Therapeutic Areas," Moderna, January 5, 2015, https://www.prnewswire.com/news-releases/moderna-closes-450-million-financing-to-support-growth-of-messenger-rna-therapeutics-platform-across-diverse-therapeutic-areas-300015695.html.

6 Xinliang Fu et al., "Evidence of H10N8 Influenza Virus Infection among Swine in Southern China and Its Infectivity and Transmissibility in Swine," *Emerging Microbes & Infections* 9, no. 1 (2020): 88–94, https://www.ncbi.nlm.nih.gov/pmc/articles/PMC6968645/.

7 "Moderna Therapeutics Announces Transition to a Clinical Stage Company, Provides Business Updates and Outlines 2016 Strategic Priorities," Moderna, January 11, 2016, https://investors.modernatx.com/news/news-details/2016/Moderna-Therapeutics-Announces-Transition-to-a-Clinical-Stage-Company-Provides-Business-Update-and-Outlines-2016-Strategic-Priorities-01-11-2016/default.aspx.

8 "Moderna Therapeutics, Through Valera, Its Infectious Disease Venture, Announces Initial Grant of up to $20 Million to Advance mRNA-Based Antibody Combination to Help Prevent HIV Infection," Moderna, January 12, 2016, https://investors.modernatx.com/news-releases/news-release-details/moderna-therapeutics-through-valera-its-infectious-disease.

9 "Moderna Announces Funding Award from BARDA for $8 Million with Potential of Up to $125 Million to Accelerate Development of Zika Messenger RNA (mRNA) Vaccine," Moderna, September 7, 2016, https://investors.modernatx.com/news-releases/news-release-details/moderna-announces-funding-award-barda-8-million-potential-125.

10 Moderna draft registration statement filed with SEC, page 269: https://www.sec.gov/Archives/edgar/data/1682852/000095012318009220/fi lename1.htm.

11 Robert Weisman, "Moderna to Build $110 Million Drug Plant in Norwood," *Boston Globe*, September 21, 2016.

12 Madeleine Armstrong, "JP Morgan—Moderna Comes out of Stealth Mode," Evaluate Vantage, January 10, 2017, https://www.evaluate.com/vantage/articles/news/jp-morgan-moderna-comes-out-stealth-mode.

13 Jonathan D. Rockoff, "Startup Moderna Shows Promise in Vaccine Trial," *Wall Street Journal*, April 27, 2017, https://www.wsj.com/articles/startup-moderna-shows-promise-in-vaccine-trial-1493308801.

第5章

1 モデルナ株価情報、Yahoo! Finance, December 2018, https://finance.yahoo.com/quote/MRNA/history?period1=1478649600&period2=1636416000&interval=1d&filter=history&frequency=1d&includeAdjustedClose=true.

2 Charley Grant, "Record Biotech IPO May Be Worth the $7 Billion," *Wall Street Journal*, November 12, 2018, https://www.wsj.com/articles/record-biotech-ipo-may-be-worth-the-7-billion-1542043242.

3 Moderna Form S-1 Registration Statement, page 1: https://www.sec.gov/Archives/edgar/data/0001682852/000119312518323562/d577473ds1.htm.
4 Brian Gormley, "Biotech Startup Moderna Drops an Underwriter Ahead of IPO," *Wall Street Journal*, December 4, 2018, https://www.wsj.com/articles/biotech-startup-moderna-drops-an-underwriter-ahead-of-ipo-1543966659.
5 Matthew J. Belvedere, "George H W Bush's Funeral: Here's a Rundown of the Financial Markets That Are Open and Closed," CNBC, December 5, 2018, https://www.cnbc.com/2018/12/05/george-hw-bushs-funeral-rundown-of-financial-markets-open-and-closed.html.
6 Jessica Menton, "Stocks Stage Recovery after Dow Drops over 700 Points," *Wall Street Journal*, December 6, 2018, https://www.wsj.com/articles/stocks-stage-recovery-after-dow-drops-over-700-points-1544075565.
7 Corrie Driebusch and Jonathan D. Rockoff, "Moderna IPO Raises over $600 Million in Rocky Market," *Wall Street Journal*, December 6, 2018, https://www.wsj.com/articles/highly-anticipated-moderna-listing-is-seen-as-test-of-new-ipos-1544092200.
8 Moderna Amended Form S-1 Registration Statement, filed with SEC, December 4, 2018, page 326: https://www.sec.gov/Archives/edgar/data/0001682852/000119312518341958/d611137ds1a.htm.
9 Johnson & Johnson proxy statement filed with SEC, March 13, 2019, page 69: https://www.sec.gov/Archives/edgar/data/0000200406/000020040619000013/a2019jnjproxy.htm#s376F35B4455D5DC6B123B793F964E000.
10 Moderna proxy statement filed with SEC, May 15, 2019, page 19: https://www.sec.gov/Archives/edgar/data/0001682852/000119312519148153/d689184ddef14a.htm #toc689184 15.
11 "Opening Bell, December 7, 2018," CNBC, December 7, 2018, https://www.cnbc.com/video/2018/12/07/opening-bell-december-7-2018.html.
12 Corrie Driebusch and Kimberly Chin, "Moderna Declines in Public-Market Debut," *Wall Street Journal*, December 7, 2018, https://www.wsj.com/articles/moderna-declines-in-public-market-debut-1544204238.
13 モデルナ株価情報, Yahoo! Finance, https://finance.yahoo.com/quote/MRNA/history?period1=1478649600&period2=1636416000&interval=1d&filter=history&frequency=1d&includeAdjustedClose=true.
14 Transcript of Stéphane Bancel comments at J.P. Morgan Health Care Conference, January 13, 2020, CQ FD Disclosure, accessed via Factiva.

第6章

1 Barney Graham (@BarneyGrahamMD),「1月7日にステファン・バンセルCEOから『進捗があれば随時教えてください。私はチームに伝えて、配列をいただいたらすぐに作業を開始できるようにしておきます』と求められたのに応じる形で、2020年1月13日、推奨される修飾遺伝子配列をモデルナに共有しました」Twitter, January 13, 2021, 7:22 p.m., https://twitter.com/BarneyGrahamMD/status/1349512209370648578?s=20(グレアムから著者に確認済み)
2 "Novel 2019 Coronavirus Genome," Virological.org, https://virological.org/t/novel-2019-coronavirus-genome/319.
3 "Severe Acute Respiratory Syndrome Coronavirus 2 Isolate Wuhan-Hu-1, Complete Genome," GenBank, NCBI, https://www.ncbi.nlm.nih.gov/nuccore/MN908947.
4 Kizzmekia S. Corbett et al., "SARS-CoV-2 mRNA Vaccine Design Enabled by Prototype Pathogen Preparedness," *Nature*, August 5, 2020, https://www.nature.com/articles/s41586-020-2622-0.
5 Transcript of President's Coronavirus Task Force news conference, February 7, 2020, via Political Transcripts by CQ Transcriptions.
6 Moderna prospectus filed with the SEC February 10, 2020, page S-9: https://www.sec.gov/Archives/edgar/data/0001682852/000119312520029948/d871325d424b5.htm.

7 Moderna 8-K filed with SEC, February 11, 2020: https://www.sec.gov/Archives/edgar/data/0001682852/000119312520033357/d877577d8k.htm.
8 World Health Organization situation report, February 7, 2020, https://www.who.int/docs/default-source/coronaviruse/situation-reports/20200207-sitrep-18-ncov.pdf.
9 "Coronavirus Disease 2019 (COVID-19) Situation Report–32," World Health Organization, February 21, 2020, https://www.who.int/docs/default-source/coronaviruse/situation-reports/20200221-sitrep-32-covid-19.pdf?sfvrsn=4802d089_2.
10 "CDC Confirms 15th Case of Coronavirus Disease (COVID-19)," Centers for Disease Control and Prevention, February 13, 2020, https://www.cdc.gov/media/releases/2020/s0213-15th-coronavirus-case.html.
11 Amy Taxin, "U.S. Evacuees 'Relieved' about Quarantine on Military Base," AP, January 31, 2020, https://apnews.com/article/health-us-news-ap-top-news-virus-outbreak-ca-state-wire-4c2e04ef113497607ff 8e9302fac6a5d.
12 Suryatapa Bhattacharya, "Fear and Boredom Aboard the Quarantined Coronavirus Cruise Ship," *Wall Street Journal*, February 14, 2020, https://www.wsj.com/articles/fear-and-boredom-aboard-the-quarantined-coronavirus-cruise-ship-11581705677.
13 "Naming the Coronavirus Disease (COVID-19) and the Virus That Causes It," World Health Organization, February 11, 2020, https://www.who.int/emergencies/diseases/novel-coronavirus-2019/technical-guidance/naming-the-coronavirus-disease-(covid-2019)-and-the-virus-that-causes-it.

第7章

1 "9 Coronavirus Deaths Now Reported in Washington State," NPR, March 3, 2020, https://www.npr.org/sections/health-shots/2020/03/03/811690163/9-coronavirus-deaths-now-reported-in-washington-state.
2 Melanie Evans and Jon Kamp, "Nursing Home in Washington State Calls for More Help in Coronavirus Outbreak," *Wall Street Journal*, March 7, 2020, https://www.wsj.com/articles/nursing-home-in-washington-state-calls-for-more-help-in-coronavirus-outbreak-11583633846.
3 "Step 3: Clinical Research," FDA, January 4, 2018, https://www.fda.gov/patients/drug-development-process/step-3-clinical-research.
4 "Panel OKs Cervical Cancer Vaccine," CBS News, May 18, 2006, https://www.cbsnews.com/news/panel-oks-cervical-cancer-vaccine/.
5 Scott Hensley and Ron Winslow, "Pipeline Problem: Demise of a Blockbuster Drug Complicates Pfizer's Revamp," *Wall Street Journal*, December 4, 2006.
6 Moderna annual report filed with SEC, February 27, 2020, page 37, https://www.sec.gov/Archives/edgar/data/0001682852/000168285220000006/moderna10-k12312019.htm.
7 Peter Loftus, "Drugmaker Moderna Delivers First Experimental Coronavirus Vaccine for Human Testing," *Wall Street Journal*, February 24, 2020, https://www.wsj.com/articles/drugmaker-moderna-delivers-first-coronavirus-vaccine-for-human-testing-11582579099.
8 Megan Thielking and Helen Branswell, "CDC Expects 'Community Spread' of Coronavirus, as Top Official Warns Disruptions Could Be 'Severe,'" STAT, February 25, 2020, https://www z.statnews.com/2020/02/25/cdc-expects-community-spread-of-coronavirus-as-top-official-warns-disruptions-could-be-severe/.
9 Transcript of Trump news conference, February 26, 2020, Political Transcripts by CQ Transcriptions, via Factiva.
10 President Trump meeting with pharmaceutical executives on coronavirus, video and transcript, C-SPAN, March 2, 2020, https://www.c-span.org/video/?469926-1/president-trump-meeting-pharmaceutical-executives-coronavirus.
11 Kizzmekia S. Corbett, "Evaluation of the mRNA-1273 Vaccine against SARS-CoV-2 in Nonhuman Primates," *New England Journal of Medicine* 383 (October 15, 2020): 1544–1555, https://www.nejm.org/doi/full/10.1056/nejmoa2024671.

12 "Protocol for Lisa Jackson et al., 'An mRNA Vaccine against SARS-CoV-2—Preliminary Report,'" *New England Journal of Medicine* 383 (October 15, 2020): 1920–1931, https://www.nejm.org/doi/suppl/10.1056/NEJMoa2022483/suppl fi le/nejmoa2022483 protocol.pdf.
13 Peter Loftus, "Recruitment Begins for First Test of Experimental Coronavirus Vaccine," *Wall Street Journal*, March 4, 2020, https://www.wsj.com/articles/recruitment-begins-for-first-test-of-experimental-coronavirus-vaccine-11583358054.
14 Joseph Walker, Peter Loftus, and Jared S. Hopkins, "Scientists Rush to Find Coronavirus Cure —But It Still Isn't Fast Enough," *Wall Street Journal*, April 6, 2020, https://www.wsj.com/articles/inside-the-race-to-find-a-coronavirus-cure-11586189463.
15 "Coronavirus Disease 2019 (COVID-19) Situation Report–56," World Health Organization, March 16, 2020, https://www.who.int/docs/default-source/coronaviruse/situation-reports/20200316-sitrep-56-covid-19.pdf?sfvrsn=9fda7db2_6.
16 "March 10, 2020, Presidential Primary Results," Washington Secretary of State, March 20, 2020, https://results.vote.wa.gov/results/20200310/president-democratic-party.html.
17 "NCAA Cancels Men's and Women's Basketball Championships Due to Coronavirus Concerns," NCAA, March 17, 2020, https://www.ncaa.com/live-updates/basketball-men/d1/ncaa-cancels-mens-and-womens-basketball-championships-due.
18 Eric Morath and Sarah Chaney, "U.S. Employers Cut 701,000 Jobs in March," *Wall Street Journal*, April 3, 2020, https://www.wsj.com/articles/u-s-jobs-report-likely-to-show-start-of-record-labor-market-collapse-11585906617.
19 Jared S. Hopkins, "Coronavirus Pandemic Delays Testing of New Drugs," *Wall Street Journal*, March 27, 2020, https://www.wsj.com/articles/coronavirus-upends-testing-of-new-drugs-11585301412.
20 Peter Loftus, "How Eli Lilly Developed Covid-19 Drug in Pandemic's Long Shadow," *Wall Street Journal*, November 10, 2020, https://www.wsj.com/articles/how-eli-lilly-developed-a-covid-drug-in-the-pandemics-long-shadow-11605023414.
21 "Atlanta Site Added to NIH Clinical Trial of a Vaccine for COVID-19," National Institute of Allergy and Infectious Diseases, March 27, 2020, https://www.niaid.nih.gov/news-events/atlanta-site-added-nih-clinical-trial-vaccine-covid-19.
22 "NIH Clinical Trial of a Vaccine for COVID-19 Now Enrolling Older Adults," National Institute of Allergy and Infectious Diseases, April 17, 2020, https://www.niaid.nih.gov/news-events/nih-clinical-trial-vaccine-covid-19-now-enrolling-older-adults.
23 Jennifer Levitz and Paul Berger, "'I'm Sorry I Can't Kiss You'—Coronavirus Victims Are Dying Alone," *Wall Street Journal*, April 10, 2020, https://www.wsj.com/articles/im-sorry-i-cant-kiss-youcoronavirus-victims-are-dying-alone-11586534526.
24 Rebecca Ballhaus and Jared S. Hopkins, "Trump Pushes Broader Use of Hydroxychloroquine against Coronavirus," *Wall Street Journal*, April 6, 2020, https://www.wsj.com/articles/trump-pushes-broader-use-of-hydroxychloroquine-against-coronavirus-11586194581.
25 Barney Graham (@BarneyGrahamMD),「2020年5月9日、ヴァンダービルト大学のジム・チャペルとマーク・デニソンから電話がありました。彼らはBL3研究室で生きたSARS-CoV-2に対するワクチン接種者の血清の中和活性を測定しており、私に結果を報告し、グラフを示してくれました。その効力は予想以上でした」Twitter, May 9, 2021, 11:24 a.m., https://twitter.com/BarneyGrahamMD/status/1391413877427089413?s=20.
26 Peter Loftus, "Moderna Says Initial Covid-19 Vaccine Results Are Positive," *Wall Street Journal*, May 18, 2020, https://www.wsj.com/articles/moderna-says-initial-covid-19-vaccine-results-are-positive-11589805115.

第8章

1 "Moderna Announces Pricing of Public Offering of Shares of Common Stock," Moderna, May 18, 2020, https://investors.modernatx.com/news-releases/news-release-details/moderna-announces-pricing-public-offering-shares-common-stock-0.

2 Peter Loftus, "Moderna Gets U.S. Funding for Development, Manufacturing of Experimental Coronavirus Vaccine," *Wall Street Journal*, April 16, 2020, https://www.wsj.com/articles/u-s-awards-up-to-483-million-to-moderna-to-accelerate-coronavirus-vaccine-development-and-production-11587075412.
3 BARDA contract, p. 4: https://www.hhs.gov/sites/default/fi les/moderna-75a50120c00034.pdf.
4 Transcript of House Energy and Commerce subcommittee on health hearing, May 14, 2020, Political Transcripts by CQ Transcriptions, via Factiva.
5 "Moderna and Lonza Announce Worldwide Strategic Collaboration to Manufacture Moderna' s Vaccine (mRNA-1273) against Novel Coronavirus," Moderna, May 1, 2020, https://investors.modernatx.com/news-releases/news-release-details/moderna-and-lonza-announce-worldwide-strategic-collaboration.

第9章

1 David M. Oshinsky, *Polio: An American Story* (New York: Oxford University Press, 2005).
2 R. E. Neustadt and H. V. Fineberg, *The Swine Flu Affair: Decision-Making on a Slippery Disease* (Washington, DC: National Academies Press, 1978), https://www.ncbi.nlm.nih.gov/books/NBK219595/.
3 Betsy McKay, "U.S. Urges H1N1 Shots as Supplies Surge," *Wall Street Journal*, December 23, 2009, https://www.wsj.com/articles/SB126150314633801635.
4 Jeanne Whalen, "Novartis Seeks Payment for Cancelled Orders," *Wall Street Journal*, May 6, 2020, https://www.wsj.com/articles/SB10001424052748703322204575226463473239880.
5 Alan Fram and Jonathan Lemire, "Trump: Why Allow Immigrants from 'Shithole Countries'?" AP, January 12, 2018, https://apnews.com/article/immigration-north-america-donald-trump-ap-top-news-international-news-fdda2ff 0b877416c8ae1c1a77a3cc425.
6 Transcript, President Donald Trump Delivers Remarks on Vaccine Development, May 15, 2020, Political Transcripts by CQ Transcriptions, via Factiva.
7 "Leading Causes of Death," Centers for Disease Control and Prevention, https://www.cdc.gov/nchs/fastats/leading-causes-of-death.htm.
8 Elizabeth Weise, "Moncef Slaoui, Ex-Pharma Exec Tapped by Trump to Lead Vaccine Group, Will Divest $10M Stock Options," *USA Today*, May 18, 2020, https://www.usatoday.com/story/news/2020/05/18/trumps-coronavirus-vaccine-lead-moncef-slaoui-divests-moderna-options/5215507002/.
9 調査会社InsiderScoreから著者に提供されたデータ。
10 Transcript of Moderna first-quarter earnings conference call, May 7, 2020, CQ FD Disclosure, via Factiva.
11 Moderna Executive Retention Agreement, filed with SEC, March 29, 2020, https://www.sec.gov/Archives/edgar/data/1682852/000119312520089933/d905037dex101.htm.
12 Moderna quarterly report filed with SEC, August 6, 2020, page 119, https://www.sec.gov/ix?doc=/Archives/edgar/data/0001682852/000168285220000017/mrna-20200630.htm.
13 Bojan Pancevski and Jared S. Hopkins, "How Pfizer Partner BioNTech Became a Leader in Coronavirus Vaccine Race," *Wall Street Journal*, October 22, 2020, https://www.wsj.com/articles/how-pfizer-partner-biontech-became-a-leader-in-coronavirus-vaccine-race-11603359015.
14 Transcript of House Energy and Commerce subcommittee hearing, July 21, 2020, Political Transcripts by CQ Transcriptions, via Factiva.
15 フランシス・コリンズ所長の電子メール、May 3, 2020, バズフィード・ニュースのジェイソン・レオポルドが情報公開法を通じて入手。page 730: https://s3.documentcloud.org/documents/20793561/leopold-nih-foia-anthony-fauci-emails.pdf.
16 Lawrence Corey et al., "A Strategic Approach to COVID-19 Vaccine R&D," *Science* 368, no. 6494 (May 11, 2020): 948–950, https://www.science.org/doi/10.1126/science.abc5312.
17 Peter Loftus, "Coronavirus Vaccine Candidates' Pivotal U.S. Testing to Start This Summer,"

Wall Street Journal, June 10, 2020, https://www.wsj.com/articles/coronavirus-vaccine-candidates-pivotal-u-s-testing-to-start-this-summer-11591781405.
18 "RotaTeq," Merck Vaccines, https://www.merckvaccines.com/rotateq/rotavirus-study/safety-profile/.
19 Peter Loftus, "Coronavirus Vaccine Front-Runners Emerge, Rollouts Weighed," *Wall Street Journal*, May 17, 2020, https://www.wsj.com/articles/coronavirus-vaccine-frontrunners-emerge-rollouts-weighed-11589707803.
20 著者への電子メール、June 2, 2020.

第10章

1 Jacqueline Howard and Elizabeth Cohen, "Georgia News Anchor Receives First Shot in US Phase 3 Trial of a Covid Vaccine: 'I Never Thought That I'd Do Something Like This,'" CNN, July 28, 2020, https://www.cnn.com/2020/07/27/health/coronavirus-vaccine-dawn-baker-feature/index.html.
2 "Moderna Announces Expansion of BARDA Agreement to Support Larger Phase 3 Program for Vaccine (mRNA-1273) against Covid-19," Moderna, July 26, 2020, https://investors.modernatx.com/news-releases/news-release-details/moderna-announces-expansion-barda-agreement-support-larger-phase.
3 "Risk for COVID-19 Infection, Hospitalization, and Death by Race/Ethnicity," Centers for Disease Control and Prevention, November 22, 2021, https://www.cdc.gov/coronavirus/2019-ncov/covid-data/investigations-discovery/hospitalization-death-by-race-ethnicity.html#footnote03.
4 Leo Lopez et al., "Racial and Ethnic Health Disparities Related to COVID-19," *Journal of the American Medical Association* 325, no. 8 (January 22, 2021): 719–720, https://jamanetwork.com/journals/jama/fullarticle/2775687.
5 "The U.S. Public Health Service Syphilis Study at Tuskegee," Centers for Disease Control and Prevention, https://www.cdc.gov/tuskegee/timeline.htm.
6 Rebecca Skloot, *The Immortal Life of Henrietta Lacks* (New York: Crown, 2011).
7 "Weekly Updates by Select Demographic and Geographic Characteristics," Centers for Disease Control and Prevention, https://www.cdc.gov/nchs/nvss/vsrr/covid weekly/index.htm.
8 "More Than 10,000 COVID-19 Cases Reported as Walt Disney World Reopens to Public," Clickorlando.com, July 11, 2020, https://www.clickorlando.com/news/local/2020/07/11/covid-19-cases-rise-as-walt-disney-world-reopens-to-public/.
9 Peter Loftus, "Surging Covid-19 Cases in U.S., Other Countries Could Speed Up Vaccine Studies," *Wall Street Journal*, July 27, 2020, https://www.wsj.com/articles/surging-covid-19-cases-in-u-s-other-countries-could-speed-up-vaccine-studies-11595842201.
10 Lisa A. Jackson et al., "An mRNA Vaccine against SARS-CoV-2—Preliminary Report," *New England Journal of Medicine* 383 (November 12, 2020): 1920–1931, https://www.nejm.org/doi/full/10.1056/nejmoa2022483.
11 Peter Loftus, "As Covid-19 Vaccine Development Pushes Ahead, Researchers Probe Safety," *Wall Street Journal*, July 12, 2020, https://www.wsj.com/articles/as-covid-19-vaccine-development-pushes-ahead-researchers-probe-safety-11594546201.
12 Peter Loftus and Jared S. Hopkins, "Moderna, Pfizer Coronavirus Vaccines Begin Final-Stage Testing," *Wall Street Journal*, July 27, 2020, https://www.wsj.com/articles/modernas-coronavirus-vaccine-begins-fi nal-stage-testing-11595854440.
13 Jared S. Hopkins and Chris Wack, "Pfizer, BioNTech Get $1.95 Billion Covid-19 Vaccine Order from U.S. Government," *Wall Street Journal*, July 22, 2020, https://www.wsj.com/articles/pfizer-biontech-get-1-95-billion-covid-19-vaccine-order-from-u-s-government-11595418221.
14 "CDC Vaccine Price List," Centers for Disease Control and Prevention, https://www.cdc.gov/

vaccines/programs/vfc/awardees/vaccine-management/price-list/index.html.
15 Jared S. Hopkins and Peter Loftus, "Pharma Companies Split on Coronavirus Vaccine Pricing Plans," *Wall Street Journal*, July 21, 2020, https://www.wsj.com/articles/pharma-companies-split-on-coronavirus-vaccine-pricing-plans-11595367562.
16 Peter Loftus, "Covid-19 Vaccine Makers Signal Prices," *Wall Street Journal*, August 5, 2020, https://www.wsj.com/articles/covid-19-vaccine-makers-signal-prices-11596648639.
17 Jared S. Hopkins, "Moderna Inks $1.5 Billion Coronavirus Vaccine Deal with U.S.," *Wall Street Journal*, August 11, 2020, https://www.wsj.com/articles/moderna-inks-1-5-billion-coronavirus-vaccine-deal-with-u-s-11597190519.
18 Peter Loftus, "Moderna Says Covid-19 Vaccine Shows Signs of Working in Older Adults," *Wall Street Journal*, August 26, 2020, https://www.wsj.com/articles/moderna-says-covid-19-vaccine-shows-signs-of-working-in-older-adults-11598452800.
19 "COVE Study," Moderna, October 21, 2020, https://www.modernatx.com/sites/default/fi les/content documents/2020-COVE-Study-Enrollment-Completion-10.22.20.pdf.

第11章

1 Shannon Mullen O'Keefe, "One in Three Americans Would Not Get COVID-19 Vaccine," Gallup, August 7, 2020, https://news.gallup.com/poll/317018/one-three-americans-not-covid-vaccine.aspx.
2 "Poll: Most Americans Worry Political Pressure Will Lead to Premature Approval of a COVID-19 Vaccine; Half Say They Would Not Get a Free Vaccine Approved Before Election Day," KFF, September 10, 2020, https://www.kff.org/coronavirus-covid-19/press-release/poll-most-americans-worry-political-pressure-will-lead-to-premature-approval-of-a-covid-19-vaccine-half-say-they-would-not-get-a-free-vaccine-approved-before-election-day/.
3 Dan Levine and Marisa Taylor, "Exclusive: Top FDA Official Says Would Resign If Agency Rubber-Stamps an Unproven COVID-19 Vaccine," Reuters, August 20, 2020, https://www.reuters.com/article/us-health-coronavirus-vaccines-fda-exclu/exclusive-top-fda-official-says-would-resign-if-agency-rubber-stamps-an-unproven-covid-19-vaccine-idUSKBN25H03H.
4 Peter Loftus and Jared S. Hopkins, "Covid-19 Vaccine Developers Prepare Joint Pledge on Safety, Standards," *Wall Street Journal*, September 4, 2020, https://www.wsj.com/articles/covid-19-vaccine-developers-prepare-joint-pledge-on-safety-standards-11599257729.
5 Peter Loftus and Maura Orru, "AstraZeneca Pauses Covid-19 Vaccine Trial after Illness in a U.K. Subject," *Wall Street Journal*, September 9, 2020, https://www.wsj.com/articles/astrazeneca-pauses-covid-19-vaccine-trial-after-illness-in-a-u-k-subject-11599608962.
6 Peter Loftus, "Johnson & Johnson Pauses Covid-19 Vaccine Trials Due to Sick Subject," *Wall Street Journal*, October 13, 2020, https://www.wsj.com/articles/johnson-johnson-pauses-covid-19-vaccine-trials-due-to-sick-subject-11602555101.
7 Thomas M. Burton and Rebecca Ballhaus, "White House Agrees to FDA's Guidelines for Vetting Covid-19 Vaccines," *Wall Street Journal*, October 6, 2020, https://www.wsj.com/articles/white-house-agrees-to-fdas-guidelines-for-vetting-covid-19-vaccines-11602011953.
8 Eric Topol (@EricTopol),「#SARSCoV2のワクチンメーカーは透明性がなく、リスクは大きい。今後数週間で治験参加者募集を完了する@pfizerと@moderna_txに呼びかけ、データ解析計画、中止規則、有効性の統計的想定、DSMB名簿を公開するよう求めているところです。我々には知る必要がある」Twitter, September 12, 2020, 1:05 p.m., https://twitter.com/EricTopol/status/1304828376801189890?s=20.
9 Alaric Dearment, "Moderna Publishes Phase III Covid-19 Vaccine Study Protocol as Trial Enrolls More Than 80% of Participants," *MedCity News*, September 17, 2020, https://medcitynews.com/2020/09/moderna-publishes-phase-iii-covid-19-vaccine-study-protocol-as-trial-enrolls-more-than-80-of-participants/.
10 "Clinical Study Protocol," Moderna, August 20, 2020, https://www.modernatx.com/sites/default/fi les/mRNA-1273-P301-Protocol.pdf.

11 Moderna quarterly report filed with SEC, August 6, 2020, page 92: https://www.sec.gov/ix?doc = /Archives/edgar/data/0001682852/000168285220000017/mrna-20200630.htm.
12 Peter Loftus and Denise Roland, "By Adding Patents, Drugmaker Keeps Cheaper Humira Copies Out of U.S.," *Wall Street Journal*, October 16, 2020, https://www.wsj.com/articles/biosimilar-humira-goes-on-sale-in-europe-widening-gap-with-u-s-1539687603.
13 Peter Loftus, "Lucrative Drug Niche Sparks Legal Scramble," *Wall Street Journal*, July 20, 2014, https://www.wsj.com/articles/lucrative-drug-niche-sparks-legalscramble-1405898259.
14 Angus Liu, "Pfizer-BioNTech, Regeneron Sued for Patent Infringement with COVID-19 Products," Fierce Pharma, October 6, 2020, https://www.fiercepharma.com/pharma/pfizer-biontech-regeneron-sued-for-infringement-allele-s-patent-their-covid-19-products.
15 United States Patent no. US 10,702,600 B1, July 7, 2020, https://www.modernatx.com/sites/default/fi les/US10702600.pdf.
16 United States Patent no. US 10,703,789 B2, July 7, 2020, https://www.modernatx.com/sites/default/fi les/US10703789.pdf.
17 Peter Loftus, "Moderna Vows to Not Enforce Covid-19 Vaccine Patents during Pandemic," *Wall Street Journal*, October 8, 2020, https://www.wsj.com/articles/moderna-vows-to-not-enforce-covid-19-vaccine-patents-during-pandemic-11602154805.
18 "Moderna Loses Key Patent Challenge," *Nature Biotechnology* 38 (September 4, 2020): 1009, https://www.nature.com/articles/s41587-020-0674-1.
19 Sheryl Gay Stolberg and Rebecca Robbins, "Moderna and U.S. at Odds over Vaccine Patent Rights," *New York Times*, November 9, 2021, https://www.nytimes.com/2021/11/09/us/moderna-vaccine-patent.html.
20 Moderna filing with the U.S. Patent and Trademark Office, August 21, 2020, https://www.nytimes.com/interactive/2021/11/09/us/moderna-patent-filing.html.
21 "Moderna Completes Enrollment of Phase 3 Cove Study of mRNA Vaccine against Covid-19 (mRNA-1273)," Moderna, October 22, 2020, https://investors.modernatx.com/news-releases/news-release-details/moderna-completes-enrollment-phase-3-cove-study-mrna-vaccine.
22 Tamara Keith et al., "Trump Takes 'Precautionary' Treatment after He and First Lady Test Positive for Virus," NPR, October 2, 2020, https://www.npr.org/sections/latest-updates-trump-covid-19-results/2020/10/02/919385151/president-trump-and-first-lady-test-positive-for-covid-19.

第12章

1 Steven Joffe et al., "Data and Safety Monitoring of COVID-19 Vaccine Clinical Trials," *Journal of Infectious Diseases* 224, no. 12 (December 15, 2021): 1995–2000, https://academic.oup.com/jid/advance-article/doi/10.1093/infdis/jiab263/6278127.
2 Steven Joffe et al., "Data and Safety Monitoring of COVID-19 Vaccine Clinical Trials."
3 ランド・リチャーズ・クーパーによるスティーヴン・ホーグのインタビュー ("The Moderna Era"), Amherst College, June 28, 2021, https://www.amherst.edu/amherst-story/magazine/issues/2021-summer/the-moderna-era.
4 Peter Loftus, "Moderna's Covid-19 Vaccine Is 94.5% Effective in Early Results, Firm Says," *Wall Street Journal*, November 16, 2020, https://www.wsj.com/articles/moderna-says-its-covid-19-vaccine-was-94-5-effective-in-latest-trial-11605528008.
5 ラリー・コーリーの電子メール、著者が確認。
6 Peter Loftus, "Moderna Asks Health Regulators to Authorize Its Covid-19 Vaccine," *Wall Street Journal*, November 30, 2020, https://www.wsj.com/articles/moderna-to-ask-health-regulators-to-authorize-its-covid-19-vaccine-11606737602.
7 Peter Loftus, Jared S. Hopkins, and Bojan Pancevski, "Moderna and Pfizer Are Reinventing Vaccines, Starting with Covid," *Wall Street Journal*, November 17, 2020, https://www.wsj.com/articles/moderna-and-pfizer-are-reinventing-vaccines-starting-with-covid-11605638892.

第13章

1 Thomas M. Burton and Joseph Walker, "Next Stop for Covid-19 Vaccines: FDA Review," *Wall Street Journal*, November 19, 2020, https://www.wsj.com/articles/next-stop-for-covid-19-vaccines-fda-review-11605792716.

2 Thomas M. Burton, "FDA Head Defends Covid-19 Vaccine-Approval Process," *Wall Street Journal*, December 2, 2020, https://www.wsj.com/articles/fda-head-defends-covid-19-vaccine-approval-process-11606954168.

3 Transcript of Vice President Pence in roundtable with restaurant executives, May 22, 2020, Political Transcripts by CQ Transcriptions, via Factiva.

4 Department of Health and Human Services fact sheet, June 16, 2020, 著者コピー。

5 CDC slide presentation, July 29, 2020: https://www.cdc.gov/vaccines/acip/meetings/downloads/slides-2020-07/COVID-07-Mbaeyi-508.pdf.

6 Moderna Form 8-K filed with SEC September 18, 2020, https://www.sec.gov/ix?doc=/Archives/edgar/data/0001682852/000168285220000019/mrna-20200918.htm.

7 Transcript of Moderna appearance at Piper Sandler Healthcare Conference, December 2, 2020, CQ FD Disclosure, via Factiva.

8 Costas Paris, "Supply-Chain Obstacles Led to Last Month's Cut to Pfizer's Covid-19 Vaccine-Rollout Target," *Wall Street Journal*, December 3, 2020, https://www.wsj.com/articles/pfizer-slashed-its-covid-19-vaccine-rollout-target-after-facing-supply-chain-obstacles-11607027787.

9 Peter Loftus, "Early Coronavirus Vaccine Supplies Likely Won't Be Enough for Everyone at High Risk," *Wall Street Journal*, August 6, 2020, https://www.wsj.com/articles/early-coronavirus-vaccine-supplies-likely-wont-be-enough-for-everyone-at-high-risk-11596706202.

10 Peter Loftus, Jared S. Hopkins, and Betsy McKay, "CDC Panel Recommends Giving First Covid-19 Vaccines to Health Workers, Nursing Homes," *Wall Street Journal*, December 1, 2020, https://www.wsj.com/articles/cdc-panel-recommends-giving-first-covid-vaccines-to-health-workers-nursing-homes-11606862069.

11 Jared S. Hopkins, "Covid-19 Vaccine Race Turns Deep Freezers into a Hot Commodity," *Wall Street Journal*, September 4, 2020, https://www.wsj.com/articles/covid-19-vaccine-race-turns-deep-freezers-into-a-hot-commodity-11599217201.

12 Peter Loftus, "Moderna's Covid-19 Vaccine Could Widen Immunization Effort," *Wall Street Journal*, December 18, 2020, https://www.wsj.com/articles/modernas-covid-19-vaccine-could-widen-immunization-effort-11608287402.

13 Jared S. Hopkins and Thomas M. Burton, "Pfizer, BioNTech Covid-19 Vaccine Is Authorized in the U.S.," *Wall Street Journal*, December 11, 2020, https://www.wsj.com/articles/pfizer-biontech-covid-19-vaccine-is-authorized-in-the-u-s-11607740101.

14 Thomas M. Burton and Jared S. Hopkins, "FDA Panel Endorses Covid-19 Vaccine," *Wall Street Journal*, December 11, 2020, https://www.wsj.com/articles/fda-advisory-panel-takes-up-pfizer-biontech-covid-19-vaccine-11607596201.

15 Thomas M. Burton and Peter Loftus, "FDA Finds Moderna Covid-19 Vaccine Highly Effective," *Wall Street Journal*, December 15, 2020, https://www.wsj.com/articles/modernas-covid-19-vaccine-is-next-in-line-for-authorization-11608028201.

16 FDA Briefing Document, Moderna Covid-19 Vaccine, page 6, https://www.fda.gov/media/144434/download.

17 Moderna Briefing Document submitted to FDA, https://www.fda.gov/media/144452/download.

18 Transcript of FDA Vaccines and Related Biological Products Advisory Committee Meeting, December 17, 2020, https://www.fda.gov/media/145466/download.

19 Vaccine and Related Biological Products Advisory Committee, "Food and Drug Administration (FDA) Center for Biologics Evaluation and Research (CBER) 63rd Meeting of the Vaccines and Related Biological Products Advisory Committee," YouTube, December 17, 2020, https://www.youtube.com/watch?v=I4psAfbUtC0&t=13s.

20 FDAの承認レター（12月18日付けレターが掲載されていたが、同サイトには現在、更新版の承認レターも含まれている、October 20, 2021）、https://www.fda.gov/media/144636/download.
21 Nicole Acevedo, "December Was the Deadliest, Most Infectious Month since the Start of the Pandemic," NBC News, January 1, 2021, https://www.nbcnews.com/news/us-news/december-was-deadliest-most-infectious-month-start-pandemic-n1252645.
22 Alexander Bolton and Scott Wong, "Congress Close to Coronavirus Deal That Includes Stimulus Checks," *The Hill*, December 16, 2020, https://thehill.com/homenews/senate/530435-congress-close-to-coronavirus-deal-that-includes-stimulus-checks.
23 "Federal Grand Jury Charges Six with Conspiracy to Kidnap the Governor of Michigan," United States Department of Justice, December 17, 2020, https://www.justice.gov/usao-wdmi/pr/2020 1217 fox et al.
24 Billy Kobin and Joe Sonka, "US Supreme Court Declines to Review Beshear's Order Halting In-Person Classes at Religious Schools," *Louisville Courier Journal*, December 17, 2020, https://www.courier-journal.com/story/news/education/2020/12/17/us-supreme-court-rules-kentucky-gov-beshears-person-class-ban/6490425002/.
25 Richard Wike, Janell Fetterolf, and Mara Mordecai, "U.S. Image Plummets Internationally as Most Say Country Has Handled Coronavirus Badly," Pew Research Center, September 15, 2020, https://www.pewresearch.org/global/2020/09/15/us-image-plummets-internationally-as-most-say-country-has-handled-coronavirus-badly/.

第14章

1 "The NIH Clinical Center—The 'House of Hope,'" National Institutes of Health, August 17, 2017, https://www.niams.nih.gov/about/about-the-director/letter/nih-clinical-center-house-hope.
2 "Secretary Azar and Doctors Fauci and Collins Receive Covid-19 Vaccine," C-SPAN video and transcript, December 22, 2020, https://www.c-span.org/video/?507498-1/secretary-azar-doctors-fauci-collins-receive-covid-19-vaccine.
3 Peter Loftus and Charles Passy, "U.S. Starts Delivery of Moderna's Covid-19 Vaccine," *Wall Street Journal*, December 20, 2020, https://www.wsj.com/articles/u-s-starts-rollout-of-modernas-covid-19-vaccine-11608460200.
4 Jared S. Hopkins, "Pfizer to Complete First Covid-19 Vaccine Shipments in U.S.," *Wall Street Journal*, December 16, 2020, https://www.wsj.com/articles/covid-19-vaccine-latest-updates-12-16-2020-11608142583.
5 Peter Loftus and Charles Passy, "U.S. Starts Delivery of Moderna's Covid-19 Vaccine," *Wall Street Journal*, December 20, 2020, https://www.wsj.com/articles/u-s-starts-rollout-of-modernas-covid-19-vaccine-11608460200.
6 Peter Loftus, "Moderna to Offer Its Covid-19 Vaccine to Workers, Contractors and Board," *Wall Street Journal*, December 29, 2020, https://www.wsj.com/articles/moderna-to-offering-its-covid-19-vaccine-to-workers-contractors-board-11609281794.
7 Interview with Stéphane Bancel, Science History Institute, June 7, 2021, https://www.sciencehistory.org/distillations/podcast/interview-with-stephane-bancel.
8 "University of Pennsylvania mRNA Biology Pioneers Receive COVID-19 Vaccine Enabled by Their Foundational Research," Penn Medicine News, December 23, 2020, https://www.pennmedicine.org/news/news-releases/2020/december/penn-mrna-biology-pioneers-receive-covid19-vaccine-enabled-by-their-foundational-research.
9 "Dolly Parton Sings and Gets COVID Vaccine Shot," YouTube, March 3, 2021, https://www.youtube.com/watch?v=OjbSWebA3Ko.
10 Dana Rebik, "'I'm Going to Cry Now, Happy Tears': Despite Hurdles, Seniors and Essential Workers Get Covid Vaccine Shots," WGNTV, February 4, 2021, https://wgntv.com/news/coronavirus/im-going-to-cry-now-happy-tears-despite-hurdles-seniors-and-essential-workers-get-covid-vaccine-shots/.

11 Morgan O'Hanlon, "'Scheduling Angels' Are Scouring the Internet to Book Vaccine Appointments for Strangers," *Texas Monthly*, February 24, 2021, https://www.texasmonthly.com/news-politics/scheduling-angels-are-scouring-the-internet-to-book-vaccine-appointments-for-strangers/.

12 "15.4 Million Doses of COVID-19 Vaccines Distributed, 4.5 Million Administered: U.S. CDC," Reuters, January 4, 2021, https://www.reuters.com/article/us-health-coronavirus-usa-cdc/15-4-million-doses-of-covid-19-vaccines-distributed-4-5-million-administered-u-s-cdc-idUSKBN299265.

13 "Moderna Provides Covid-19 Vaccine Supply Update," Moderna, January 4, 2021, https://investors.modernatx.com/news-releases/news-release-details/moderna-provides-covid-19-vaccine-supply-update.

14 Peter Loftus and Paul Vieira, "Vaccine Manufacturing Issues Force Moderna to Cut Supplies to Canada, U.K.," *Wall Street Journal*, April 16, 2021, https://www.wsj.com/articles/vaccine-manufacturing-issues-force-moderna-to-cut-supplies-to-canada-u-k-11618600046.

15 "U.S. Government Purchases Additional 100 Million Doses of Moderna's Covid-19 Vaccine," Moderna, February 11, 2021, https://investors.modernatx.com/news-releases/news-release-details/us-government-purchases-additional-100-million-doses-modernas.

16 "On-the-Record Press Call by Office of Science and Technology Policy Director Dr. Eric Lander and NSC Director for Global Health Security and Biodefense Dr. Beth Cameron on American Pandemic Preparedness," The White House, September 3, 2021, https://www.whitehouse.gov/briefing-room/press-briefings/2021/09/03/on-the-record-press-call-by-office-of-science-and-technology-policy-director-dr-eric-lander-and-nsc-director-for-global-health-security-and-biodefense-dr-beth-cameron-on-american-pandemic-preparedne/.

17 Jeff Mason, "Operation Warp Speed Chief Adviser Resigns, Biden's Transition Official Says," Reuters, January 12, 2021, https://www.reuters.com/article/us-health-coronavirus-slaoui/operation-warp-speed-chief-adviser-resigns-bidens-transition-official-says-idUSKBN29I097.

18 "Moncef Slaoui Departs Galvani Bioelectronics Board of Directors," GSK, March 24, 2021, https://us.gsk.com/en-us/media/press-releases/moncef-slaoui-departs-galvani-bioelectronics-board-of-directors/.

19 "Statement from Dr. Moncef Slaoui," PR Newswire, March 24, 2021, https://www.prnewswire.com/news-releases/statement-from-dr-moncef-slaoui-301255362.html.

20 Peter Loftus and Thomas M. Burton, "J&J Covid-19 Vaccine Authorized for Use in U.S.," *Wall Street Journal*, February 27, 2021, https://www.wsj.com/articles/j-j-covid-19-vaccine-authorized-for-use-in-u-s-11614467922.

21 Peter Loftus and Thomas M. Burton, "U.S. Seeks to Pause J&J Covid-19 Vaccine Use after Rare Blood-Clot Cases," *Wall Street Journal*, April 13, 2021, https://www.wsj.com/articles/u-s-seeks-to-pause-j-j-covid-19-vaccine-use-amid-clotting-reports-11618313210.

22 Peter Loftus, "Covid-19 Vaccine Manufacturing in U.S. Races Ahead," *Wall Street Journal*, March 21, 2021, https://www.wsj.com/articles/covid-19-vaccine-manufacturing-in-u-s-races-ahead-11616328001.

23 Peter Loftus and Matt Grossman, "Moderna Turns First Profit, Boosted by Its Covid-19 Vaccine," *Wall Street Journal*, May 6, 2021, https://www.wsj.com/articles/moderna-turns-first-ever-profit-boosted-by-its-covid-19-vaccine-11620302289.

24 Sumedha Gupta et al., "Vaccinations against COVID-19 May Have Averted up to 140,000 Deaths in the United States," *Health Affairs* 40, no. 9 (August 18, 2021): 1465–1472, https://www.healthaffairs.org/doi/abs/10.1377/hlthaff.2021.00619.

25 "Interim Estimates of Vaccine Effectiveness of BNT162b2 and mRNA-1273 COVID-19 Vaccines in Preventing SARS-CoV-2 Infection among Health Care Personnel, First Responders, and Other Essential and Frontline Workers—Eight U.S. Locations, December 2020–March 2021," Centers for Disease Control and Prevention, April 2, 2021, https://www.cdc.gov/mmwr/volumes/70/wr/mm7013e3.htm.

26 "Hospital Pharmacist Sentenced for Attempt to Spoil Hundreds of COVID Vaccine Doses," US Food and Drug Administration, June 8, 2021, https://www.fda.gov/inspections-compliance-enforcement-and-criminal-investigations/press-releases/hospital-pharmacist-sentenced-attempt-spoil-hundreds-covid-vaccine-doses.
27 Nouran Salahieh, "After Allergic Reactions at 1 Clinic, California Pauses Use of Large Batch of Moderna COVID-19 Vaccine," KTLA.com, January 17, 2021, https://ktla.com/news/california/after-allergic-reactions-at-1-clinic-california-pauses-use-of-more-than-330k-doses-of-moderna-covid-19-vaccine/.
28 "Use of COVID-19 Vaccines after Reports of Adverse Events among Adult Recipients of Janssen (Johnson & Johnson) and mRNA COVID-19 Vaccines (Pfizer-BioNTech and Moderna): Update from the Advisory Committee on Immunization Practices—United States, July 2021," Centers for Disease Control and Prevention, August 13, 2021, https://www.cdc.gov/mmwr/volumes/70/wr/mm7032e4.htm.
29 Peter Loftus, "Covid-19 Vaccines and Myocarditis Link Probed by Researchers," *Wall Street Journal*, November 7, 2021, https://www.wsj.com/articles/researchers-probe-link-between-covid-19-vaccines-and-myocarditis-11636290002.
30 Hannah Rosenblum, "COVID-19 Vaccines in Adults: Benefit-Risk Discussion," Centers for Disease Control and Prevention, July 22, 2021, https://www.cdc.gov/vaccines/acip/meetings/downloads/slides-2021-07/05-COVID-Rosenblum-508.pdf.
31 "Joint Statement from Moderna and Takeda on the Investigation of Suspended Lots of Moderna's Covid-19 Vaccine in Japan," Moderna, September 1, 2021, https://investors.modernatx.com/news-releases/news-release-details/joint-statement-moderna-and-takeda-investigation-suspended-lots.
32 Yuka Hayashi and Jared S. Hopkins, "U.S. Backs Waiver of Intellectual Property Protection for Covid-19 Vaccines," *Wall Street Journal*, May 6, 2021, https://www.wsj.com/articles/u-s-backs-waiver-of-intellectual-property-protection-for-covid-19-vaccines-11620243518.
33 Jared S. Hopkins and Peter Loftus, "Covid-19 Vaccine Makers Press Countries to Oppose Patent Waiver," *Wall Street Journal*, May 26, 2021, https://www.wsj.com/articles/covid-19-vaccine-makers-press-countries-to-oppose-patent-waiver-11622021402.
34 "Free the Vaccine Resolution," Cambridgema.gov, May 3, 2021, https://cambridgema.iqm2.com/Citizens/Detail_LegiFile.aspx?ID=13956&highlightTerms=Moderna.
35 Transcript of Moderna first-quarter earnings call, May 6, 2021, VIQ FD Disclosure, via Factiva.
36 Transcript of Moderna first-quarter earnings call, May 6, 2021.
37 Transcript of Moderna appearance at CECP Biopharma CEO Investor Forum, VIQ FD Disclosure, June 7, 2021, via Factiva.
38 オックスファム声明の著者コピー、December 18, 2020.
39 Bojan Pancevski, "Moderna to Deliver Covid-19 Vaccine to Hard-Hit Developing World," *Wall Street Journal*, May 3, 2021, https://www.wsj.com/articles/moderna-to-deliver-covid-19-vaccine-to-hard-hit-developing-world-11620037924.
40 Jasper G. Goodman, "Harvard Doctors Call for Expanded Global Vaccine Access Outside Moderna CEO's Home," *The Harvard Crimson*, September 30, 2021, https://www.thecrimson.com/article/2021/9/30/moderna-ceo-bones-protest/.
41 Peter Loftus, "Moderna to Build Vaccine-Manufacturing Plant in Africa," *Wall Street Journal*, October 7, 2021, https://www.wsj.com/articles/moderna-to-build-vaccine-manufacturing-plant-in-africa-11633586400; Jeff Mason, "Exclusive: African Union to Buy up to 110 Million Moderna Vaccines—Officials," Reuters, October 26, 2021, https://www.reuters.com/world/africa/exclusive-african-union-buy-up-110-million-moderna-covid-19-vaccines-officials-2021-10-26/.
42 Peter Loftus, "Moderna to Boost Covid-19 Vaccine Production to Meet Rising Global Demand," *Wall Street Journal*, April 29, 2021, https://www.wsj.com/articles/moderna-to-

boost-covid-19-vaccine-production-to-meet-rising-global-demand-11619672403.
43 Sam Baker, "Axios Harris Poll 100: Pfizer, Moderna Reputations Soar Post-Vaccine," Axios.com, May 13, 2021, https://www.axios.com/pfizer-moderna-brand-reputations-fc2c023d-0c65-4302-8b64-fd6f1e183a99.html.
44 "Stéphane Bancel: The 2021 Pontifical Hero Award for Inspiration," Vatican Conference 2021, May 6, 2021, https://vaticanconference2021.org/the-2021-pontifical-hero-awardees/stephane-bancel/.
45 "The Virtual Ceremony and Decoration of Moderna's Executives and Scientists of Lebanese Descent with the National Order of Merit," The Embassy of Lebanon, February 8, 2021, http://www.lebanonembassyus.org/2021/02/08/the-virtual-ceremony-and-decoration-of-modernas-executives-and-scientists-of-lebanese-descent-with-the-national-order-of-merit/.
46 "Advanced Degree Commencement Ceremony," Boston University, May 16, 2021, https://live.bu.edu/commencement-2021/sessions/advanced-degree-commencement-ceremony/.
47 "40 Under 40," *Fortune*, https://fortune.com/40-under-40/2021/hamilton-bennett/.
48 "Katalin Karikó, Drew Weissman, Philip Felgner, Uğur Şahin, Özlem Türeci, Derrick Rossi and Sarah Gilbert," Princess of Asturias Award for Technical & Scientific Research 2021, https://www.fpa.es/en/princess-of-asturias-awards/laureates/2021-katalin-kariko-drew-weissman-philip-felgner-ugur-sahin-ozlem-tureci-derrick-rossi-and-sarah-gilbert.html.
49 "Modified mRNA Vaccines: 2021 Lasker-DeBakey Clinical Medical Research Award," Lasker Foundation, https://laskerfoundation.org/winners/modified-mrna-vaccines/; "2022 Breakthrough Prize in Life Sciences Awarded to Penn Medicine mRNA Pioneers Drew Weissman and Katalin Karikó," Penn Medicine News, September 9, 2021, https://www.pennmedicine.org/news/news-releases/2021/september/2022-breakthrough-prize-in-life-sciences-awarded-to-mrna-pioneers-drew-weissman-and-katalin-kariko.
50 "Kizzmekia S. Corbett, PhD, Barney S. Graham, MD, PhD," Partnership for Public Service, https://servicetoamericamedals.org/honorees/corbett-graham/.
51 "Olin College Holds 16th Commencement and Presents First Honorary Degree," Olin. edu, May 16. 2021, https://www.olin.edu/news-events/2021/olin-college-holds-16th-commencement-and-presents-first-honorary-degree/; "Professor Kenneth Chien about Moderna and the COVID-19-Vaccine," Karolinska Institutet, February 8, 2021, https://news.ki.se/professor-kenneth-chien-about-moderna-and-the-covid-19-vaccine.

第15章

1 Jason Douglas, "U.K. Imposes Fresh Lockdowns to Curb New Covid-19 Strain," *Wall Street Journal*, December 19, 2020, https://www.wsj.com/articles/u-k-faces-fresh-lockdown-to-curb-new-covid-19-strain-11608402790.
2 Gabriele Steinhauser, Aaisha Dadi Patel, and Benjamin Katz, "Coronavirus Variant in South Africa Sparks Fear of Faster Spread, Possible Reinfection," *Wall Street Journal*, December 30, 2020, https://www.wsj.com/articles/coronavirus-variant-in-south-africa-sparks-fear-of-faster-spread-possible-reinfection-11609358056.
3 "Statement on Variants of the SARS-COV-2 Virus," Moderna, December 23, 2020, https://investors.modernatx.com/news-releases/news-release-details/statement-variants-sars-cov-2-virus.
4 Transcript of Moderna appearance at J.P. Morgan Health Care Conference, January 11, 2021, CQ FD Disclosure, via Factiva.
5 Kai Wu et al., "mRNA-1273 Vaccine Induces Neutralizing Antibodies against Spike Mutants from Global SARS-CoV-2 Variants," *bioRxiv* (January 25, 2021), https://www.biorxiv.org/content/10.1101/2021.01.25.427948v1.full.
6 Peter Loftus, "Moderna Developing Vaccine Booster Shot for Virus Strain Identified in South Africa," *Wall Street Journal*, January 25, 2021, https://www.wsj.com/articles/moderna-developing-vaccine-booster-shot-against-virus-strain-first-identified-in-south-

africa-11611581400.
7 Peter Loftus, "Moderna Says Its Covid-19 Booster Shots Show Promise against Variants," *Wall Street Journal*, May 5, 2021, https://www.wsj.com/articles/covid-19-booster-shows-promise-against-variants-in-early-study-moderna-says-11620245114.
8 Brianna Abbott, "Covid-19 Delta Variant First Found in India Is Quickly Spreading across Globe," *Wall Street Journal*, June 9, 2021, https://www.wsj.com/articles/covid-19-variant-first-found-in-india-is-quickly-spreading-across-globe-11623257849.
9 Arian Campo-Flores, "Florida Leads U.S. in Covid-19 Cases as Hospitalizations Surge," *Wall Street Journal*, July 25, 2021, https://www.wsj.com/articles/florida-leads-u-s-in-covid-19-cases-as-hospitalizations-surge-11627131600.
10 "COVID-19 Cases in Fully Vaccinated Individuals," Massachusetts Department of Public Health, October 12, 2021, https://www.mass.gov/doc/weekly-report-covid-19-cases-in-vaccinated-individuals-october-12-2021/download.
11 Ian Lovett, "Covid-19 Vaccines Draw Warnings from Some Catholic Bishops," *Wall Street Journal*, March 2, 2021, https://www.wsj.com/articles/covid-19-vaccines-draw-warnings-from-some-catholic-bishops-11614722452.
12 Sam Schechner, Jeff Horwitz, and Emily Glazer, "How Facebook Hobbled Mark Zuckerberg' s Bid to Get America Vaccinated," *Wall Street Journal*, September 17, 2021, https://www.wsj.com/articles/facebook-mark-zuckerberg-vaccinated-11631880296?mod=article_inline.
13 "Response Letter to Citizen Petition from FDA CBER to Children's Health Defense," Food and Drug Administration, August 23, 2021, https://www.regulations.gov/document/FDA-2021-P-0460-30085.
14 Gary Langer, "Vaccine Hesitancy Eases in Teeth of the Delta Surge: POLL," ABC News, September 5, 2021, https://abcnews.go.com/Politics/vaccine-hesitancy-eases-teeth-delta-surge-poll/story?id=79791316.
15 Nambi Ndugga, Latoya Hill, Samantha Artiga, and Sweta Haldar, "Latest Data on COVID-19 Vaccinations by Race/Ethnicity," KFF, January 12, 2022, https://www.kff.org/coronavirus-covid-19/issue-brief/latest-data-on-covid-19-vaccinations-by-race-ethnicity/.
16 Chuck Todd, Mark Murray, and Ben Kamisar, "NBC News Poll Shows Demographic Breakdown of the Vaccinated in the U.S.," NBC News, August 24, 2021, https://www.nbcnews.com/politics/meet-the-press/nbc-news-poll-shows-demographic-breakdown-vaccinated-u-s-n1277514.
17 "Path Out of the Pandemic," The White House, https://www.whitehouse.gov/covidplan/.
18 Transcript of Moderna second-quarter earnings call, August 5, 2021, VIQ FD Disclosure, via Factiva.
19 Philip R. Krause et al., "Considerations in Boosting COVID-19 Vaccine Immune Responses," *The Lancet* 398, no. 10308 (October 9, 2021): 1377–1380, https://www.thelancet.com/journals/lancet/article/PIIS0140-6736 (21)02046-8/fulltext.
20 Jared S. Hopkins and Felicia Schwartz, "FDA Advisory Panel Votes against Endorsing Covid-19 Booster Shots Widely," *Wall Street Journal*, September 17, 2021, https://www.wsj.com/articles/fda-panel-to-weigh-covid-19-booster-shots-as-health-officials-debate-need-11631871003.
21 Alana Wise, "Biden Gets COVID Booster Shot and Calls on Eligible Americans to Do the Same," NPR, September 27, 2021, https://www.npr.org/2021/09/27/1040898432/biden-covid-booster-vaccine.
22 Peter Loftus and Felicia Schwartz, "Moderna and J&J Covid-19 Boosters, Mixing and Matching Authorized by the FDA," *Wall Street Journal*, October 20, 2021, https://www.wsj.com/articles/fda-authorizes-covid-19-vaccine-boosters-from-moderna-j-j-11634763535.
23 Jamey Keaten, "WHO Chief Urges Halt to Booster Shots for Rest of the Year," AP, September 8, 2021, https://apnews.com/article/business-health-coronavirus-pandemic-united-nations-world-health-organization-6384ff 91c399679824311ac26e3c768a.

24 Felicia Schwartz, "FDA Delays Moderna Covid-19 Vaccine for Adolescents to Review Rare Myocarditis Side Effect," *Wall Street Journal*, October 15, 2021, https://www.wsj.com/articles/fda-delays-moderna-covid-19-vaccine-for-adolescents-to-review-rare-myocarditis-side-eff ect-11634315159.

第16章

1 Transcript of Moderna R&D Day, September 9, 2021, VIQ FD Disclosure, via Factiva.
2 Jared S. Hopkins, "How Pfizer Delivered a Covid Vaccine in Record Time: Crazy Deadlines, a Pushy CEO," *Wall Street Journal*, December 11, 2020, https://www.wsj.com/articles/how-pfizer-delivered-a-covid-vaccine-in-record-time-crazy-deadlines-a-pushy-ceo-11607740483.
3 Moderna annual report filed with SEC, February 27, 2020, https://www.sec.gov/Archives/edgar/data/0001682852/000168285220000006/moderna10-k12312019.htm.
4 Pfizer annual report filed with SEC, December 31, 2019, https://www.sec.gov/ix ?doc = /Archives/edgar/data/0000078003/000007800320000014/pfe-12312019x10kshell.htm.
5 Ludwig Burger, "CureVac Fails in Pivotal COVID-19 Vaccine Trial with 47% Efficacy," Reuters, June 17, 2021, https://www.reuters.com/business/healthcare-pharmaceuticals/curevacs-covid-19-vaccine-misses-efficacy-goal-mass-trial-2021-06-16/.
6 Arjun Puranik et al., "Comparison of Two Highly-Effective mRNA Vaccines for COVID-19 during Periods of Alpha and Delta Variant Prevalence," *MedRxiv* (August 6, 2021), https://www.medrxiv.org/content/10.1101/2021.08.06.21261707v1.
7 Shaun J. Grannis et al., "Interim Estimates of COVID-19 Vaccine Effectiveness against COVID-19–Associated Emergency Department or Urgent Care Clinic Encounters and Hospitalizations among Adults during SARS-CoV-2 B.1.617.2 (Delta) Variant Predominance—Nine States, June–August 2021," Centers for Disease Control and Prevention, September 10, 2021, https://www.cdc.gov/mmwr/volumes/70/wr/mm7037e2.htm.
8 Tamara Pilishvili et al., "Effectiveness of mRNA Covid-19 Vaccine among U.S. Health Care Personnel," *New England Journal of Medicine* 385, no. 90 (December 16, 2021), https://www.nejm.org/doi/full/10.1056/NEJMoa2106599.
9 Barton F. Haynes, "A New Vaccine to Battle Covid-19," *New England Journal of Medicine* 384 (February 4, 2021): 470–471, https://www.nejm.org/doi/full/10.1056/NEJMe2035557.
10 "Smithsonian Collects Objects from First Known U.S. COVID-19 Vaccination Effort," Smithsonian, March 9, 2021, https://www.si.edu/newsdesk/releases/smithsonian-collects-objects-first-known-us-covid-19-vaccination-effort.
11 "Moderna Reports Second Quarter Fiscal Year 2021 Financial Results and Provides Business Updates," Moderna, August 5, 2021, https://investors.modernatx.com/news-releases/news-release-details/moderna-reports-second-quarter-fiscal-year-2021-financial.
12 "The World's Real-Time Billionaires," *Forbes*, https://www.forbes.com/real-time-billionaires/#5a205ecf3d78.
13 Sarah Cascone, "A Painting Bought at a Small Town Dump for $4 Turned Out to Be by David Bowie—and It Just Sold for More Than $87,000," Artnet, June 24, 2021, https://news.artnet.com/market/david-bowie-landfill-painting-sets-auction-record-1983293.
14 "COVID Vaccines Create 9 New Billionaires with Combined Wealth Greater Than Cost of Vaccinating World's Poorest Countries," Oxfam, May 20, 2021, https://www.oxfam.org/en/press-releases/covid-vaccines-create-9-new-billionaires-combined-wealth-greater-cost-vaccinating.
15 Tom Frieden, "Opinion: Pfizer and Moderna's mRNA Vaccines Are Our Best Chance to End This Pandemic. Break Up Their Duopoly," *Washington Post*, October 12, 2021, https://www.washingtonpost.com/opinions/2021/10/12/its-time-break-up-pfizer-modernas-duopoly-their-vaccine-technology/.
16 "Contribution of NIH funding to new drug approvals 2010-2016," Proceedings of the National Academy of Sciences, March 6, 2018, https://www.ncbi.nlm.nih.gov/pmc/articles/

PMC5878010/.
17 Jefferies Group, equity research note by Michael J. Yee, et al., August 5, 2021.
18 Transcript of Moderna R&D Day, September 9, 2021, VIQ FD Disclosure, via Factiva.
19 "Moderna to Invest in New Science Center in Cambridge, MA," Moderna, September 30, 2021, https://investors.modernatx.com/news-releases/news-release-details/moderna-invest-new-science-center-cambridge-ma.

エピローグ

1 Eric C. Schneider et al., "The U.S. Covid-19 Vaccination Program at One Year: How Many Deaths and Hospitalizations Were Prevented?" The Commonwealth Fund, December 14, 2021, https://www.commonwealthfund.org/publications/issue-briefs/2021/dec/us-covid-19-vaccination-program-one-year-how-many-deaths-and.
2 "Rates of Covid-19 Cases and Deaths by Vaccination Status," Centers for Disease Control & Prevention, https://covid.cdc.gov/covid-data-tracker/?itid=lk_inline_enhanced-template#rates-by-vaccine-status.
3 Peter Loftus, "Moderna's Covid-19 Vaccine Works Safely in Young Children, Company Says," *Wall Street Journal*, March 24, 2022, https://www.wsj.com/articles/modernas-covid-19-vaccine-works-safely-in-young-children-company-says-11648036800.
4 Jared S. Hopkins and Stephanie Armour, "FDA Authorizes Second Covid-19 Booster Shot for Older Adults," *Wall Street Journal*, March 29, 2022, https://www.wsj.com/articles/fda-authorizes-second-covid-19-booster-shot-for-older-adults-11648564824.
5 Jefferies Group, research note by Michael J. Yee et al., March 24, 2022.

アイリーン、ジェームズ、ノラ、ルークへ
この間《かん》ずっと私を支えてくれ、互いに支え合ってくれたことに
愛と感謝を込めて。

そして、その愛と勇気で
私を導き励ましてくれた母へ。

著者略歴——
ピーター・ロフタス (Peter Loftus)

《ウォール・ストリート・ジャーナル》紙記者。医薬品・医療機器業界やその他の医療関連の記事を執筆している。二〇二〇年の米国ヘルスケア・ジャーナリスト協会賞のビジネス部門で、新型コロナワクチン開発競争をテーマにした報道が認められ二位を獲得した同紙チームの一員。二〇一六年には、同紙チームの一員として、処方薬の価格高騰に関するシリーズ記事でピュリッツァー賞解説報道部門の最終選考にノミネートされた。

訳者略歴——
柴田さとみ (しばた・さとみ)

英語・ドイツ語翻訳家。東京外国語大学外国語学部欧米第一課程卒。訳書に、『Moonshot——ファイザー 不可能を可能にする9か月間の闘いの内幕』(光文社)、『しゃべる からだ』(サンマーク出版)、『mRNAワクチンの衝撃——コロナ制圧と医療の未来』(早川書房、共訳)、『約束の地 大統領回顧録1』『マイ・ストーリー』(いずれも集英社、共訳)など多数。

モデルナ

万年赤字企業が、世界を変えるまで

2023年6月7日　第1刷発行

著　者　ピーター・ロフタス
訳　者　柴田さとみ
装幀者　トサカデザイン(戸倉　巖、小酒保子)
発行者　碇　高明
発行所　株式会社 草思社
〒160-0022　東京都新宿区新宿1-10-1
電話　営業 03(4580)7676　編集 03(4580)7680

本文組版　株式会社 キャップス
本文印刷　株式会社 三陽社
付物印刷　株式会社 平河工業社
製本所　大口製本印刷 株式会社
翻訳協力　株式会社 リベル

ISBN978-4-7942-2656-3　Printed in Japan　検印省略

造本には十分注意しておりますが、万一、乱丁、落丁、印刷不良などがございましたら、ご面倒ですが、小社営業部宛にお送りください。送料小社負担にてお取替えさせていただきます。